教育部职业教育与成人教育司推荐教材
全国卫生职业院校规划教材

供中职护理、助产、药剂、卫生保健、康复、社区医学、
口腔修复工艺、影像技术等专业使用

病原生物与免疫学基础

（第三版）

主　编　张宝恩　皮至明

副主编　吴顺爱　刘忠立　廖奔兵　王红梅　韩日新

编　委　（按姓氏汉语拼音排序）

韩日新（鞍山师范学院附属卫生学校）　吴顺爱（黑龙江省林业卫生学校）

孔　靖（曲阜中医药学校）　吴育珊（汕头市卫生学校）

廖奔兵（惠州卫生职业技术学院）　许潘健（玉林市卫生学校）

刘　萍（四川省卫生学校）　岳进巧（昌吉卫生学校）

刘忠立（青岛卫生学校）　昝洁冰（北京卫生职业学院）

潘晓军（石河子卫生学校）　张宝恩（北京卫生职业学院）

皮至明（梧州市卫生学校）　张俊华（北京卫生职业学院）

秦静英（南宁市卫生学校）　赵　萍（北京卫生职业学院）

王海霞（沈阳市中医药学校）　周向宁（常州卫生高等职业技术学校）

王红梅（桂林市卫生学校）

科学出版社
北京

内 容 简 介

　　本书为中等卫生职业教育护理专业"双证书"人才培养规划教材,也是教育部职业教育与成人教育司推荐教材和全国卫生职业院校规划教材之一。全书共 12 章,涵盖了国家护士执业资格考试大纲中涉及的医学微生物学、人体寄生虫学和免疫学基础的内容,并安排了多种类型的实验,增强学生实践动手能力。

　　本书在第二版基础上进行了修订,结合临床护理专业特点,增加了临床疾病案例及分析,成为"案例版"教材。书内"自测题"中的单选题和"护考链接"模拟护考真题,培养、训练和提高护考能力。全书为彩色版,内容通俗、简明,彩色图片生动形象。"知识链接"新颖活泼,"考点提示"易于掌握重点和考试内容,集知识性、趣味性、实用性为一体。

　　本书附有实验指导,实验项目设置合理,可操作性强,供师生参考使用。

　　本书配套了制作精良的 PPT 课件、教学基本要求(教学大纲)、学时分配建议和自测题参考答案,供师生下载(下载网址:www.sciencep.com)。

　　本书适合中职护理、助产、药剂、卫生保健、康复、社区医学、口腔修复工艺、影像技术等专业学生使用。

图书在版编目(CIP)数据

病原生物与免疫学基础 / 张宝恩,皮至明主编 .—3 版 .—北京:科学出版社,2012.6
　教育部职业教育与成人教育司推荐教材·全国卫生职业院校规划教材
　ISBN 978-7-03-034165-5

　Ⅰ.病… 　Ⅱ.①张… ②皮… 　Ⅲ.①病原微生物-中等专业学校-教材 ②免疫学-中等专业学校-教材 　Ⅳ.①R37 ②R392

中国版本图书馆 CIP 数据核字(2012)第 130926 号

责任编辑:张　茵 / 责任校对:朱光兰
责任印制:肖　兴 / 封面设计:范璧合

科学出版社 出版
北京东黄城根北街 16 号
邮政编码:100717
http://www.sciencep.com

中国科学院印刷厂 印刷
科学出版社发行　各地新华书店经销
*
2003 年 2 月第　一　版　　开本:787×1096　1/16
2012 年 6 月第　三　版　　印张:13 1/2
2015 年 11 月第三十四次印刷　字数:319 000
定价:39.80 元
(如有印装质量问题,我社负责调换)

前　言

为了进一步深化中等卫生职业教育护理专业的教学改革,培养"毕业证书＋护士执业资格证书"的"双证书"护理人才,在中国职教学会教学工作委员会和全国中等卫生职业教育护理专业"双证书"人才培养规划教材建设委员会指导下,组织了由 17 所中职卫、护校工作在第一线的教师,根据多年教学经验并结合 2011 年卫生部护士执业资格考试大纲,对第二版《病原生物与免疫学基础》教材进行修订,成为一本中等卫生职业教育护理专业"双证书"人才培养规划教材,这就是本教材第三版的诞生!

教材的创新和改进部分:①本教材正文部分的选材涵盖了护士执业资格考试大纲中涉及的病原生物和免疫学基础内容。参照护士执业资格考试(以下简称护考)的"考点",对于单选题(A 型题),选编了部分历年护考真题,如消毒灭菌、医院感染、传染病护理等方面的试题,也选编了指导护考的参考书中部分相关试题,对教材中的重点和必考内容进行"考点"提示。在非正文部分的编写中加入"护考链接"和临床案例,通过模拟护考的多种方式,让学生在学习本专业知识、技能的同时,加强对护考的关注,获得护考能力的培养和训练,体现了以学生为中心的编写理念。②本教材是"案例版"教材。根据新时期护理岗位的实际需求,在每章(节)中加入与本专业内容密切联系,又取自临床实践的临床案例,总计 22 例。根据中职学生的认知能力进行分析或提出思考题,力求体现专业基础学习与临床岗位近距离接触。旨在培养学生们联系临床的思维能力和对护考中案例型考题的分析、作题能力。③更新了各章(节)的链接内容,链接了新出现的微生物,如肠出血性大肠埃希菌(0140∶H4)、甲型 H1N1 流感病毒等,贴近社会疫情变化。④根据四年来第二版教材用书的师生们反馈意见,对教材内容的编排和取舍进行了调整,更便于师生的教与学。⑤全书采用彩色印刷,使图、文、表对比更加鲜明、直观,增加吸引力,提高学习兴趣。

本教材保留了第二版教材的部分设置:(1)教材内容编排的主干顺序仍为医学微生物学、免疫学基础和人体寄生虫学三大部分,内容以"必需、够用"为原则,突出专业实用性。病原生物部分突出常见病原微生物和人体寄生虫,其他内容列表归纳。免疫学基础部分突出专业需要的基本知识点,对于较复杂的理论、机制,采用简易图表方式表述,降低知识难度。(2)教材内容设置仍分为三个模块:基础模块、实践模块和选学模块,对于选学模块内容,加注"△"符号以示区别和选择。

本教材附有实验指导供参照使用,调整后实验项目更加合理,可操作性更强。

本教材配套制作了本课程全部教学内容的 PPT 课件供师生应用。配套课件、教学基本要求(教学大纲)、学时分配建议、自测题参考答案可以从科学出版社网站(网址:www. sciencep. com.)下载。

本教材的编写参考了国内多种教材和专著的相关内容(参考文献列于书后),并采用了少

i

量彩图,在此对各位原著者表示深深的谢意!

　　本教材的编写得到了各参编学校的大力支持,在此表示衷心的谢意!感谢各位编者在时间紧、任务重的情况下克服困难为本教材付出的辛勤努力!同时对参与第二版教材编写的曹凤雷、李三兰、刘杰、刘巧玲、马佑苍、梅俊如、孟颖、苏盛通、覃生金、吴文林、杨尧辉、叶薇、张淑芹、郑红、周园、朱晓霞、左英老师表示感谢!

　　由于编者水平有限,书中存在的疏漏或不足之处在所难免,敬请广大师生给予批评指正。谢谢!

编　者
2011 年 12 月

目　　录

绪 论

什么是病原生物？人们所熟知的病原菌、病毒,还有人群感染过的蛔虫、蛲虫……它们就是一些引起疾病的病原生物。目前病原生物引起的许多疾病如艾滋病、结核病、疟疾、血吸虫病等仍严重威胁着人类健康,因此为了保障人类健康,必须学习和认识病原生物,并找出办法控制和消灭病原生物。

我们的机体时刻受到各类病原生物的威胁,但不一定感染生病,这是因为我们有抵抗力,即免疫力。生活中有很多现象与免疫有关,如从小接种疫苗预防传染病,有人对花粉、鱼虾产生过敏,治病时注射青霉素之前要先做皮肤试验等。学习免疫学知识,不仅能明白这些现象发生的机制,而且能利用免疫学知识有效对抗各种病原生物的感染,预防和治疗免疫性疾病,增强人群免疫力,为人类造福。

一、病原生物学的内容与学习目的

病原生物是指引起人类和动植物疾病的低等生物,如病原菌、病毒、蛔虫、疟原虫等,又称病原体,包括病原微生物和人体寄生虫两大类。病原生物可引起人体的感染性疾病,是导致疾病的生物性因素。 **考点:**病原生物的概念

病原生物学是研究病原生物的形态、结构、生命活动规律及与机体和周围环境相互作用关系的一门科学。由医学微生物学和人体寄生虫学两大学科组成。学习内容包括人类病原体的生物学特性、致病机制、感染与免疫的机制、特异性诊断和防治等。

学习病原生物学的目的是掌握运用其基础理论、基本知识和基本技能,控制和消灭感染性疾病以及与之有关的免疫性疾病,并为深入学习基础医学、临床医学和预防医学奠定基础。

二、免疫学的内容与学习目的

免疫是指机体识别和清除抗原物质(细菌、病毒、寄生虫、肿瘤细胞等),以维护自身生理平衡与稳定的功能。

免疫学是研究机体免疫系统的组成和功能,免疫应答的规律,免疫性疾病发生机制、诊断和防治的一门生物科学。作为一门医学基础课,主要学习免疫学的基本理论知识和技术,故称为免疫学基础。

学习免疫学的目的是应用有关理论知识,解释临床常见的免疫现象和免疫性疾病的发生机制,并为诊断、防治免疫性疾病奠定基础;也为学习其他医学课程积累必备知识。

第1章

微生物概述

我们看过丰富多彩的植物世界,也熟悉形形色色的动物世界,这些都是用肉眼能观察到的。在我们周围环境中和身体内,还存在着种类繁多,人的肉眼看不到的微小生物——微生物世界。这些微生物和我们生活关系密切,甚至与人终身相伴。你感到好奇吗?请走进微生物世界,去探索这些微小生物的奥秘吧!

微生物的主要特点概括为五个字:小、简、多、广、变。小——体积小,为微米级或纳米级;简——结构简单,无细胞结构或单细胞,或为简单的多细胞;多——种类繁多,20万种以上;广——分布广泛,遍布于水、土壤、空气、人体等;变——容易变异,易受理化因素诱导而变异。

第1节 微生物的概念及种类

一、微生物的概念

考点:微生物概念

微生物是自然界中一群用肉眼不能直接看见,必须借助显微镜进行观察的微小生物。

二、微生物的种类与分布

(一) 微生物的种类

考点: 微生物分类

微生物种类繁多,按其结构、组成等差异,可以分为3种类型(图1-1)。

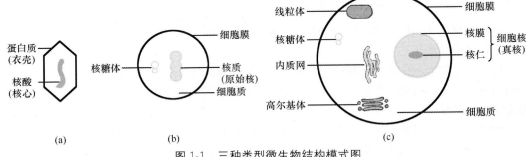

图 1-1 三种类型微生物结构模式图
(a) 非细胞型;(b) 原核细胞型;(c) 真核细胞型

1. 非细胞型微生物 是最小的微生物,需要用电子显微镜才能观察到,无典型的细胞结构,也没有产生能量的酶系统,由单一核酸(DNA 或 RNA)和蛋白质组成,只能在活细胞内增殖。病毒属于此类微生物。

2. 原核细胞型微生物 仅有原始核,无核膜和核仁,缺乏完整的细胞器,只有核糖体。这类微生物包括细菌、支原体、衣原体、立克次体、螺旋体和放线菌。

3. 真核细胞型微生物　细胞核分化程度高,有核膜、核仁。细胞质内有完整的细胞器(如线粒体、核糖体、内质网、高尔基体等)。真菌属于此类微生物。

(二)微生物的分布

微生物在自然界的分布极为广泛。江河、湖泊、海洋、土壤、矿层、空气等都有多种微生物存在。在人类、动物和植物的体表,以及人和动物体内与外界相通的腔道中,如呼吸道、消化道,也有大量微生物存在。

第2节　微生物与人类的关系

一、绝大多数微生物对人和动、植物是有益的,有些是必需的

自然界中的氮、碳、硫等元素的循环要靠有关的微生物代谢活动来进行。如土壤中的微生物能将死亡、植物的蛋白质转化为含氮的无机化合物,供植物生长需要。没有微生物,植物就不能进行代谢,人和动物也难以生存。微生物在维持自然界生态平衡方面发挥着重要作用。

现在微生物在各行各业广泛应用。农业方面应用微生物制造菌肥、植物生长激素等;工业方面应用微生物酿酒、制醋、冶金和生产抗生素等;环保工程中用微生物来降解污水中的有机磷、氰化物等有毒物质。近年来,微生物在基因工程技术中作用辉煌,提供了多种工业酶和基因载体生产需要的生物制品,如胰岛素、干扰素等。此外,还可以人工定向创建有益的工程菌新品种。

人的体表及其与外界相通的腔道中也存在着不同种类和一定数量的微生物,其中以细菌为主,称为正常菌群。正常菌群具有拮抗病原微生物的侵袭和定居,给机体提供营养物质等作用,也是人类生存所必需的。

二、少数微生物能引起人和动、植物的病害

具有致病作用的微生物称为病原微生物或致病微生物,如流行性感冒(简称流感)病毒引起流感等。

第3节　微生物学与医学微生物学 △

一、微　生　物　学

微生物学是生物学的一个分支,是研究微生物的形态、结构、生命活动规律,以及微生物与自然界,人类,动、植物间相互关系的科学。微生物学又有许多分支,如普通微生物学、工业微生物学、农业微生物学、医学微生物学等。

链接

世界上第一个看见微生物的人

荷兰人安东尼·列文虎克(图1-2)是世界上第一个看见微生物的人。他生于荷兰德耳夫特市,童年时期就热爱大自然。他的业余爱好是研磨透镜和自制显微镜。1676年,他用自制的原始显微镜(图1-3)观察雨水、牙垢等标本,发现了许多肉眼不能直接看见的微小生物,即微生物。他正确地描述了微小生物的形态和运动,为微生物的存在提供了科学依据。他将观察结果报告给英国皇家学会,这个发现轰动了世界。1680年他当选为英国皇家学会会员。

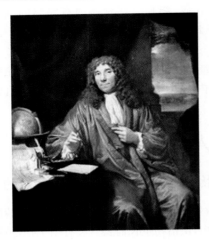

图 1-2 安东尼·列文虎克

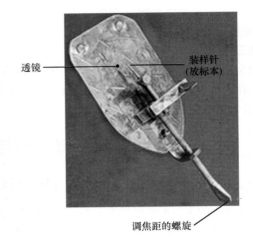

透镜

装样针
(放标本)

调焦距的螺旋

图 1-3 安东尼·列文虎克自制的原始显微镜

二、医学微生物学

考点： 医学微生物学

　　医学微生物学主要是研究与医学有关的病原微生物的生物学特性、致病性与免疫性、特异性诊断和防治措施等内容。其目的是控制和消灭感染性疾病以及与之有关的免疫性疾病。学习医学微生物学也为学习其他医学课程奠定基础。

小结

　　微生物是自然界中微小生物的总称，必须借助于光学显微镜或电子显微镜才能观察到。它可分为3型8大类。微生物在自然界中分布极为广泛。绝大多数微生物对人类是有益的、必需的，但少数微生物可引起人类和动、植物的疾病，称为病原微生物。

自测题

一、名词解释

1. 微生物　2. 病原微生物

二、填空题

1. 病毒属_____型微生物，真菌属_____型微生物，_____、_____、_____、_____和_____属原核细胞型微生物。

2. 微生物可分为_____、_____、_____、_____、_____、_____和_____ 8 类。

三、单选题

1. 不属于原核细胞型的微生物是（　　）

　　A. 细菌　　B. 病毒　　C. 支原体

　　D. 衣原体　　E. 放线菌

2. 有关原核细胞型微生物错误的描述是（　　）

　　A. 细胞核分化程度高　　B. 无核膜和核仁

　　C. 缺乏完整的细胞器　　D. 仅有原始核

　　E. 包括螺旋体

3. 下面哪种是真核细胞型微生物？（　　）

　　A. 病毒　　B. 立克次体　　C. 衣原体

　　D. 真菌　　E. 放线菌

四、简答题

简述微生物与人类的关系。

（张俊华）

第2章

细 菌 概 述

细菌是最常见微生物之一。在许多人的印象里,细菌就是疾病的代名词。的确,许多可怕的传染病都与细菌有关,但是,并非所有的细菌都令人讨厌,有许多细菌其实还是我们的盟友呢! 它们与机体"和平共处",并对机体提供帮助,与我们终身相伴,对人体有过也有功。那么细菌是什么模样,它们是如何生活,如何帮助人体,又是怎样使人致病的? 就让我们走进细菌的世界里探个究竟吧!

第1节 细菌的形态与结构

一、细菌的大小与基本形态

（一）细菌的大小

细菌是原核细胞结构的单细胞微生物。其体积微小,通常用微米（μm）作为测量单位（1μm＝1/1000mm）。大多数球形细菌直径约 1μm,中等大小的杆菌长 2～3μm,宽 0.3～0.5μm。不同种的细菌大小不同,同种细菌也可因菌龄和环境因素的影响,大小有所差异。

考点: 细菌的测量单位

（二）细菌的基本形态

细菌通常包括球状、杆状和螺形 3 种基本形态,分别称为球菌、杆菌和螺形菌。

考点: 细菌的基本形态

> **链接**
>
> **你知道 L 型细菌吗?**
>
> L 型细菌并非排列成直角像"L"形,而是某些常见的细菌如葡萄球菌变异导致细胞壁缺陷所形成的特殊形态。没有坚韧的细胞壁维持菌形,细菌形态多变,长丝状、颗粒状、哑铃状等都有,这样的细菌是由英国李斯特研究院（Lister Institute）首先发现的,故取其首写字母 L,把缺乏细胞壁呈高度多形态的细菌称为 L 细菌。
>
> L 型细菌因为缺乏细胞壁而在正常环境下容易死亡。但在某些高渗透压环境下,如人体泌尿系统中,尚可生存而致病。这类细菌因无细胞壁,故对青霉素等抑制细胞壁合成的药物不敏感,应在临床上引起注意。

1. **球菌** 菌体呈球形或近似球形。根据分裂方向和分裂后的排列方式不同,可将球菌分为双球菌、链球菌、葡萄球菌、四联球菌和八叠球菌等。

2. **杆菌** 菌体呈杆状或近似杆状。分别有直杆状的杆菌如大肠埃希菌、末端膨大的棒状杆菌如白喉棒状杆菌、呈分支状的分枝杆菌如结核分枝杆菌、菌体粗短接近椭圆形的球杆菌等。多数杆菌分散排列,也有的呈链状排列,如炭疽芽胞杆菌。

3. **螺形菌** 菌体弯曲,可分为:①弧菌。菌体只有 1 个弯曲,呈括弧状,如霍乱弧菌。②螺菌。菌体有两个以上的弯曲,如鼠咬热螺菌（图 2-1）。

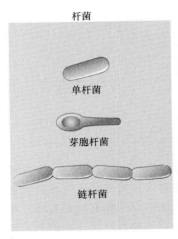
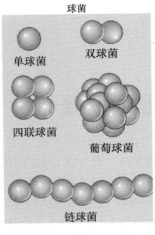
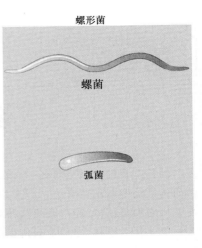

图 2-1　细菌的基本形态示意图

二、细菌形态检查法

细菌个体微小,通常必须用普通光学显微镜的油镜头放大 1000 倍才可看到。细菌的形态检查包括不染色法和染色法。

（一）不染色检查法

1. 压滴法　将细菌悬液滴在载玻片上,用盖玻片压于其上,置显微镜下观察。

2. 悬滴法　将细菌悬液倒置于盖玻片下面,盖玻片置于凹玻片凹孔上,置显微镜下观察。

不染色检查法,可看到细菌的轮廓及其运动情况。有鞭毛的细菌能进行自主游动,无鞭毛的细菌不能作真正的运动,只是受水分子冲击出现原位颤动(布朗运动)。

（二）染色检查法

考点:染色检查法具体方法

细菌经过染色后,与背景呈鲜明对比而利于观察细菌的形态。细菌染色法最常用的是革兰染色法和抗酸染色法。

> **链接**
> **革兰染色与抗酸染色结果的助记歌谣**
> 革阳像男爱紫蓝,革阴似女喜红衫;抗酸染色正相反,阳是红来阴是蓝。

1. 革兰染色法　是丹麦细菌学家革兰(C. Gram)于 1884 年发明的。方法见表 2-1。经此染色后,在显微镜下看到细菌呈紫蓝色者为革兰阳性(G^+)菌,呈红色者为革兰阴性(G^-)菌。革兰染色的意义是:①鉴别细菌,把细菌分成革兰阳性菌和革兰阴性菌两大类,利于进一步鉴定细菌;②指导临床选择药物,大多数革兰阳性菌对青霉素、头孢菌素等敏感,大多数革兰阴性菌对链霉素、卡那霉素等敏感;③了解细菌的致病性,大多数革兰阳性菌的致病物质为外毒素,大多数革兰阴性菌的致病物质为内毒素。

2. 抗酸染色法　方法见表 2-1。经此法染成红色的细菌为抗酸染色阳性细菌,染成蓝色的细菌为抗酸染色阴性细菌。此法用于鉴别分枝杆菌如结核分枝杆菌、麻风分枝杆菌。革兰染色法与抗酸染色法的比较见表 2-1。

表 2-1　革兰染色法与抗酸染色法的比较

名称	方法	结果	意义
革兰染色法	结晶紫初染 碘液媒染 95%乙醇溶液脱色 稀释复红复染	紫蓝色为革兰阳性菌 红色为革兰阴性菌	鉴别细菌 指导用药 了解细菌致病性
抗酸染色法	苯酚复红热染 盐酸乙醇溶液脱色 亚甲蓝复染	红色为抗酸阳性菌 蓝色为抗酸阴性菌	鉴别分枝杆菌

三、细菌的结构

细菌的结构包括基本结构和特殊结构。

（一）细菌的基本结构（图 2-2）

考点： 细菌的基本结构

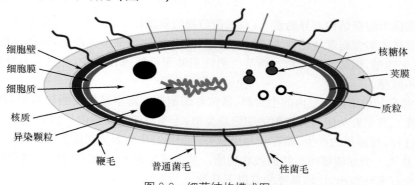

图 2-2　细菌结构模式图

一般细菌都具有的结构称为基本结构。细菌的基本结构由外到内分为细胞壁、细胞膜、细胞质和核质四种。

1. 细胞壁　位于细菌的最外层，是与细胞膜紧密相连的一层坚韧而富有弹性的膜状结构。细胞壁的主要功能是：①维持菌形，因细菌的形态是由细胞壁决定的。②保护细菌抵抗低渗环境，细菌体内渗透压高（5～25 个标准大气压），由于坚韧的细胞壁，它才能在相对低渗条件下生存。③与细胞膜共同完成细菌内外的物质交换。

革兰阳性菌和革兰阴性菌细胞壁的结构和化学成分有差异（图 2-3，图 2-4）。

（1）革兰阳性菌：细胞壁由肽聚糖和磷壁酸组成。①肽聚糖，又称黏肽，是革兰阳性菌细胞壁最主要的化学成分，厚而致密，为三维立体网状结构，占细胞壁干重的 50%～80%，凡是能抑制肽聚糖合成或破坏其结构的物质，可使革兰阳性菌的细胞壁缺损而导致死亡（如青霉素）。②磷壁酸，是革兰阳性菌特有的化学成分，是其主要的表面抗原，某些细菌的磷壁酸具有黏附作用，与致病性有关。

（2）革兰阴性菌：细胞壁由肽聚糖和外膜组成。①肽聚糖。含量少，薄而疏松，为二维平面网状结构，占细胞壁干重的 5%～20%。②外膜。位于肽聚糖层外，是革兰阴性菌特有的化学成分和细胞壁的主要结构，由内向外依次是脂蛋白、脂质双层和脂多糖。其中脂多糖是革兰阴性菌的内毒素，与细菌的致病性有关。

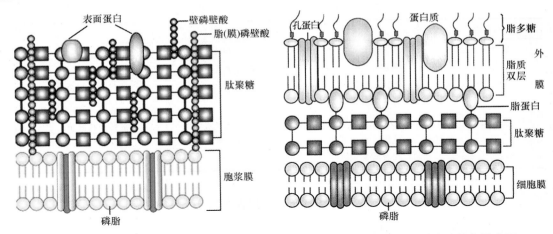

图 2-3　革兰阳性菌细胞壁结构模式图　　　　图 2-4　革兰阴性菌细胞壁结构模式图

　　两类细菌细胞壁结构差异的意义:对抗菌药物的敏感性不同。如革兰阳性菌对可抑制肽聚糖合成的药物如青霉素敏感性大,致使占主要成分的肽聚糖不能产生,细胞壁的合成发生障碍,缺乏细胞壁,细菌容易死亡。而革兰阴性菌肽聚糖所占比例少,并且又有外膜保护,故对青霉素不敏感。

　　2.细胞膜　位于细胞壁内的生物膜,紧包着细胞质。基本结构是脂质双层,其间镶嵌着多种蛋白质。其主要功能与人细胞的细胞膜类似:①参与细菌细胞内外物质交换。②参与细菌的呼吸过程,与能量的产生、储存和利用有关。③具有生物合成功能。

　　3.细胞质　为细胞膜所包绕的胶状物质。基本成分为水、无机盐、核酸、蛋白质、脂类等。细胞质内含有多种结构,比较重要的有以下几种。

　　(1)核糖体:又称核蛋白体,游离存在于细胞质中,每个菌体可达数万个。化学成分是RNA和蛋白质,是细菌合成蛋白质的场所。多种抗生素如红霉素可与细菌核糖体结合干扰蛋白质的合成,而具抗菌作用。因人类的核糖体结构与细菌的不同,故这些抗生素对人体细胞无影响。

　　(2)质粒:是细菌染色体外的遗传物质,为环状闭合的双股DNA。质粒能独立自主复制,随细菌的分裂转移到子代细胞中。质粒可以在细菌之间传递。质粒带有少量遗传基因,控制细菌某些特殊性状。医学上重要的质粒有产生性菌毛的F质粒,决定细菌耐药性的R质粒等。

　　(3)胞质颗粒:细菌细胞质中含有多种颗粒,多数为储藏的营养物质。某些细菌,如白喉棒状杆菌,在胞质颗粒中有一种主要成分为RNA和多偏磷酸盐的颗粒,嗜碱性强,经染色后颜色明显不同于菌体的其他部位,称为异染颗粒,有助于鉴别细菌(第100页,图5-21)。

　　4.核质　细菌是原核细胞,无核仁和核膜,故称为核质或拟核。核质是细菌的遗传物**考点:**细菌质,由一条裸露的环状闭合的双股DNA分子反复卷曲,盘绕而成。核质决定细菌的各种遗传的特殊结构特征及变异,控制细菌的生命活动。

(二)细菌的特殊结构

　　只是某些细菌才有的结构称为特殊结构。细菌的特殊结构包括荚膜、鞭毛、菌毛、芽胞。除菌毛太细,需用电子显微镜才可观察外,其他3种特殊结构经特殊染色后在光学显微镜下可以看到,因而这3种特殊结构都能帮助鉴别细菌。

1. 荚膜　是某些细菌分泌并包绕在细菌细胞壁外的一层黏液性物质,化学成分为多糖、多肽、透明质酸等。用一般染色法荚膜不易着色,菌体周围可见一圈未着色的透明圈即为荚膜(图 2-5)。用荚膜染色法可染上颜色。荚膜一般在动物体内或营养丰富的培养基中容易形成,在普通培养基传代培养的细菌荚膜容易消失。

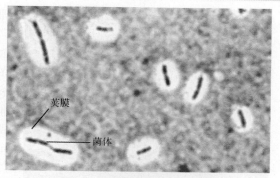

图 2-5　细菌荚膜染色光镜图

荚膜具有抵抗机体的吞噬作用,使有荚膜的细菌不易被吞噬,并且可保护细菌免受体内杀菌物质如补体、溶菌酶对细菌的损伤,因而荚膜与细菌的致病能力有关。荚膜具有免疫原性,可用于鉴别细菌或进行细菌的分型。

2. 鞭毛　是某些细菌由细胞内长到细胞外的细长呈波状弯曲的丝状物,其成分为蛋白质(图 2-2,图 2-6,图 2-7)。鞭毛长 5～20μm,往往比细菌本身还要长好几倍,见于所有弧菌、螺菌、大多数杆菌及少数球菌。按鞭毛的数目及其排列,可将有鞭毛的细菌分为单毛菌、双毛菌、丛毛菌和周毛菌。①单毛菌。一根鞭毛长在菌体顶端,如霍乱弧菌。②双毛菌。菌体两端各有一根鞭毛,如胎儿弯曲菌。③丛毛菌。在细菌体的一端或两端有一束鞭毛,如铜绿假单胞菌。④周毛菌。这类菌周身遍布鞭毛,如伤寒沙门菌。

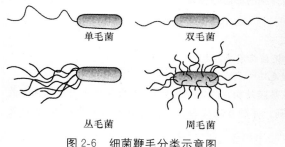

图 2-6　细菌鞭毛分类示意图

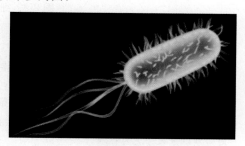

图 2-7　细菌鞭毛与菌毛电镜图

鞭毛是细菌的运动器官,有鞭毛的细菌在液体中能游动,由此可与无鞭毛的细菌鉴别。某些细菌的鞭毛与致病有关,如霍乱弧菌,活泼的鞭毛运动有利于细菌穿过黏液层而到达黏膜表面定植。鞭毛具有免疫原性,可用于鉴别细菌或细菌的分类。

3. 菌毛　是许多革兰阴性菌和少数革兰阳性菌表面,比鞭毛更细更短、又直又硬的丝状物(图 2-7)。化学成分是菌毛蛋白,与细菌的运动无关。菌毛有两种类型:①普通菌毛。数目多,可达数百根,遍布整个菌体。可黏附易感细胞而利于细菌定植,故与细菌的致病性有关。②性菌毛。数目少,每个细菌仅有 1～4 根,比普通菌毛长而粗,为中空的管状结构,由 F 质粒编码产生。细菌可通过性菌毛与另一细菌接触,传递遗传物质,如耐药质粒等。

4. 芽胞　某些革兰阳性菌在一定条件下,细胞质脱水浓缩,在菌体内形成一个有多层膜包裹的圆形或椭圆形小体,称为芽胞(图 2-8)。

(1)芽胞的特点:①是休眠状态,芽胞形成后尚保持生命力,但代谢静止,不能繁殖后代。在适当的条件下,芽胞又可发芽形成新的菌体(繁殖体)。②抵抗力强,因其有多层厚而致密的膜,含水量少(约 40%),蛋白质受热不易变性,并含耐热物质,故对热、干燥、化学消毒剂等

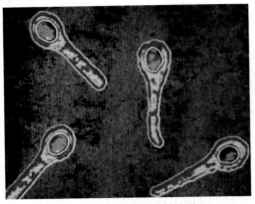

图 2-8　破伤风梭菌芽胞电镜图

理化因素抵抗力强。

(2)芽胞形成的意义:①用一般的方法不易杀死芽胞。有的芽胞可耐受100℃煮沸数小时。在湿热温度121℃维持15~30分钟,才能把它杀灭。故临床上通常把杀灭芽胞作为灭菌标准。②芽胞一般只在体外不良环境中才能形成。芽胞在自然界分布广泛,有的芽胞存活时间可长达20~30年,因此要严防芽胞污染伤口、用具、敷料、手术器械等。③不同的细菌其芽胞的大小、形状和位置可有不同。这种形态特点有助于细菌鉴别(图2-9)。

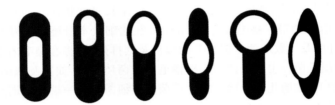

图 2-9　细菌芽胞的形态与位置

护考链接

在临床上以杀灭下列哪种细菌的结构作为灭菌标准或指标?

A. 荚膜　　　B. 细胞壁　　　C. 鞭毛　　　D. 芽胞　　　E. 质粒

分析:细菌的这些结构中,只有芽胞因有多层膜结构,含水量少,对热、干燥等理化因素抵抗力最强,而其他四种结构对理化因素抵抗力相对较弱。芽胞在适宜条件下发芽成为细菌繁殖体,所以灭菌必须以杀灭芽胞为标准。

细菌基本结构及特殊结构的组成特点、功能和意义见表2-2和表2-3。

表 2-2　细菌基本结构的组成特点、功能和意义

结构名称	构成与特点	功能与意义
细胞壁	G^+菌:含磷壁酸、肽聚糖(50%~80%) G^-菌:含脂多糖、脂质双层、脂蛋白、肽聚糖(5%~20%)	①保护菌体,维持菌形 ②破坏肽聚糖的药物如青霉素等主要抗G^+菌,对多数G^-菌影响不大
细胞膜	脂质双层、蛋白质、酶类	维持细胞内外物质交换
细胞质	主要含有: 核糖体 胞质颗粒 质粒	合成蛋白质的场所 有助于鉴别细菌,如异染颗粒 控制细菌耐药性、性菌毛的产生等
核质	裸露的双链DNA分子	控制细菌的遗传与变异

表 2-3　细菌特殊结构的组成特点、功能和意义

结构名称	构成与特点	功能与意义
荚膜	胞壁外的黏液层	①增强致病性；②鉴别细菌
鞭毛	包括单毛菌、双毛菌、丛毛菌、周毛菌	①是运动器官；②鉴别细菌；③与致病性有关
菌毛	普通菌毛	吸附黏膜，增强致病性
	性菌毛	传递遗传物质（质粒）
芽胞	①有多层膜结构，抵抗力强；②为细菌的休眠状态	①作为灭菌标准；②鉴别细菌

小结

　　细菌是原核细胞型微生物，根据其外形可分为球菌、杆菌、螺形菌三类。细菌最常用的染色法是革兰染色法。染成紫蓝色为革兰阳性菌，染成红色为革兰阴性菌；各种细菌都具有细胞壁、细胞膜、细胞质和核质这四种基本结构。革兰阳性菌和革兰阴性菌细胞壁的化学成分不同，对于抗菌药物的敏感性也不同。某些细菌还有荚膜、鞭毛、菌毛和芽胞等特殊结构，其中与细菌致病能力有关的是荚膜和普通菌毛；与运动有关的是鞭毛；与遗传物质传递有关的是性菌毛；与抵抗力有关的是芽胞。

自测题

一、名词解释

1. 荚膜　2. 鞭毛　3. 芽胞　4. 质粒

二、填空题

1. 测量细菌大小的单位是_____。

2. 细菌有_____、_____、_____ 3 种基本形态。

3. 细菌的基本结构有_____、_____、_____和_____。

4. 革兰阳性菌与革兰阴性菌细胞壁的共有成分是_____。

三、单选题

1. 下列哪种结构是细菌的特殊结构？（　　）
   A. 鞭毛　　　B. 细胞壁　　　C. 细胞膜
   D. 核质　　　E. 细胞质

2. 测量细菌大小的单位是（　　）
   A. mm　　　B. μm　　　C. dm
   D. nm　　　E. cm

3. 用显微镜油镜观察细菌，放大倍数是（　　）
   A. 10 倍　　　B. 40 倍　　　C. 100 倍
   D. 1000 倍　　　E. 10000 倍

4. 革兰染色阳性时，细菌的颜色应为（　　）
   A. 紫蓝色　　　B. 红色　　　C. 黄色
   D. 绿色　　　E. 灰色

5. 抗酸染色阳性时，细菌的颜色应为（　　）
   A. 蓝紫色　　　B. 红色　　　C. 黄色
   D. 绿色　　　E. 灰色

6. 革兰阳性菌对青霉素敏感是由于哪种细胞壁成分比革兰阴性菌多？（　　）
   A. 脂多糖　　　B. 脂蛋白　　　C. 脂质双层
   D. 磷壁酸　　　E. 肽聚糖

7. 哪种结构是细菌蛋白质合成场所，成为红霉素等抗生素的作用部位？（　　）
   A. 细胞壁　　　B. 细胞膜　　　C. 肽聚糖
   D. 核糖体　　　E. 核质

8. 青霉素杀菌机制是（　　）
   A. 破坏细菌的核酸
   B. 抑制核糖体
   C. 抑制细胞壁磷壁酸的合成
   D. 抑制细胞壁肽聚糖的合成
   E. 影响细胞膜的通透性

9. 哪种结构控制细菌的耐药性变异？（　　）
   A. 胞浆颗粒　　　B. 异染颗粒
   C. 质粒　　　D. 核蛋白体
   E. 以上均是

10. 与细菌定植而致病有关的细菌结构是（　　）
    A. 芽胞　　　B. 普通菌毛　　　C. 荚膜

D. 异染颗粒　E. 性菌毛

11. 细菌具有抗吞噬作用而增强致病性的结构是
（　　　）

  A. 芽胞　　　B. 菌毛　　　C. 荚膜

  D. 鞭毛　　　E. 质粒

12. 关于芽胞的说法,正确的是(　　　)

  A. 抵抗力强　　　B. 作为灭菌标准

C. 是休眠状态　　D. 可鉴别细菌

E. 以上都对

四、简答题

1. 细菌有哪些基本结构和特殊结构?哪些特殊结构可鉴别细菌?

2. 列表比较革兰阴性菌与革兰阳性菌的细胞壁。

(许潘健)

第2节　细菌的生长繁殖与变异

一、细菌生长繁殖的条件

考点:细菌生长繁殖的条件

细菌种类不同所需的生长繁殖条件不尽相同,基本可归纳为四大条件。

1. 充足的营养物质　水、含碳化合物、含氮化合物和无机盐是基本的营养成分。某些细菌还需要生长因子,是其生长繁殖所必需而自身又不能合成的物质,如B族维生素。

2. 合适的酸碱度(pH)　多数病原菌生长繁殖的最适pH为7.2～7.6,个别细菌如霍乱弧菌最适pH为8.4～9.2,结核分枝杆菌的最适pH则为6.5～6.8。

3. 适宜的温度　多数病原菌生长繁殖的最适温度为37℃。

4. 必要的气体环境　主要指氧和二氧化碳。根据细菌对氧的需要,可把细菌分为以下4类。

(1) 专性需氧菌:只能在有氧的环境下生长繁殖,如霍乱弧菌;

(2) 微需氧菌:在低氧分压(5%～6%)环境中生长最好,如幽门螺杆菌。

(3) 厌氧菌:必须在无氧环境中才能生长,如破伤风梭菌。

(4) 兼性厌氧菌:在有氧或无氧环境中都能生长,大多数病原菌属于此类。

多数细菌利用自身代谢过程中产生的二氧化碳已能满足需要,某些细菌如脑膜炎奈瑟菌初次分离时,必须供给5%～10%二氧化碳才能生长。

二、细菌的繁殖方式和速度

考点:细菌繁殖方式与速度

1. 繁殖方式　细菌以无性二分裂的方式进行繁殖。球菌可从不同的平面分裂,分裂后形成不同的排列,如双球菌、链球菌、葡萄球菌等。杆菌一般沿横轴进行横断分裂,形成链杆菌等。

2. 繁殖速度　在适宜的环境中,一般细菌20～30分钟分裂1次,个别细菌如结核分枝杆菌18～20小时才分裂1次,细菌分裂一次称为繁殖一代。若以20分钟分裂1次计算,经过10小时,1个细菌将繁殖成10亿个以上。但由于营养物质消耗,代谢产物的堆积等环境改变,经一段时间,细菌繁殖速度会逐渐减慢,甚至死亡。

三、细菌的人工培养

考点:人工培养细菌的实际意义

1. 人工培养细菌的意义

(1) 传染病的诊断与治疗:标本中培养出病原菌是传染病诊断最可靠的依据;培养病原菌进行药物敏感试验,可指导临床治疗。

(2) 生物制品的制备:利用分离培养所得的纯种细菌,制成诊断菌苗、类毒素、抗毒素等生物制品,供传染病的诊断、治疗及预防。

（3）细菌的鉴定与研究：培养后可获足够数量的细菌研究形态、生理等，对细菌进行鉴定。

2. 培养基　把细菌生长繁殖所需的各种营养物质按比例配制在一起，调至合适的 pH，经灭菌即为培养基。培养基种类很多，按用途可分为基础培养基、营养培养基、鉴别培养基、选择培养基和厌氧培养基等；按物理性状可分为液体、固体和半固体培养基。在液体培养基中加入一定量的凝固剂（多为琼脂）即成为固体或半固体培养基。

3. 细菌在培养基中的生长现象　将细菌接种到培养基中，一般经 37℃ 培养 18～24 小时可出现肉眼可见的生长现象（图 2-10）。

（1）细菌在固体培养基中的生长现象：把细菌接种到固体培养基表面，经培养后，单个细菌生长繁殖形成肉眼可见的细菌集团，称为菌落。不同细菌形成的菌落大小、形状、颜色不同，有助于鉴别细菌种类［图 2-10(a)，图 2-11，图 2-12］。许多菌落融合在一起，形成菌苔。

（2）细菌在液体培养基中的生长现象：不同细菌在液体培养基中生长繁殖可出现均匀混浊、沉淀和形成菌膜三种现象。临床应用的澄清透明的注射液若发现上述任何一种现象，均表明已被细菌污染，不能使用［图 2-10(c)］。

（3）细菌在半固体培养基中的生长现象：将细菌穿刺接种于半固体培养基中，经培养后，无鞭毛的细菌沿穿刺线生长，穿刺线清晰；有鞭毛的细菌则沿穿刺线向周围扩散生长，穿刺线模糊不清，用于检查细菌的动力［图 2-10(b)］。

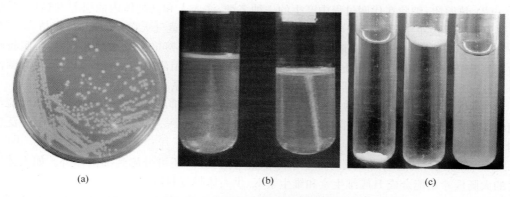

(a)　　　　　　　　(b)　　　　　　　　(c)

图 2-10　细菌在培养基上的生长现象

(a) 菌苔、菌落；(b) 扩散生长，只沿穿刺线生长；(c) 沉淀，菌膜，混浊

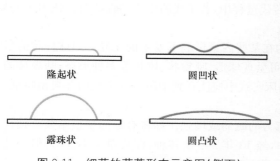

隆起状　　　　　圆凹状

露珠状　　　　　圆凸状

图 2-11　细菌的菌落形态示意图(侧面)

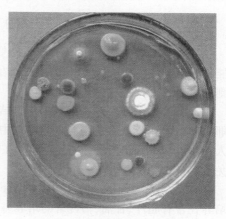

图 2-12　细菌的菌落照片图(正面)

四、细菌的代谢产物

细菌生长繁殖需不断地摄取营养,用以合成自身的成分,同时还产生一些在医学上有意义的代谢产物。

1. 细菌的分解代谢产物与生化反应

(1)糖分解代谢产物:糖被细菌利用后可产生丙酮酸,丙酮酸进一步分解后产生各类酸、酮、醇及气体;不同的细菌产生的产物不同可用于鉴别细菌,如糖发酵试验。

(2)蛋白质的代谢产物:细菌分解蛋白质和氨基酸的能力不同,产物不同,基于这一特点来鉴别细菌,如靛基质试验、硫化氢试验。

不同细菌所具有的酶不同,对各种物质的分解能力及代谢产物也不同,据此可以区别和鉴定细菌,通过观察细菌的代谢产物鉴定细菌的试验称为生化反应。

2. 细菌合成代谢产物及意义

考点:细菌合成代谢产物

细菌的合成代谢产物中,有的与细菌的致病性有关,有的可用于诊断和防治疾病。

(1)毒素和侵袭性酶:毒素是病原菌合成的对机体有毒害作用的物质,有内毒素和外毒素两种。某些细菌还能产生侵袭性酶,可保护细菌或有利于细菌扩散或损伤机体组织(见本章第4节细菌的致病性与感染)。毒素和侵袭性酶在细菌致病作用中甚为重要。

(2)热原质:细菌在代谢过程中产生的一种多糖,注入人和动物体内能引起发热反应,故名热原质。多由革兰阴性菌产生,热原质耐高温,不被高压蒸气灭菌(121.3℃,维持15~20分钟)所破坏,常通过滤过或吸附除去液体中大部分热原质,蒸馏法效果最好。因此,制备生物制品、注射液等要用无热原质的蒸馏水配制,在制备和使用注射药品过程中应严格无菌操作,防止被热原质污染。玻璃器皿需250℃干烤才能破坏热原质。

(3)抗生素:是某些微生物在代谢过程中产生的一类能抑制或杀灭其他微生物或肿瘤细胞的物质。抗生素主要由放线菌、真菌产生,细菌产生的较少。抗生素在临床治疗上广泛应用,尤其是感染性疾病的治疗。

(4)维生素:某些细菌合成的维生素除供自身需要外,还可分泌到细菌体外。如人体肠道的大肠埃希菌能合成B族维生素和维生素K,供人体吸收利用。

(5)色素:是细菌产生的有色物质。如金黄色葡萄球菌(简称金葡菌)产生脂溶性金黄色色素,铜绿假单胞菌产生水溶性绿色色素,在细菌鉴别上有一定的意义。

五、细菌的遗传与变异

细菌和其他生物一样,具有遗传和变异的生命特征。在一定条件下,细菌的生物学性状能相对稳定地传给其子代,称为遗传。在传代过程中,若子代的生物学性状与亲代出现差异,则称为变异。

1. 形态结构变异 指细菌的形态结构在某些因素影响下发生的变异。如球杆状的鼠疫耶氏菌在含3%~6%的氯化钠培养基中,可呈现球形、哑铃状、棒状等多种形态;肺炎球菌在人工培养基中反复传代可失去荚膜。在临床实践中应注意到细菌变异出现的非典型特征,以免造成错误判断。

考点:毒力变异的意义

2. 毒力变异 指细菌在一定条件下毒力的减弱或增强。如将有毒的牛型结核分枝杆菌培养在含有胆汁、甘油、马铃薯的培养基中,经13年230次转种,即获得失去毒力,但仍然保留免疫原性的结核分枝杆菌变异株,即卡介苗(BCG),用于预防结核病。

3. 耐药性变异 指细菌对某一抗菌药物由敏感变为有抵抗力。滥用抗生素是目前引起 **考点:**耐药细菌耐药性变异的主要原因,所以我们在临床治疗时要注意合理使用抗生素,用药要足量,疗 性变异程要合适;做好消毒与隔离,防止耐药菌的交叉感染;做药物敏感试验,提供细菌对药物的敏感程度,供临床有选择地使用抗菌药物。

细菌耐药性变异带来的医学难题

抗生素是 20 世纪最重要的医学发现之一,对控制人类感染性疾病发挥了巨大的作用。但目前的研究显示,我国的金黄色葡萄球菌的耐青霉素比例已经高达 90%,造成肺炎的病菌在社区的标本有 20% 可以耐药,而在医院内这一比例可以达到 60%。肺炎链球菌已有 45% 耐青霉素,70% 耐红霉素。导致肠道疾病的大肠埃希菌有 70% 耐环丙沙星。由于滥用抗生素所导致的耐药病原菌的增加,甚至诱导产生了超级耐药细菌,不仅使医疗费用增高,而且使感染性疾病的发病率及病死率增加。过度的使用使得很多抗生素失去了效果,小病也能致命,这已经不是耸人听闻的消息了。

小结

细菌生长繁殖的适宜条件是充足的营养物质、合适的酸碱度、适宜的温度,还需要一定的气体环境。细菌以无性二分裂方式繁殖,在适宜条件下,繁殖速度很快。细菌在培养基中生长产生不同的现象,有助于鉴定细菌。细菌在生长繁殖过程中可产生一些代谢产物,其分解产物与鉴别细菌有关,其合成产物如毒素和侵袭性酶、热原质与致病有关。抗生素、维生素可供人体利用,色素可有助于鉴别细菌。在一定条件下,细菌可发生变异,常见的细菌变异有形态结构变异、毒力变异和耐药性变异等。细菌的变异在对疾病的预防、诊断、治疗及在基因工程方面均具有重要意义。

自测题

一、名词解释

1. 培养基 2. 菌落 3. 热原质 4. 耐药性变异

二、填空题

1. 细菌的繁殖方式是_____,多数细菌繁殖一代所需时间为_____。

2. 根据细菌对氧气的需要不同,把细菌分为_____、_____、_____和_____四类。

三、单选题

1. 大多数病原菌最适宜的 pH 为( )

　A. 3.0　　　B. 6.5~6.8　　　C. 7.2~7.6

　D. 10.5　　　E. 8.4~9.2

2. 除哪种外都是所有细菌生长必不可少的条件?（ ）

　A. 合适的温度　B. 营养　C. 适当的酸碱度

　D. 水分　　　E. 氧气

3. 细菌生长繁殖的条件不包括( )

　A. 丰富的营养物质　　B. 必要的气体环境

C. 合适的温度　　　　D. 合适的酸碱度

E. 充足的光线

4. 关于细菌对氧的需要分类,下列哪项是正确的?（ ）

　A. 兼性厌氧菌　　　　B. 专性厌氧菌

　C. 专性需氧菌　　　　D. 微需氧菌

　E. 以上都是

5. 单个细菌在固体培养基上的生长现象称为( )

　A. 菌苔　　B. 菌膜　　C. 菌落

　D. 菌丝　　E. 菌团

6. 注射液中出现哪种现象说明被细菌污染?（ ）

　A. 沉淀　　B. 絮状物　　C. 混浊

　D. 菌膜　　E. 以上都是

7. 在药片或固体食物上,有灰黄色的细菌污染现象,应该称为( )

　A. 菌膜　　B. 菌体　　C. 沉淀

　D. 菌苔　　E. 浑浊

8. 细菌的哪些代谢产物对人致病( )

　A. 内毒素　　B. 外毒素　　C. 酶类

D. 热原质 　　E. 以上都可

9. 代谢时可产生抗生素的微生物是（　　）

　　A. 病毒 　　　B. 真菌、细菌和放线菌

　　C. 支原体 　　D. 衣原体

　　E. 螺旋体

10. 与细菌致病性无关的代谢产物是（　　）

　　A. 内毒素 　　B. 外毒素 　　C. 细菌素

　　D. 热原质 　　E. 酶类

11. L 型细菌是缺乏哪种结构的变异（　　）

　　A. 细胞壁 　　B. 细胞膜 　　C. 鞭毛

　　D. 芽胞 　　　E. 菌毛

12. 金葡菌对青霉素产生抵抗力属于（　　）

　　A. 形态变异 　　　B. 毒力变异

　　C. 耐药性变异 　　D. 菌落变异

　　E. 以上都不是

13. 卡介苗的制造是利用牛型结核分枝杆菌的（　　）

　　A. 形态变异 　　　B. 毒力变异

　　C. 耐药性变异 　　D. 菌落变异

　　E. 以上都不是

四、简答题

1. 细菌有哪些合成代谢产物？与致病性和医药有关的各是哪些？

2. 列举细菌的变异现象。

（许潘健）

第3节　细菌与外界环境

一、细菌的分布

细菌广泛分布于自然界、人的体表及与外界相通的腔道中。了解细菌的分布情况对于保护环境、建立无菌观念、加强无菌操作、合理使用消毒灭菌方法及防止细菌感染性疾病的发生具有重要意义。

（一）细菌在自然界的分布与医学意义

1. 土壤中的细菌　　土壤中含有各种有机物、无机物及水分，具备细菌生长繁殖的良好条件，所以土壤中的微生物种类多、数量大，以细菌最多，1g 肥沃的土壤中含有数以亿万计的细菌。土壤中的细菌可分为三类：一类是自养菌。在自然界的物质循环中起重要作用，对人有益。第二类是致病菌。致病菌来源于人和动物排泄物以及死于传染病的人和动物尸体，这些致病菌在土壤中大多数容易死亡。第三类是能形成芽胞的细菌。如破伤风芽胞梭菌、产气荚膜梭菌、炭疽芽胞杆菌等，这类细菌存活时间长，这些芽胞菌多数伴随泥土污染伤口，引起疾病，应注意防护。土壤中存在产生抗生素的放线菌，因此土壤又是寻找抗生素的重要场所。

2. 水中的细菌　　水是细菌存在的天然环境。细菌的种类和数量因水源不同而异，一般地表水比地下水含菌多，静止水比流动水含菌多。水中的致病菌主要来自人和动物的排泄物，是常引起消化道传染病的病原菌，如伤寒沙门菌、痢疾志贺菌、霍乱弧菌等。水源污染可引起消化道传染病的暴发流行，所以，注意粪便管理和水源保护对于控制消化道传染病具有重要意义。

3. 空气中的细菌　　由于空气中缺乏细菌生长所需的营养物质，并因日光照射，细菌容易死亡，因此，空气中的细菌的种类和数量都较少。致病菌来源于土壤尘埃、人或动物的呼吸道及口腔排出的飞沫，如结核分枝杆菌、金黄色葡萄球菌、化脓性链球菌等，这些细菌可引起呼吸感染和化脓性感染。此外，空气中的非致病菌常造成医药制剂、生物制品、培养基的污染及外科手术感染。因此，对制剂室、接种室、手术室等应注意空气消毒，防止上述污染和感染的发生。

（二）细菌在正常人体的分布及医学意义

1. 细菌在正常人体的分布概况　　人与自然环境密切接触，因而在人的体表和与外界相

通的腔道中都存在着不同种类和数量的细菌及其他微生物(表 2-3)。

表 2-3 人体常见的正常菌群

部位	主要菌类
皮肤	葡萄球菌、类白喉棒杆菌、铜绿假单胞菌、非致病性分枝杆菌、丙酸杆菌、白假丝酵母菌、大肠埃希菌
口腔	葡萄球菌、甲型链球菌、丙型链球菌、肺炎链球菌、奈瑟菌、乳酸杆菌、类白喉棒杆菌、梭菌、螺旋体、白假丝酵母菌、放线菌
鼻咽腔	葡萄球菌、甲型链球菌、丙型链球菌、肺炎链球菌、奈瑟菌、流感嗜血杆菌、铜绿假单胞菌
外耳道	葡萄球菌、类白喉棒杆菌、铜绿假单胞菌、非致病性分枝杆菌、链球菌等
眼结膜	葡萄球菌、干燥棒杆菌、链球菌、奈瑟菌
胃	一般无菌
肠道	大肠埃希菌、产气肠杆菌、变形杆菌、铜绿假单胞菌、葡萄球菌、粪肠球菌、类杆菌、产气荚膜芽胞梭菌、破伤风芽胞梭菌、双歧杆菌、乳酸杆菌、白假丝酵母菌、消化链球菌、棒状杆菌
尿道	葡萄球菌、类白喉棒杆菌、非致病性分枝杆菌
阴道	乳酸杆菌、大肠埃希菌、类白喉棒杆菌、白假丝酵母菌

2. 人体正常菌群及意义

(1) 正常菌群的概念：正常人体的体表及体内与外界相通的腔道中，都存在着不同种类和数量的微生物，这些微生物对人体无害，有些甚至有益，这些微生物称为正常微生物或正常菌群。

考点： 正常菌群的概念

(2) 正常菌群的生理意义：正常情况下，人体与正常菌群之间、体内菌群与菌群之间相互依存、相互制约，对构成机体的微生态平衡起着重要作用。具体表现在：①营养作用。肠道中的正常菌群参与物质代谢、营养合成、促进营养物质吸收。如大肠埃希菌能合成人体必需的 B 族维生素和 K 族维生素。②生物拮抗作用。正常菌群构成黏膜的重要生物屏障，寄居在各部位的正常菌群可通过营养竞争，产生抑制病原菌的代谢产物等方式抵抗致病菌的感染。如口腔中的唾液链球菌产生过氧化氢，能抑制白喉棒状杆菌和脑膜炎奈瑟菌生长。阴道内的乳酸杆菌可保持阴道内酸性环境，不利于其他微生物生长。③免疫作用。正常菌群具有促进机体免疫系统的发育成熟及免疫应答的作用。此外，肠道中的双歧杆菌还有抗衰老作用。④抗癌作用。正常菌群具有促使致癌物质和辅助致癌物质转化为非致癌物质。

(3) 正常菌群的病理意义：在一定条件下，正常菌群与人体间的平衡被打破，原来不致病的菌群也可引起疾病，这些菌群称为条件致病菌。条件致病菌引起疾病的条件通常是：①寄居部位改变。当寄居于机体某一部位的正常菌群进入其他部位或无菌器官时，可引起感染。如寄居于肠道的大肠埃希菌因外伤、手术等进入血流、腹腔、泌尿道时，可引起相应部位的炎症；拔牙时，寄居在口腔、牙龈缝中的草绿色链球菌可侵入血流引起亚急性细菌性心内膜炎。②机体免疫功能降低。大量应用皮质激素、抗肿瘤药物、放射治疗等，引起全身免疫功能低下，正常菌群可引起自身感染。如艾滋病患者由于免疫功能低下，往往死于不可控制的条件感染。③菌群失调。在正常情况下，人体和正常菌群之间以及正常菌群各种菌之间保持一定的生态平衡，若这种平衡被打破，则引起疾病。由于受到某些因素的影响，正常菌群中各种菌群的种类和数量发生较大的变化，称为菌群失调。严重的菌群失调出现一系列临床症状，称为菌群失调症。菌群失调症可见于长期使用广谱抗菌药物治疗的患者，其体内对抗生素敏感的细菌被大量杀死，而原来数量少又耐药的非敏感菌，如艰难梭菌、金黄色葡萄球菌、白假丝

考点： 正常菌群的医学意义

酵母菌等趁机大量繁殖,引起假膜性肠炎、鹅口疮和肺炎等疾病。由于这些疾病往往是在抗菌药物治疗原有感染疾病过程中产生的另一种新感染,所以,临床又称二重感染。

案例2-1

抗生素头孢曲松治疗支气管肺炎致肠道菌群失调

患者,女,2岁8个月,因发热、咳嗽有痰就诊,临床诊断为肺炎。经头孢曲松治疗肺炎明显好转,但用药第3天,幼儿出现腹痛、腹泻,大便为黄色或黄绿色,以水样便为主。医生诊断为:抗生素头孢曲松治疗支气管肺炎致肠道菌群失调症。粪便涂片镜检可见大量革兰阳性芽胞杆菌。细菌培养和毒素试验鉴定为艰难梭菌。

案例2-1分析

头孢曲松为国产第三代头孢菌素类抗生素,抗菌谱广,价格低廉,儿科临床应用广泛。但因其40%～50%经肠道排泄,肠道内对头孢曲松敏感的细菌被大量杀死,而少量耐药的艰难梭菌乘机大量繁殖,产生毒素,引起肠炎。

此外,人类龋齿的发生与存在口腔中的各种链球菌,尤其变异链球菌有密切关系,其致病机制是该菌分泌葡糖基转移酶,在葡糖基转移酶作用下合成葡聚糖,该糖与菌体表面的葡聚糖受体结合,借此将口腔中众多的细菌黏附于牙釉质表面形成牙菌斑。这些细菌尤其是乳酸杆菌进一步发酵多种糖类产生大量酸性物质,导致牙釉质及牙本质脱钙,造成龋齿。

二、消毒灭菌

（一）基本概念

考点:消毒、灭菌相关的基本概念

1. **消毒** 杀死物体上或环境中病原微生物的方法,但不一定能杀死含芽胞的细菌。通常用化学方法来达到消毒目的,如静脉注射前需进行的皮肤消毒。

2. **灭菌** 杀灭物体上所有微生物的方法。灭菌比消毒彻底,能杀死病原微生物、非病原微生物、细菌的繁殖体及芽胞。通常用物理方法来达到灭菌的目的,如手术器械需要灭菌。

护考链接

能杀灭所有微生物以及细菌芽胞的方法是

A. 清洁　　　B. 消毒　　　C. 抑菌

D. 灭菌　　　E. 抗菌

分析:灭菌是指杀灭所有微生物的方法,包括杀灭病原微生物、非病原微生物、细菌的繁殖体及芽胞。

3. **无菌** 指不存在活的微生物。经灭菌的物品称无菌物品。防止微生物进入机体或物体的操作技术称无菌操作,如外科手术过程需无菌操作。

4. **防腐** 防止或抑制微生物生长繁殖的方法。同一种化学药品在高浓度时为消毒剂,低浓度时为防腐剂,如解剖标本的保存就是防腐。

（二）物理消毒灭菌法

考点:常用消毒灭菌法的方法与用途

1. **热力消毒灭菌法** 利用高温使菌体蛋白凝固变性,酶失活,DNA断裂,引起细菌死亡。包括湿热、干热两大类消毒灭菌方法。

(1) 湿热消毒灭菌法:在同一温度下,湿热灭菌效果比干热好。原因:①湿热中菌体吸收水分,蛋白质容易凝固。②湿热穿透力强于干热。③水蒸气接触灭菌物品时由气态变成液态放出潜热,迅速提高被灭菌体的温度。常用方法如下。

高压蒸汽灭菌法:是最常用最有效的一种灭菌方法。用高压蒸汽灭菌器,在压力103.4kPa,温度达121.3℃,维持15～20分钟可杀死细菌繁殖体和芽胞。适用于耐高温物品,如敷料、手术衣、手术器械、注射器、0.9%氯化钠溶液、普通培养基等的灭菌。

流通蒸汽法:用阿诺灭菌器或蒸笼,加热100℃,维持 10～30 分钟,可杀死细菌繁殖体,不一定杀死细菌芽胞。

间歇蒸汽灭菌法:流通蒸汽间歇加热方式达到灭菌目的。将灭菌物用阿诺灭菌器或蒸笼加热100℃,维持 30 分钟,移入 37℃ 温箱过夜,如此连续 3 次,达到灭菌效果。适用于含糖类、血清、蛋黄的培养基灭菌。

煮沸法:一般 100℃ 煮沸 5 分钟可杀死细菌繁殖体;杀死细菌芽胞需煮沸 1～2 小时。水中加入 2％ 碳酸氢钠溶液,可使沸点提高到 105℃,适用于注射器、饮水和食具的消毒。

护考链接

临床上最常用,灭菌效果最佳的物理灭菌法是
A. 紫外线照射消毒法　　B. 日光暴晒法
C. 燃烧灭菌法　　　　　D. 高压蒸汽灭菌法
E. 煮沸消毒法
分析:高压蒸汽灭菌法适用于耐高温物品,如敷料、手术衣、手术器械、注射器、0.9％氯化钠溶液、普通培养基等的灭菌,是最常用最有效的一种灭菌方法。

巴氏消毒法:用较低温度杀死病原菌又不易破坏消毒物品营养成分的消毒方法。加热到61.1～62.8℃,维持 30 分钟;或温度 71.7℃,维持 15～30 秒。适用于牛奶、酒类的消毒。

(2) 干热灭菌法

焚烧法:用焚烧炉燃烧无经济价值的废弃污染物品、有传染性的人或动物的尸体等灭菌,是一种最彻底的灭菌方法。

烧灼法:用火焰烧灼物品,适用于接种环、试管口、瓶口等的灭菌。

干烤法:用热空气达到灭菌目的,温度达 160～170℃,维持 2 小时。适用于耐高温的玻璃器皿、凡士林、某些粉剂药物的灭菌。

2. 电磁波辐射杀菌法　主要包括紫外线和电离辐射。

(1) 日光与紫外线:紫外线的波长为 210～300nm,其中以 265～266nm 的波长杀菌力最强。紫外线的杀菌主要是干扰 DNA 的复制,导致细菌的变异或死亡。患者的衣服、书报等经日光直接暴晒数个小时,可杀死大部分细菌,其杀菌作用主要靠日光中的紫外线。紫外线穿透力弱,玻璃、纸张、尘埃等均能阻挡紫外线,故只适用于手术室、病房、实验室等的空气及物体表面的消毒。应用人工紫外线灯进行空气消毒时,有效距离不超过 2 米,照射时间 30～60分钟。杀菌波长的紫外线对人体皮肤、眼睛有损伤作用,使用时应注意防护。

(2) 电离辐射:包括高速电子、X 射线和 γ 射线。电离辐射破坏细菌 DNA,这些射线在足够剂量时,对各种细菌均有致死作用。由于电离辐射穿透力强,照射时不使物品升温,故主要用于不耐热的塑料注射器和导管等消毒,也可用于食品消毒而不破坏其营养成分。

3. 滤过除菌法　滤过除菌是用滤菌器机械性阻留除去液体或空气中的细菌,主要用于不耐高温和化学方法消毒的血清、抗毒素、药液等物品以及空气的除菌。病毒和支原体一般不能用此法除去。常用滤菌器有:①蔡氏滤菌器。外壳由金属制成,中间是石棉滤板。②贝克菲滤菌器。由硅藻土压制而成。③膜滤菌器。用硝酸纤维或醋酸纤维滤膜等高分子材料制成。

(三)化学消毒灭菌法

1. 消毒剂的杀菌机制　用于消毒的化学药物称消毒剂。消毒剂在常规浓度下只对细菌繁殖体有效。消毒剂对人体细胞和细菌均有毒性,所以只能用于体表或物品的消毒,绝对不能内服。消毒剂种类很多,杀菌机制各不相同,主要分为三类:①使细胞膜通透性受损,菌体内物质外渗或漏出,导致细菌死亡,如表面活性剂、酚类等;②破坏细菌的酶系统,如氧化剂、重金属盐类等;③使菌体蛋白凝固变性,失去其生物活性,导致细菌死亡,如酸、碱、醇类及重金属盐类等。

2. 常用消毒剂的种类、性质和用途　见表 2-4。

表 2-4　常用消毒剂的种类、浓度及用途

名称	常用浓度	用途	备注
重金属盐类			
红汞	2%	皮肤黏膜、小创口的消毒	
硝酸银	1%	新生儿滴眼、预防淋病奈瑟菌感染	
氧化剂			
高锰酸钾	0.1%	皮肤黏膜、水果、蔬菜、食具等消毒	随用随配
过氧乙酸	0.2%～0.5%	塑料、玻璃、皮肤消毒(洗手)	
过氧化氢	3%	皮肤、黏膜创口消毒、厌氧菌感染消毒	
卤素及其化合物			
氯	氯气 0.2～0.5ppm	饮水和游泳池水的消毒	
含氯石灰(漂白粉)	10%～20% 5～10mg/L	排泄物、地面、厕所消毒 饮水消毒	不能用于衣物与金属的消毒
漂粉精	0.5%～1.5%	地面、家具、饮水消毒	
碘酒	2.5%	皮肤消毒	因刺激性大,涂后须用75%乙醇溶液擦净,不能与红汞同用
聚维酮碘(碘伏)	0.5%	皮肤消毒、术前洗手	碘与表面活性剂的定型结合物,是新合成的广谱消毒剂,稀溶液毒性低,无腐蚀性
酚类			
苯酚(石炭酸)	3%～5%	器械、排泄物消毒	
甲酚(来苏)	2%	器械、排泄物、家具、地面消毒	
醇类			
乙醇	70%～75%	皮肤、温度计消毒	
醛类			
甲醛	10%	浸泡、物品表面消毒、空气消毒(10%溶液加等量水蒸发、密闭 6～24h)	
表面活性剂			
苯扎溴铵(新洁尔灭)	0.1% 0.01%～0.05%	手术器械消毒、外科手术洗手 皮肤黏膜消毒及深部伤口消毒	
消毒净	0.1%	手术器械消毒、外科手术洗手	
烷化剂			
环氧乙烷	50mg/L	医学仪器、生物制品、衣服、皮革、羊毛、人造丝、尼龙、橡胶类消毒	有毒,用密闭塑料袋消毒
酸碱类			
乙酸	5～10ml/m³ 加等量水蒸发	房间的空气消毒	
生石灰	1:4 或 1:8 加水配成糊状	排泄物、地面消毒	
染料			
甲紫(龙胆紫)	2%～4%	皮肤黏膜、浅表创面消毒	

链接

化学消毒剂的使用方法

1. 浸泡法 将待消毒的物品浸泡在消毒剂溶液中的方法。浸泡前将待消毒物品清洗干净,注意将物品轴节或套盖打开,浸泡在消毒液内,如有管腔需灌满消毒液。浸泡过程中如添加物品,要重新计时。浸泡过的器械使用前用无菌 0.9％氯化钠溶液冲洗净,方可使用,以免消毒剂刺激人体组织。

2. 擦拭法 是用化学消毒剂擦拭皮肤表面或污染物体表面的消毒方法。此法适用于易溶于水、穿透性强、无显著刺激性的消毒剂。

3. 熏蒸法 是利用消毒剂产生的气体进行消毒的方法,如手术室的空气消毒。临床常用熏蒸消毒剂有甲醛和环氧乙烷。

4. 喷雾法 将化学消毒剂均匀喷洒在物体表面和空气进行消毒的方法。如墙壁、空气、地面等的消毒。

3. 影响消毒灭菌效果的因素

（1）消毒剂的浓度、性质与作用时间:一般消毒剂的浓度越大,作用时间越长,消毒效果也愈强。但醇类例外,70％～75％的乙醇消毒效果最好,高于此浓度的乙醇,可以使菌体表面蛋白迅速凝固,影响乙醇继续渗入菌体内而降低杀菌作用。

（2）细菌的种类、状态和数量:不同种类的细菌对消毒剂的敏感性不同,不同状态的细菌对消毒剂的抵抗力也存在差异。细菌芽胞比繁殖体抵抗力强,幼龄菌比老龄菌对消毒剂敏感,细菌的数量越多,所需消毒时间越长。

（3）环境因素的影响:环境中的有机物的存在,能够影响消毒剂的消毒效果。病原菌常随同排泄物、分泌物一起存在,这些物质可阻碍消毒剂与病原菌的接触,并消耗消毒剂,因而减弱消毒剂效果。所以,消毒皮肤和器械时,宜先洗净再消毒。

考点: 影响化学消毒剂效果的具体因素

小结

在自然界,到处都有微生物。正常人体的体表及与外界相通的腔道中,都存在着不同种类和数量的微生物,这些微生物对人体无害,有些甚至有益,这些细菌称为正常菌群。若正常菌群中的各种微生物的种类和数量发生较大的变化,称为菌群失调。由于菌群失调导致的疾病称为菌群失调症。在一定条件下,正常菌群与人体间的平衡被打破,原来不致病的菌群也可引起疾病,这些细菌群称为条件致病菌。

消毒和灭菌的方法主要有物理消毒灭菌法和化学消毒法。物理消毒灭菌法包括热力灭菌法（湿热法和干热灭菌法）、电磁波辐射杀菌法（常用的有紫外线照射）、滤过除菌。化学消毒法主要是化学消毒剂的使用。湿热法常用的有高压蒸汽灭菌法、煮沸法,高压蒸汽灭菌法是最常用、最有效的一种灭菌方法。

自 测 题

一、名词解释

1. 正常菌群 2. 条件致病菌 3. 菌群失调
4. 消毒 5. 灭菌 6. 无菌 7. 无菌操作 8. 防腐

二、填空题

1. 湿热消毒灭菌法包括_____、_____、_____、_____、_____。

2. 干热消毒灭菌法包括_____、_____、_____。

3. 高压蒸汽灭菌是最常用最有效的灭菌方法,通常在_____压力下,温度达_____,维持时间为_____。

4. 紫外线的杀菌作用的特点是_____,故仅用于_____和_____消毒。

三、单选题

1. 正常情况下无菌的部位是（　　）

   A. 鼻咽腔   B. 淋巴液

   C. 泌尿生殖道   D. 口腔

   E. 肠道

2. 水中的细菌主要引起（　　）

   A. 消化道感染   B. 皮肤感染

   C. 呼吸道感染   D. 创伤感染

   E. 泌尿道感染

3. 除去不耐热液体的细菌常用（　　）

   A. 煮沸法   B. 紫外线

   C. 高压蒸汽灭菌   D. 滤过除菌法

   E. 电离辐射

4. 乙醇消毒常用的浓度是（　　）

   A. 100％   B. 95％   C. 75％

   D. 50％   E. 30％

5. 杀灭芽胞最常用和有效的方法是（　　）

   A. 紫外线照射   B. 煮沸

   C. 巴氏消毒   D. 高压蒸汽法

   E. 流通蒸汽法

6. 对普通培养基灭菌,宜选用（　　）

   A. 干烤法   B. 高压蒸汽灭菌法

   C. 滤过除菌法   D. 焚烧法

   E. 紫外线

四、简答题

1. 正常菌群有哪些生理作用?

2. 分析正常菌群的病理意义?

3. 影响化学消毒剂消毒效果的因素有哪些?

(岳进巧)

第4节　细菌的致病性与感染

一、细菌的致病性

  具有致病性的细菌称为致病菌或病原菌。细菌能引起疾病的性能称为细菌的致病性。不同的病原菌致病性不同,如结核分枝杆菌引起结核,伤寒沙门菌引起伤寒,这是细菌种的特征。病原菌能否致病取决于它的致病因素、机体的防御功能和环境因素。细菌的致病因素包括毒力、侵入数量和侵入门户。

（一）细菌的毒力

  毒力即指病原菌致病能力的强弱。各种细菌的毒力不同,同种细菌也因菌型和菌株的不同而存在一定的毒力差异,可分为强毒株、弱毒株和无毒株。构成毒力的物质基础是侵袭力和毒素。

考点: 构成毒力的具体内容

  1. 侵袭力　是指病原菌突破机体的皮肤黏膜等防御功能,进入机体在机体内定居、繁殖、扩散的能力,是由菌体表面结构和侵袭性酶决定的。

  （1）菌体表面结构:黏附素是具有黏附作用的细菌特殊结构和有关物质,包括普通菌毛和革兰阳性菌的膜磷壁酸等。能黏附于机体细胞的受体上,这种黏附作用是引起感染的首要条件。有的细菌通过生化反应黏附于人体,如在龋齿形成上有重要意义的口腔变异链球菌和乳杆菌。

  细菌的荚膜具有抗吞噬、抗体内杀菌物质的作用,从而使细菌在体内存活并大量繁殖引起疾病。某些细菌的菌体表面结构,如A群链球菌的M蛋白、伤寒沙门菌的Vi抗原,某些大肠埃希菌的K抗原也具有抗吞噬作用。

  （2）侵袭性酶:指细菌在感染过程中产生的保护细菌抵抗吞噬或协助细菌扩散的酶类。不同的细菌可产生不同的侵袭性酶,有时同一种侵袭性酶可由不同的细菌产生。如金黄色葡萄球菌产生的血浆凝固酶,使血浆中的纤维蛋白原变为纤维蛋白,包绕在细菌表面,抵抗吞噬细胞吞噬;A群链球菌产生的透明质酸酶,能分解细胞间质的透明质酸,有利于细菌在组织中扩散。其他的侵袭性酶有链激酶、DNA酶和胶原酶等。

2. **毒素**　可分为外毒素和内毒素两种。

（1）外毒素：是细菌生长繁殖过程中产生并分泌到菌体外的毒性物质，少数可由细菌死亡崩解后释放。许多革兰阳性菌如白喉棒状杆菌、破伤风梭菌、金黄色葡萄球菌和部分革兰阴性菌如霍乱弧菌、铜绿假单胞菌等能产生。

外毒素的化学成分是蛋白质（由 A、B 两个亚单位组成，A 亚单位为活性蛋白，B 亚单位为结合蛋白），性质不稳定，不耐热，易被蛋白酶分解。外毒素免疫原性强，能刺激机体产生抗毒素。外毒素经甲醛处理后可脱毒成类毒素。

外毒素的毒性极强，微量即可使易感动物死亡。如 1mg 纯化的肉毒梭菌毒素结晶可杀死 2 亿只小白鼠，对人的致死量是 0.1μg，比氰化钾的毒性强 1 万倍，是目前已知的最毒的生物毒素。外毒素对机体的组织器官具有选择性的毒性作用，引起特殊的临床症状。例如，破伤风外毒素主要与中枢神经系统的抑制性突触前膜结合，阻断抑制性介质释放，引起骨骼肌强直性痉挛收缩。根据外毒素对细胞的亲和性及作用方式不同，可将其分为神经毒素、细胞毒素和肠毒素。

某些革兰阳性菌产生的外毒素是外源性超抗原的主要成分，如金黄色葡萄球菌产生的肠毒素、链球菌产生的致热外毒素。超抗原能诱导极强的免疫应答，可造成免疫病理过程。

（2）内毒素：是存在于革兰阴性菌细胞壁中的脂多糖，只有当细菌死亡裂解后才释放。此成分也见于其他微生物（如衣原体、立克次体、螺旋体等）的细胞壁。

内毒素的化学成分是脂多糖，由特异性多糖、核心多糖和脂质 A 三部分组成，脂质 A 是其毒性成分。内毒素性质稳定、耐热，免疫原性弱，不能被甲醛脱毒成为类毒素。内毒素毒性较外毒素弱，对机体组织无选择性毒害作用，各种细菌的内毒素引起的临床表现基本相同，主要有：①发热反应。内毒素作为外源性致热原作用于粒细胞和单核细胞等，使之释放内源性致热原，作用于体温调节中枢所引起。②白细胞反应。内毒素进入血流后，白细胞数先急剧减少，数小时后增高，伤寒例外。③弥散性血管内凝血（DIC）。DIC 是内毒素引起的临床综合征。内毒素可激活凝血系统，形成微血栓，引起弥散性血管内凝血，使凝血因子和血小板大量消耗，进而又有出血现象，严重者可导致死亡。④内毒素休克。内毒素进入血液，引起 5-羟色胺、激肽等血管活性介质释放，使末梢血管扩张、通透性增强，静脉回流减少，心排血量减低，有效循环血量不足，导致休克。

正常体内极小量内毒素对增强人体免疫功能、抗肿瘤等起十分重要的作用。

外毒素与内毒素的主要区别见表 2-5。

护 考 链 接

以下与细菌侵袭力无关的致病因素是
A. 磷壁酸　　B. 血浆凝固酶　　C. 菌毛
D. 荚膜　　　E. 外毒素
分析：细菌侵袭力的组成有细菌的表面结构和各种侵袭性酶，但不包括毒素。

表 2-5　外毒素与内毒素主要区别

区别要点	外毒素	内毒素
来源	革兰阳性菌、部分革兰阴性菌	革兰阴性菌
产生方式	多由细菌分泌到菌体外	是细胞壁成分，菌体裂解后释放
化学成分	蛋白质	脂多糖
稳定性	不稳定，加热 60℃，30 分钟破坏	稳定，160℃ 2～4 小时才被破坏
毒性	强，对机体组织器官有选择性毒害作用引起特殊临床表现	较弱，各种细菌内毒素的毒性作用大致相同
免疫原性	强，可制成类毒素	较弱，不能制成类毒素

（二）细菌的侵入数量

病原菌侵入机体后是否引起疾病,除取决于其毒力外还与侵入的数量有关。一般毒力强的细菌,少量即可引起感染如鼠疫耶尔森菌;而毒力弱的细菌需较大量才能致病,如沙门菌须食入数亿个才能引起食物中毒。

（三）细菌的侵入门户

具有一定毒力和数量的细菌还需要通过适当的侵入门户侵入机体才能引起感染。如痢疾志贺菌需要经过消化道,破伤风梭菌须侵入缺氧的伤口才可繁殖。也有的细菌可通过多种途径感染,如结核分枝杆菌可通过消化道、呼吸道和皮肤创伤等侵入机体。

二、细菌感染的发生、发展和结局

感染是在一定条件下,病原体与机体相互作用所引起的不同程度的病理过程。

> **链接**
>
> **感染病与传染病**
>
> 数十年来,国内习惯将"infectious disease"译为传染病,现将其译为感染病。后者是指各种病原体侵入机体引起的疾病。传染病是指能够在人群中引起流行的感染病,病原体具有较强的致病力和传播性。传染病是感染病的一部分,感染病不一定会传染。因此,1999年将中华医学会传染病与寄生虫病学会改为感染病学会,使二者的内涵与国际接轨。

（一）感染的来源和传播方式

1. 感染的来源

（1）外源性感染:指来自宿主体外的病原体引起的感染,其传染源是患者、带菌者和患病或带菌的动物。

（2）内源性感染:指自身体内的正常菌群或隐伏状态的致病菌(如结核分枝杆菌)引起的感染。

考点:感染的传播途径

2. 传播途径

（1）呼吸道感染:流行性脑脊髓膜炎(简称流脑)、肺结核、百日咳等呼吸道传染病就是通过患者或带菌者咳嗽、打喷嚏、大声说话时排出的飞沫飞扬到空气中经呼吸道感染他人。

（2）消化道感染:伤寒、细菌性痢疾(简称菌痢)等消化道传染病,是患者的粪便污染饮食饮水经消化道感染。苍蝇是消化道传染病的重要媒介。

（3）接触感染:如淋病奈瑟菌可通过人—人的密切性接触感染引起性病。

（4）创伤感染:金黄色葡萄球菌、链球菌等可经皮肤、黏膜的细小损伤侵入机体,引起化脓性炎症。

（5）节肢动物媒介感染:通过节肢动物叮咬引起感染,如人类鼠疫由鼠蚤传播。

（6）多途径感染:如结核分枝杆菌可通过呼吸道、消化道、皮肤黏膜伤口感染引起肺结核、肠结核、皮肤结核等。

（二）感染的类型

考点:感染的主要类型

1. 隐性感染 又称亚临床感染,是指侵入机体的病原菌毒力较弱、数量较少,机体抗感染的免疫力较强,引起的病理损伤轻微,不出现明显的临床症状。隐性感染后,机体可获得特异性免疫。

2. **显性感染** 又称临床感染,是指侵入机体的病原菌毒力强、数量多,机体抗感染的免疫力较弱,引起的病理损伤严重,出现了明显的临床症状。

显性感染根据病情缓急分为:

(1)急性感染:发病急,病程较短,只有数日至数周。如流脑、霍乱。

(2)慢性感染:发病缓慢,病程较长,可达数月至数年。如结核、麻风。

显性感染按感染部位及性质可分为:

(1)局部感染:病原菌侵入机体后,局限在一定部位生长繁殖引起病变。如金黄色葡萄球菌引起的疖。

(2)全身感染:病原菌或其毒性产物进入血液系统,向全身扩散,引起全身症状。临床上常见的有以下几种类型:①毒血症。病原菌只在宿主局部生长繁殖,不进入血液系统,其产生的外毒素进入血液系统,到达易感组织细胞,引起特殊的临床症状。如白喉、破伤风等。②菌血症。病原菌由局部侵入血液系统,但并不在其中繁殖。如伤寒早期的菌血症。③败血症。病原菌侵入血液系统,并在其中大量生长繁殖,产生毒素,引起严重的全身中毒症状。如炭疽芽胞杆菌引起的败血症。④脓毒血症。化脓性病原菌在引起败血症的同时,通过血流扩散到其他组织和器官,产生新的化脓病灶。如金黄色葡萄球菌引起的脓毒血症可导致多发性肝脓肿,皮下脓肿,肾脓肿等。⑤内毒素血症。革兰阴性菌侵入血液系统,并在其中大量繁殖、崩解后释放出大量内毒素;也可由病灶内大量革兰阴性菌死亡、释放的内毒素入血所致。

考点: 毒血症、菌血症、败血症、脓毒血症的概念

> **案例2-2**
>
> **自行挤压脓包的严重后果**
>
> 患者,男,14 岁。因右脚感染形成一脓性疖肿,自行挤压脓包排出脓液。一天后头痛、高热,体温 42℃。
>
> 入院后出现昏迷,白细胞(WBC)计数 8.6×10^9/L。确诊为重度脓毒血症,感染性休克。经抢救无效死亡。实验室检查结果为多重耐药的金黄色葡萄球菌感染。病理解剖查肝、肾等器官多发性脓肿病灶。

案例2-2分析

局部化脓性感染处理不当会导致化脓性病原菌进入血液系统,引起败血症的同时,通过血液系统扩散至其他组织和器官,产生新的化脓病灶。

3. **带菌状态** 在显性感染和隐性感染后,病原菌未被及时清除,而在体内持续存在一定时间,与机体处于相对平衡状态,并经常或间歇排菌,称为带菌状态。处于带菌状态的人称为带菌者,带菌者是重要的传染源。

(三)医院感染

医院感染的广义概念为所有的发生于医院内的感染,包括在医院中活动的所有人群,如患者、医务工作者、陪伴和探视者等。医院感染的主要方式有:①交叉感染。由医院患者或医务人员直接或间接传播引起的感染。②医源性感染。医源性感染是在诊疗过程中所用器械消毒不严造成的感染。③内源性感染。由于机体免疫功能低下、抗生素不合理使用等使正常菌群成为条件致病菌。

医院感染常见的病原体见表 2-6。

表 2-6　医院感染的主要病原微生物

种类	常见微生物
革兰阳性球菌	葡萄球菌和微球菌、链球菌、肠球菌、厌氧性球菌
厌氧杆菌	梭状芽胞杆菌、无芽胞革兰阴性杆菌
革兰阴性杆菌	沙门菌、志贺菌、大肠埃希菌、变形杆菌、克雷伯菌、沙雷菌、肠杆菌、假单胞菌、黄杆菌、不动杆菌
其他细菌	白喉棒状杆菌、产单核李斯特菌、结核分枝杆菌、流感嗜血杆菌
病毒	肝炎病毒、水痘病毒、流感病毒、单纯疱疹病毒、巨细胞病毒、麻疹病毒、风疹病毒、轮状病毒
真菌	白假丝酵母菌、荚膜组织胞浆菌、球孢子菌、隐球菌

医院感染的控制应采取综合措施：①加强医院管理。②严格执行无菌操作。③净化医院环境。④实施消毒隔离制度。⑤合理使用抗生素。

小结

细菌的致病因素由细菌的毒力、侵入数量以及侵入机体的门户决定。构成细菌毒力的物质基础是侵袭力和毒素。侵袭力是由菌体表面结构和侵袭性酶决定的。毒素包括外毒素和内毒素两种，二者有不同的特点。感染的发生、发展和结局是病原菌的致病作用与机体的免疫相互斗争的过程，其结果形成隐性感染、显性感染和带菌状态三种主要感染类型。全身感染的类型有毒血症、菌血症、败血症和脓毒血症等。近些年来医院感染率上升，已引起高度重视，应采取综合措施加以预防和控制。

自测题

一、名词解释

1. 毒力　2. 侵袭力　3. 外毒素　4. 感染
5. 毒血症　6. 菌血症　7. 败血症　8. 脓毒血症
9. 带菌状态

二、填空题

1. 细菌的致病性是指细菌_____，细菌的毒力是指细菌_____。
2. 构成细菌侵袭力的物质基础是_____和_____。
3. 感染的来源有_____和_____。
4. 具有黏附作用的细菌结构有_____和_____。

三、单选题

1. 有助于细菌在体内扩散的物质是（　　）
   A. 荚膜　　　B. 菌毛　　　C. M蛋白
   D. 血浆凝固酶　E. 透明质酸酶
2. 内毒素的主要成分是（　　）
   A. 肽聚糖　　B. 脂多糖　　C. 磷壁酸

   D. 荚膜多糖　E. 脂蛋白
3. 与细菌侵袭力无关的物质是（　　）
   A. 血浆凝固酶　B. 芽胞　　　C. 荚膜
   D. 菌毛　　　E. 透明质酸酶
4. 可经多途径感染的细菌是（　　）
   A. 脑膜炎奈瑟菌　　B. 伤寒沙门菌
   C. 淋病奈瑟菌　　　D. 结核分枝杆菌
   E. 百日咳鲍特菌
5. 目前已知最毒的生物毒素是（　　）
   A. 金黄色葡萄球菌产生的肠毒素
   B. 志贺毒素
   C. 白喉毒素
   D. 肉毒毒素
   E. 破伤风痉挛毒素

四、简答题

1. 比较细菌内外毒素的区别。
2. 分析全身感染的类型。

（韩日新）

第3章

免疫学基础

我们生活的环境中存在着形形色色的病原生物,如病原菌、病毒和寄生虫等。面对病原生物的威胁,我们仍能健康地生活,人类靠什么呵护自己?依靠大自然的进化杰作,为我们体内筑起了捍卫生命的"长城"——免疫系统。它发挥着免疫功能,清除和消灭病原生物,也清除人在生长发育过程中不断产生的有毒害作用的产物,消灭体内的"异己分子"——肿瘤细胞。在人的一生中,进行着无数次的生命保卫战。本章描述了这种生命保卫战的全过程。

第1节 概 述

一、免疫的概念

免疫最早源于古希腊,其含义有"免除瘟疫"的意思,是指人体防御病原体的侵入或解除其毒害作用的抗传染能力,即抵抗力。免疫学在相当长一个时期内主要是研究传染病的特异性防治以及诊断方面的理论与技术。我们的祖先对此也有过杰出的贡献,早在宋代时期,就有用人痘接种来预防天花的文字记载,这是世界上最早的免疫学实践。直到 20 世纪中期,在临床实践、实验研究、科学发展及理论的推动下,免疫学才获得了进一步的发展。

现代免疫学认为,机体不仅对入侵的病原生物具有识别和清除的能力,同时对外来的组织、细胞,甚至对自身衰老的、损伤的细胞或发生突变的肿瘤细胞,也具有识别和清除的能力,据此我们可以把免疫的概念理解为:免疫是机体识别和清除抗原物质,以维护自身生理平衡与稳定的功能(图 3-1)。这种功能是由机体的免疫系统来完成的。

考点:免疫的概念

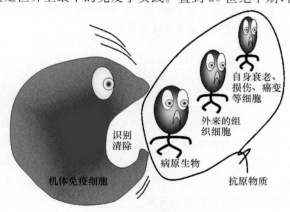

自身衰老、损伤、癌变等细胞

外来的组织细胞

病原生物

识别清除

机体免疫细胞

抗原物质

图 3-1 免疫概念示意图

链接

人类消灭的第一种烈性传染病——天花

在 200 多年前,英国乡村医生琴纳(Jenner)用牛痘预防天花取得成功之后,全球开始广泛的接种牛痘来预防天花,并逐步控制了天花的流行。经过人类坚持不懈地努力,最后一例天花患者于 1976 年在索马里治愈之后,世界卫生组织最终于 1979 年 10 月向全世界宣布人类已消灭了天花。这是免疫学预防的伟大成果,同时也为人类消灭其他传染病增强了信心。

二、免疫的功能

免疫对机体的作用具有双重性。对机体具有保护性作用,但必须处于最适当的程度,过强或过弱都会对机体造成伤害。机体的免疫具有三种基本的功能。

考点: 免疫的三种功能

1. **免疫防御** 是指机体防御病原体的侵入或解除其毒害作用的功能。如果此功能表达过高,就会在清除病原体或解除其毒害作用的同时造成机体组织损伤或(和)生理功能的紊乱而表现为超敏反应(亦称变态反应);如果此功能表达过低,机体则易发生反复感染而表现为免疫缺陷。

2. **免疫稳定** 是指机体清除自身衰老、损伤或死亡的细胞,并进行免疫调节而达到生理平衡与稳定的功能。如果此功能表达异常,机体的正常组织细胞受到损伤,易导致自身免疫性疾病的发生。

3. **免疫监视** 是指机体识别清除体内突变细胞的功能。此种功能异常时则容易发生肿瘤(表3-1)。

表 3-1 免疫功能分类及表现

功能	正常表现(有利)	异常表现(有害)
免疫防御	清除病原体及其他外来抗原	超敏反应或免疫缺陷
免疫稳定	清除自身衰老、损伤或死亡的细胞	自身免疫性疾病
免疫监视	识别清除突变细胞	肿瘤形成

小结

免疫是指机体识别和清除抗原物质,以维护自身生理平衡与稳定的功能。免疫具有三种基本的功能,即免疫防御、免疫稳定和免疫监视。在正常情况下免疫对机体是有利的,但在异常情况下,免疫也能对机体造成损害。

自测题

一、名词解释

1. 免疫 2. 免疫防御 3. 免疫稳定

4. 免疫监视

二、填空题

1. 免疫是指机体识别和清除_____,以维护自身生理平衡与稳定的功能。

2. 机体易发生反复感染是_____功能表现过低,_____功能正常时可识别清除突变细胞,_____功能表达异常可导致正常组织细胞受到损伤,易导致_____疾病的发生。

三、单选题

1. 免疫的现代概念是( )

A. 机体消除和杀灭自身突变的细胞

B. 机体清除自身损伤、衰老细胞的一种功能

C. 机体清除抗原物质的功能,对机体都是有利的

D. 机体抗感染的防御功能

E. 机体识别和清除抗原物质,以维护自身生理平衡与稳定的功能

2. 用无毒力牛痘苗接种来预防天花的第一位医师是( )

A. Bordet   B. Jenner   C. Pasteur

D. Von Behring E. Koch

3. 机体免疫系统识别和清除突变细胞的功能称为( )

A. 免疫监视   B. 免疫稳定   C. 免疫防御

D. 免疫耐受   E. 免疫识别

4. 机体抵抗病原微生物及寄生虫感染的功能称为
（　　）
   A. 免疫监视　　B. 免疫稳定　　C. 免疫防御
   D. 免疫耐受　　E. 免疫识别

5. 免疫防御功能低下的机体容易发生（　　）
   A. 移植排斥反应　　B. 超敏反应
   C. 肿瘤　　　　　　D. 反复感染

   E. 免疫增生病

6. 最早用人痘接种预防天花的国家是（　　）
   A. 中国　　　　　B. 美国　　　　C. 日本
   D. 俄罗斯　　　　E. 英国

四、简答题
列出机体的免疫功能及其表现。

（廖奔兵）

第 2 节　抗　　原

　　抗原并不神秘，人们日常生活中接触到的一些物质，如细菌、病毒、花粉、某些药物等，均可成为抗原物质。机体的免疫功能是识别和清除抗原物质，没有抗原物质的刺激，机体的免疫应答就不会发生。因此，抗原就成为使机体产生免疫应答的始动因素和必要条件。

一、抗原的概念

　　抗原（antigen，Ag）是一类能刺激机体的免疫系统，产生抗体或致敏的淋巴细胞，并能与相应的抗体或致敏的淋巴细胞特异性结合发生免疫反应的物质。

考点： 抗原的概念

二、抗原的基本性能

　　作为一个完整的抗原，应具有两个基本的性能，即免疫原性和免疫反应性（图 3-2）。

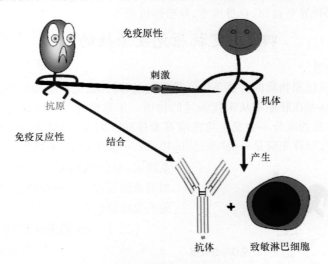

图 3-2　抗原基本性能示意图

（一）免疫原性
免疫原性是指抗原能刺激机体的免疫系统，产生抗体或致敏的淋巴细胞的性能。

（二）免疫反应性
免疫反应性是指抗原能与相应的抗体或致敏的淋巴细胞特异性结合发生免疫反应的性能。

三、抗原的分类

抗原物质种类繁多,常因实际需要,以不同的分类方法将抗原分类。

（一）根据抗原的性能分类

1. 完全抗原　具有免疫原性和免疫反应性的物质,如蛋白质。

2. 半抗原　具有免疫反应性而无免疫原性的物质,亦称不完全抗原。半抗原多为简单的小分子物质,如脂类、糖类、某些药物等。当与蛋白质等大分子物质结合后就可获得免疫原性。

链接

为什么使用青霉素之前一定要进行皮试?

1928年,由英国微生物学家弗莱明发现青霉素至今,有无数人接受过青霉素的治疗而康复,当然也有不少人因青霉素过敏而死亡。这些人为什么会过敏呢? 因为青霉素是半抗原,绝大多数人接受青霉素治疗时,青霉素在体内降解后随尿液排出,不发生过敏。但有的人接受青霉素治疗时,青霉素在体内降解并与组织蛋白结合后转化为完全抗原,刺激机体产生相应抗体,使机体处于致敏状态,如此时接受青霉素治疗就会因过敏而引起反应,甚至死亡。这种致敏状态可以通过皮肤过敏试验(皮试)检测出来,从而避免接触青霉素过敏。

（二）根据抗原在免疫应答中是否需要T细胞的辅助分类 △

1. 胸腺依赖性抗原(TD-Ag)　此类抗原在免疫应答过程中必须依赖T细胞的辅助才能激活B细胞产生抗体。多数为蛋白质、细菌、细胞等。

2. 非胸腺依赖性抗原(TI-Ag)　此类抗原在免疫应答过程中不依赖T细胞的辅助,可直接激活B细胞产生抗体。此类抗原较少,如细菌脂多糖、菊糖等。

（三）根据抗原与机体的亲缘关系分类

异种抗原、同种异型抗原、自身抗原、异嗜性抗原等。

四、决定抗原免疫原性的条件

（一）异物性

异物性是构成抗原物质的首要条件。异物是指非己的、化学结构与机体自身组织成分有差异或机体免疫细胞在胚胎期从未接触过的物质。正常情况下机体的免疫系统具有自我识别能力,对机体自身的成分不会发生免疫应答来排除它们,即自身成分一般对机体本身没有免疫原性。作为抗原首先应是一类"非己"的物质。一般来说,抗原物质的来源与机体种系关系越远,组织结构差异越大,其免疫原性越强。如鸡血清蛋白对鸭免疫原性弱,但对哺乳动物如兔子免疫原性强(图3-3)。

（二）一定的理化性状

1. 大分子物质　抗原通常为大分子的有机物质,相对分子质量在10kD以上。一般而言,相对分子质量越大,其暴露于分子表面的有效化学基团越多,在体内存留的时间就越长,对淋巴细胞具有更强和持续性的刺激作用,因此免疫原性也越强。如蛋白质一般都是良好的抗原,但若水解成小分子的多肽,便失去免疫原性;而小分子的多

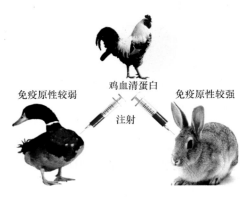

免疫原性较弱　　鸡血清蛋白　　免疫原性较强

注射

图 3-3　异物性示意图

糖、脂肪等其本身没有免疫原性,当它们和蛋白质结合后形成大分子复合物,即获得免疫原性,能刺激机体产生免疫应答。

2. 复杂的化学组成与结构 抗原的分子质量不仅要求大,其化学组成和结构也要求复杂稳定。一般含有苯环结构的,其免疫原性相对较强;结构简单、稳定性差的物质在体内易被破坏,其免疫原性较弱。如明胶虽然相对分子质量在 100kD 以上,但其肽链主要是直链氨基酸,缺乏苯环结构,在体内易被水解为小分子多肽,故免疫原性不强。

3. 物理状态 一般情况下,化学性质相同的抗原物质,颗粒性抗原较可溶性抗原的免疫原性强,聚合状态的抗原比单体的免疫原性强。

(三)其他因素

抗原的免疫原性还受到机体的遗传、年龄、生理状态、个体差异以及抗原进入机体的方式和途径等多种因素的影响。

五、抗原的特异性

(一)特异性

特异性就是物质间相互作用的针对性或专一性,抗原特异性表现在两个方面。

1. 免疫原性的特异性 即是某一特定的抗原刺激机体只能产生与其相应的抗体或致敏的淋巴细胞。

2. 免疫反应性的特异性 即是某一特定的抗原只能与其相对应的抗体或致敏的淋巴细胞在体内或体外特异性结合发生免疫反应。

如接种破伤风类毒素只能刺激机体产生针对破伤风外毒素的抗体,而且这种抗体仅与破伤风外毒素结合发生免疫反应,而不与白喉外毒素结合。

抗原的特异性是免疫应答的最基本、最重要的特点,也是进行免疫学诊断与防治的理论依据。决定抗原特异性的物质基础是抗原决定簇。抗原决定簇是暴露于抗原分子表面决定抗原特异性的特殊化学基团,又称表位。抗原决定簇的性质、数目和空间构型不同,抗原的特异性也不同。抗原决定簇是和相应抗体或致敏淋巴细胞发生特异性免疫反应的结合部位,又是供免疫活性细胞作为"异物"来识别的标志。一个抗原分子可具有一种或多种不同的抗原决定簇。一种抗原决定簇刺激机体只能产生一种相应的抗体或致敏淋巴细胞。

(二)共同抗原与交叉反应

由于抗原物质通常是大分子物质,甚至是细胞、细菌和病毒等,所以通常具有多个抗原决定簇,如果不同的两种抗原物质都含有相同的抗原决定簇,称为共同抗原。由共同抗原刺激机体产生的抗体可以和两种抗原(共同抗原)结合发生反应,称为交叉反应(图 3-4)。

考点: 共同抗原和交叉反应的概念

六、医学上重要的抗原物质

(一)异种抗原

1. 病原微生物与寄生虫 虽然结构简单、个体微小,但都含有蛋白质、多糖、类脂、核酸等许多复杂成分,所以是多种抗原组成

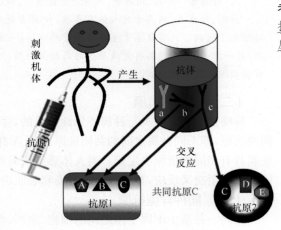

图 3-4 交叉反应示意图

的复合体,如细菌有菌体抗原、表面抗原、鞭毛抗原等(图3-5)。其中有的免疫原性强,有的免疫原性弱。病原生物自然感染人体后,机体可获得一定的免疫力,用病原微生物制成各种疫苗进行接种,可预防传染病。

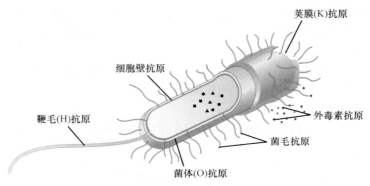

莢膜(K)抗原

细胞壁抗原

鞭毛(H)抗原

外毒素抗原

菌毛抗原

菌体(O)抗原

图3-5　细菌各部位抗原示意图

2. 微生物的代谢产物　如外毒素,化学成分为蛋白质,具有很强的毒性和免疫原性。外毒素经甲醛处理后,可失去毒性而保留免疫原性,称为类毒素。类毒素给人接种,能刺激机体产生相应的抗体(抗毒素),能预防由相应外毒素引起的疾病。如临床常用的破伤风类毒素和白喉类毒素。

3. 动物的免疫血清　是用类毒素免疫动物(通常为马)所制备的含有相应抗毒素的动物血清。这种免疫血清对人体具有二重性:一方面,注射到人体内可中和相应的外毒素,防治疾病;另一方面,它又是具有免疫原性的异种蛋白,可诱导机体产生超敏反应。因此,使用前必须做皮肤过敏试验,如临床常用的破伤风抗毒素、白喉抗毒素等。

4. 药物、动物与植物抗原　青霉素、磺胺类药物等属于半抗原物质。鱼、虾、蛋、奶及花粉等蛋白质都是完全抗原。

护考链接

下列哪种抗原物质对人体具有治病和致病作用的二重性,使用前必须做皮肤过敏试验?

A. 外毒素　　B. 内毒素　　C. 类毒素　　D. 细菌素　　E. 抗毒素

分析: 外毒素、内毒素对人体有毒性,细菌素是一种细菌的代谢产物,可用于细菌分型。类毒素接种用于防病。只有抗毒素主要来源于马血清,一方面,注射到人体内可中和相应的外毒素,治疗疾病;另一方面,它又是具有免疫原性的马的蛋白质,可诱导机体产生超敏反应,引起疾病。因此,使用前必须做皮肤过敏试验。

(二)异嗜性抗原

异嗜性抗原是一类与种属特异性无关的,存在于人类、动物、植物或微生物之间的性质相同的抗原,即不同种属之间的共同抗原。如A群溶血性链球菌表面的M蛋白与人肾小球基底膜具有相同的抗原决定簇。当人体感染该菌产生抗体后,可与自身肾脏和心肌组织中的共同抗原发生交叉反应,导致肾小球肾炎和心肌炎。

(三)同种异型抗原

在同一种系中不同个体之间的细胞、组织、器官等的化学组成和结构都有所不同,故存在不同的抗原。人类的同种异型抗原主要有红细胞血型抗原和人类白细胞抗原。

1. 红细胞血型抗原　是指存在于红细胞表面的抗原物质。如 ABO 血型系统、Rh 血型系统。

(1) ABO 血型抗原：根据人类红细胞表面所含 A、B 抗原的不同，可将人类血型分为 A 型、B 型、AB 型、O 型四种。血清中含有 IgM 类天然抗体，若 ABO 血型不合的人之间相互输血，会引起严重的输血反应。

(2) Rh 血型抗原：人类红细胞膜上含有 Rh 抗原者称为 Rh 阳性血型，无 Rh 抗原者称为 Rh 阴性血型。我国汉族人群 99％ 为 Rh 阳性血型。人类血清中不存在抗 Rh 的天然抗体，只有 Rh 阳性血液进入 Rh 阴性的人体后才会刺激机体产生抗 Rh 抗体。

2. 人类白细胞抗原（HLA）　又称人类主要组织相容性抗原或人类 MHC 分子。它广泛存在于人类白细胞及各种有核细胞表面并代表个体特异性，因首先在人类白细胞表面发现，故称为人类白细胞抗原。除了单卵双生者外，其他个体之间的 HLA 不完全相同。器官移植时因供者与受者 HLA 的差异而发生移植排斥反应。

在免疫应答中多用人类 MHC 分子这一名称，人类 MHC 分子分为人类 MHC-Ⅰ类分子（HLA-Ⅰ类抗原）和人类 MHC-Ⅱ类分子（HLA-Ⅱ类抗原）。人类 MHC-Ⅰ类分子广泛分布在体内各种有核细胞表面。人类 MHC-Ⅱ类分子主要分布在抗原提呈细胞表面。人类 MHC-Ⅰ、Ⅱ类分子主要功能是参与抗原的加工、提呈和免疫调节过程。

（四）自身抗原

能刺激机体发生自身免疫应答的自身组织成分称为自身抗原。自身抗原可引起自身免疫性疾病。

1. 隐蔽的自身抗原　主要是指一直与免疫系统隔绝的"隐蔽物质"，如眼睛的晶体蛋白、甲状腺球蛋白、精子蛋白等，因外伤、感染等原因进入血液后成为自身抗原，可被免疫细胞所识别。

2. 修饰的自身抗原　机体的某些自身组织成分，在一些理化因素作用下结构发生改变，形成新的抗原决定簇，而被免疫细胞认为是异物。

（五）肿瘤抗原

肿瘤抗原是细胞发生突变过程中出现的具有免疫原性的大分子物质。按其特异性分为肿瘤特异性抗原和肿瘤相关抗原两大类。

1. 肿瘤特异性抗原　只存在于某种肿瘤细胞表面的抗原。人类黑色素瘤、结肠癌和乳腺癌已检测到肿瘤特异性抗原的存在，可以对肿瘤进行特异性诊断。

2. 肿瘤相关抗原　并非肿瘤细胞所特有，在肿瘤细胞和正常细胞中都有存在，只是其含量在发生肿瘤时明显增高。如体内的甲胎蛋白（AFP），正常成年人血清中含量极微，在肝细胞癌变时含量显著增加。在临床上检测甲胎蛋白对诊断原发性肝癌具有重要意义。

小结

抗原是一类能刺激机体的免疫系统，产生抗体或致敏的淋巴细胞，并能与相应的抗体或致敏的淋巴细胞结合发生特异性免疫反应的物质。作为抗原应具有两个基本的性能，即免疫原性和免疫反应性。具有免疫原性和免疫反应性的物质称为完全抗原。只具有免疫反应性而无免疫原性的物质称为不完全抗原（即半抗原）。抗原特异性表现在两个方面，即免疫原性的特异性和反应原性的特异性。决定抗原特异性物质基础是抗原决定簇。如果两个抗原物质都含有相同的抗原决定簇，则会发生交叉反应。医学上重要的抗原物质包括异种抗原、异嗜性抗原、同种异型抗原、自身抗原、肿瘤抗原等。

自测题

一、名词解释

1. 抗原决定簇 2. 抗原 3. 异嗜性抗原
4. 完全抗原 5. 半抗原 6. 交叉反应

二、填空题

1. 抗原是能刺激机体的 _____ 系统,产生 _____ 或 _____ ,并能与相应的 _____ 或 _____ 结合发生 _____ 免疫反应的物质。

2. 作为抗原应具有两个基本的性能,即 _____ 和 _____ 。具有 _____ 和 _____ 的物质称为完全抗原。只具有 _____ 而无 _____ 的物质称为不完全抗原。

3. 抗原特异性表现在两个方面,即 _____ 的特异性和 _____ 的特异性。决定抗原特异性物质基础是 _____ 。

4. 医学上重要的抗原物质包括 _____ 、_____ 、_____ 、_____ 、_____ 等。

三、单选题

1. 下列哪种物质对人体不是抗原?( )
A. 病原微生物 B. 细菌外毒素
C. 马血清 D. 自身的血液、组织细胞
E. 血型不相符的红细胞

2. 存在于不同种属之间的共同抗原称之为( )
A. 异种抗原 B. 同种异型抗原
C. 自身抗原 D. 异嗜性抗原
E. 超抗原

3. 动物来源的破伤风抗毒素对人体而言属于( )

A. 抗体 B. 半抗原
C. 抗原 D. 既是抗体又是抗原
E. 超抗原

4. 以下哪项不属于决定抗原免疫原性的条件?( )
A. 抗原的异物性 B. 抗原的理化性状
C. 环境因素 D. 宿主因素
E. 抗原进入机体的途径

5. 下列可以属于自身抗原的是( )
A. ABO 血型抗原 B. 肺炎球菌荚膜多糖
C. 破伤风类毒素 D. 眼晶体蛋白
E. 类脂

6. 下列属于同种异型抗原的是( )
A. ABO 血型抗原 B. 肺炎球菌荚膜多糖
C. 破伤风类毒素 D. 眼晶体蛋白
E. 类脂

7. 抗原的特异性主要取决于( )
A. 抗原的大小 B. 抗原结构的复杂性
C. 抗原的物理性状 D. 抗原的种类
E. 抗原表面的特殊化学基团即抗原决定簇

8. 对人类而言,HLA 分子属于( )
A. 异嗜性抗原 B. 同种异型抗原
C. 异种抗原 D. 肿瘤相关抗原
E. 修饰的自身抗原

四、简答题

1. 抗原的免疫原性强弱是由哪些因素决定的?
2. 列出医学上重要的抗原物质,说明其医学意义。

(廖奔兵)

第3节 免疫系统

人体内部有一支专门保护自己、抵御或消灭入侵之敌的"国防军",称之为免疫系统。和人体的其他系统组成一样,免疫系统也是由一些器官、细胞和分子这三级结构组成。免疫系统是人体发挥免疫功能的物质基础,是人体健康的忠诚卫士。

一、免疫器官

考点:免疫器官的组成及功能

根据功能的不同,将免疫器官分为中枢免疫器官和外周免疫器官(图3-6)。

(一)中枢免疫器官

人与哺乳动物的中枢免疫器官包括骨髓、胸腺。中枢免疫器官主导免疫活性细胞的产生、增殖和分化成熟,并对外周淋巴器官发育和全身免疫功能起调节作用。

1. **骨髓** 是人和动物的所有血细胞的制造场所,各种免疫细胞也是从骨髓的多能干细胞发育而来。骨髓的主要功能是产生血细胞,也是 B 淋巴细胞分化成熟的场所。骨髓产生血

细胞的分化过程见图 3-7。

2. 胸腺 位于前纵隔、胸骨后,分为左右两叶。青春期时质量约 40g,以后随年龄增长而逐渐萎缩。

骨髓产生的淋巴干细胞进入胸腺后,在其微环境中分化成熟为胸腺依赖性淋巴细胞,简称为 T 细胞。新生动物摘除胸腺,可引起严重的细胞免疫缺陷和总体免疫功能降低。

(二)外周免疫器官

外周免疫器官包括淋巴结、脾和黏膜相关淋巴组织等,是免疫细胞定居和免疫应答发生的场所。

1. 淋巴结 遍布全身体表和深部组织各处,有 500~600 个,是 T 细胞和 B 细胞定居和发生免疫应答的部位,具有过滤淋巴液、清除病原微生物的功能。

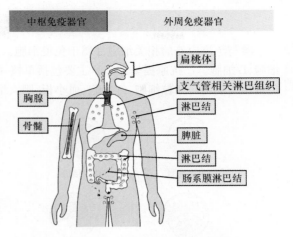

图 3-6 人体的免疫器官和组织

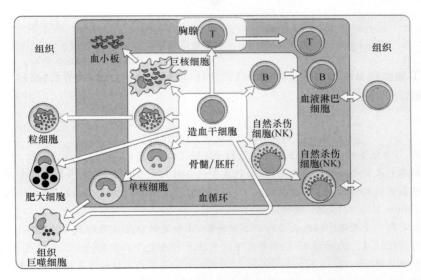

图 3-7 骨髓产生血细胞的分化过程

2. 脾脏 是人体内最大的外周免疫器官,对于清除血液中的抗原、自身衰老损伤的细胞和维持机体内环境稳定有非常重要的作用。

脾脏富含大量的 T 细胞、B 细胞和浆细胞,是全身最大的抗体产生器官,因此是发生免疫应答的重要场所。此外,脾还合成补体等重要的免疫效应分子。

3. 黏膜相关淋巴组织 包括扁桃体、阑尾及在呼吸道、消化道、泌尿生殖道黏膜下分散的淋巴组织,称为黏膜相关淋巴组织。黏膜相关淋巴组织没有包膜,不构成独立的器官,但却在免疫防御中发挥重要作用。

二、免 疫 细 胞

参与免疫应答的相关细胞都属于免疫细胞。大致可分为 3 类:①淋巴细胞。主要包括 T 细胞、B 细胞。②抗原提呈细胞。主要包括单核-吞噬细胞、树突细胞、B 淋巴细胞等。③其他免疫相关细胞。如粒细胞、红细胞、血小板、肥大细胞等(图 3-8)。

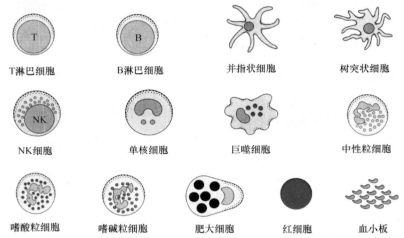

| T淋巴细胞 | B淋巴细胞 | 并指状细胞 | 树突状细胞 |

| NK细胞 | 单核细胞 | 巨噬细胞 | 中性粒细胞 |

| 嗜酸粒细胞 | 嗜碱粒细胞 | 肥大细胞 | 红细胞 | 血小板 |

图 3-8　主要免疫细胞

其中 T 细胞和 B 细胞可接受抗原刺激而活化、增殖和分化,发生特异性免疫应答,又称免疫活性细胞。

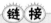

表面标志·CD 分子(分化抗原)

　　T 细胞、B 细胞等淋巴细胞经亚甲蓝染色后于光镜下观察,无法从形态上进行辨别。但在淋巴胞等各类细胞的表面却分布有结构不同、功能各异的各种化学分子基团,从而介导其发挥各种免疫功能。这些基团被称作细胞表面标志或标记,因有些可以特异性和某种化学基团结合,因而又被称为受体(receptor,R)。

　　有些表面标志是表达于细胞表面的一类糖蛋白,在细胞的分化成熟过程中出现或消失,这类标志又被称为分化抗原。20 世纪末,运用单克隆抗体技术将原先命名繁乱的分化抗原进行统一命名,从而引入了分化群(cluster of differentiation,CD)的概念。简言之,CD 分子是位于细胞膜上一类分化抗原的总称,CD 后的序号代表一种分化抗原分子。表达某种 CD 分子的细胞被称为该分子阳性细胞,如 CD4+、CD8+ 等。

(一) T 淋巴细胞(T lymphocyte)

T 淋巴细胞是由淋巴干细胞经胸腺分化发育而来,又称为胸腺依赖性淋巴细胞,即 T 细胞。

1. T 细胞的主要表面标志

(1) TCR:是 T 细胞表面上的抗原识别受体,是所有 T 细胞表面的特征性标志,可与相应的抗原进行特异性识别和结合。

(2) CD3:是细胞膜上的一组多肽分子,与 TCR 结合成 TCR-CD3 复合体,协同 T 细胞特异性识别抗原和传导活化信号。

（3）CD2：因能在体外与绵羊红细胞结合成花结（E 花环试验），故又称绵羊红细胞受体。B 细胞无此受体，故通过检测 CD2 可作为鉴别 T 细胞的一种方法。

（4）CD4：部分成熟的 T 细胞表达的一种分子。表面有 CD4 的 T 淋巴细胞称为 CD4$^+$ T 细胞。CD4$^+$ 分子能与抗原提呈细胞表面的 MHC-Ⅱ类分子结合，协助 T 细胞上的 TCR 接受抗原。

（5）CD8：其余的成熟 T 细胞表达的另一种分子。表面有 CD8 的 T 细胞称为 CD8$^+$ T 细胞。CD8$^+$ 分子能与抗原靶细胞（病毒感染细胞、肿瘤细胞等）表面的 MHC-Ⅰ类分子结合，协助 T 细胞上的 TCR 识别抗原（图 3-9）。

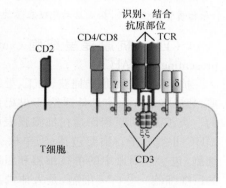

图 3-9　T 细胞的主要表面标志

2. T 细胞亚群及功能　根据其表面 CD 分化抗原的不同可分为 CD4$^+$ T 细胞、CD8$^+$ T 细胞和调节性 T 细胞（Treg）。

（1）CD4$^+$ T 细胞：又称为辅助性 T 细胞（Th），又分为 Th1 细胞和 Th2 细胞。①Th1 细胞分泌细胞因子，在细胞免疫应答中发挥重要作用，并介导迟发型（Ⅳ型）超敏反应。②Th2 细胞分泌细胞因子，在体液免疫应答中发挥调节作用。

（2）CD8$^+$ T 细胞：又称为细胞毒性 T 细胞（Tc 或 CTL），是细胞免疫的效应细胞，主要功能是特异性直接杀伤肿瘤细胞和病毒感染的靶细胞。

（3）调节性 T 细胞（Treg）：是一群具有负向调节功能的 T 细胞。

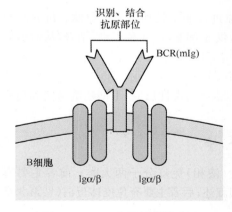

图 3-10　BCR 分子结构模式图

（二）B 淋巴细胞（B lymphocyte）

B 淋巴细胞是由淋巴干细胞继续在骨髓里分化发育而来，又称为骨髓依赖性淋巴细胞，即 B 细胞。B 细胞接受抗原刺激后，在活化 CD4$^+$ Th 细胞辅助下，B 细胞活化、增殖，最终分化成浆细胞，由浆细胞合成和分泌抗体，发挥体液免疫效应。

1. B 细胞的主要表面标志　BCR 是 B 细胞表面的抗原识别受体，该受体的化学本质为膜免疫球蛋白（mIg），是 B 细胞的特征性表面标志。可与相应的抗原分子进行特异性识别和结合，并作为信号传递分子促使 B 淋巴细胞活化（图 3-10）。

2. B 细胞亚群及功能　根据 B 细胞表面是否有 CD5 分子，可以将 B 细胞分为下列两种。

（1）B1（CD5$^+$）细胞：主要参与肠道黏膜局部抗感染和自身免疫性疾病，无免疫记忆效应。

（2）B2（CD5$^-$）细胞：即传统概念上的 B 淋巴细胞，介导体液免疫，具有免疫记忆效应。

（三）NK 细胞（natural killer cell）

NK 细胞为自然杀伤细胞，是一类不同于 T 细胞、B 细胞的淋巴细胞，无需抗原刺激活化就能直接杀伤抗原细胞的一群特殊淋巴细胞，由骨髓淋巴干细胞直接分化发育而来，占外周血淋巴细胞的 5%～10%。

NK细胞借助细胞因子和其表面结构与抗原细胞(如肿瘤细胞、病毒感染细胞等)接触,直接杀伤这些细胞而不需要抗体的帮助。另外,由于NK细胞表面有IgG的Fc受体,所以它也可通过IgG抗体的介导与靶细胞结合,从而杀伤靶细胞,称为抗体依赖性细胞介导的细胞毒(ADCC)作用(图3-11)。

(四) 抗原提呈细胞(antigen presenting cell,APC)

考点:APC的概念

抗原提呈细胞是能捕获、加工、处理抗原,然后将该抗原信息传递给T淋巴细胞的一类细胞,共同特征是在细胞膜表面有MHC-Ⅱ类分子。主要包括:①单核-吞噬细胞,包括外周血中的单核细胞和组织中的巨噬细胞。②树突细胞,是人体内最重要的抗原提呈细胞。③B淋巴细胞,既是介导体液免疫应答的细胞,又是一类重要的抗原提呈细胞。

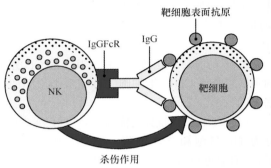

图3-11   ADCC作用

另外,肿瘤细胞、病毒感染的细胞虽然表面只表达MHC-Ⅰ类分子,并非专职抗原提呈细胞,但也可将相关的抗原提呈给CD8$^+$Tc细胞,引起细胞免疫应答,从而引起细胞免疫的抗肿瘤、抗病毒作用。

抗原提呈是指抗原提呈细胞摄取抗原,并对抗原进行加工处理成为抗原肽。抗原肽与MHC分子结合成复合物,表达于抗原提呈细胞表面,供T细胞的TCR识别、结合,从而引发免疫应答的过程。

(五) 其他免疫相关细胞

体内的各种粒细胞、肥大细胞、血小板、红细胞等,也参与炎性反应、Ⅰ型超敏反应等免疫应答过程,故也属于免疫细胞。

三、免疫分子

免疫分子可分为膜性(固相)免疫分子和分泌性(液相)免疫分子两大类。前者主要有TCR/BCR、MHC-Ⅰ/Ⅱ、CD分子等,前面已有过详细叙述;后者主要有免疫球蛋白(见第3章第4节)、补体(见第3章第6节)、细胞因子(CK)等。

细胞因子(cytokine,CK)是由免疫细胞和某些非免疫细胞(如血管内皮细胞、表皮细胞、成纤维细胞等)经刺激而合成、分泌的具有广泛生物学活性的小分子蛋白质。作为细胞之间的信号传递分子,主要功能有调节免疫应答、参与免疫细胞分化发育、介导炎症反应等。

根据细胞因子功能,细胞因子可分为白细胞介素(IL)、干扰素(IFN)、肿瘤坏死因子(TNF)、集落刺激因子(CSF)、生长因子(GF)和趋化因子六类。(具体功能参见第3章第5节表3-2 主要的细胞因子及其生物学作用)

免疫分子既是免疫应答的效应分子,又是免疫应答过程中各个环节相互调节和相互作用的物质,在整个免疫应答过程中起着十分重要的协调作用。

小结

机体的免疫功能是由免疫系统完成的。免疫系统包括免疫器官、免疫细胞、免疫分子。

免疫器官分为中枢免疫器官(骨髓、胸腺)、外周免疫器官(脾脏、淋巴结等)。

免疫细胞主要包括：T、B淋巴细胞,抗原提呈细胞,其他免疫相关细胞。其中最重要的是T、B淋巴细胞,其表面有许多特有的表面分子,介导了抗原识别、结合、细胞活化的过程,从而发挥体液免疫和细胞免疫作用。

免疫分子主要是由免疫细胞产生的免疫效应物质,化学成分主要是一类结合有多糖的蛋白质,主要有抗体、补体、细胞因子等。它们对抗原发挥直接或间接的免疫作用。

⑩自测题

一、名词解释

1. CD分子
2. 抗原提呈细胞(APC)
3. 免疫活性细胞
4. 抗体依赖性细胞介导的细胞毒(ADCC)作用

二、填空题

1. 免疫系统由_____、_____、_____组成。
2. 人类的中枢免疫器官由_____、_____组成。其中,T淋巴细胞经由_____分化成熟,B淋巴细胞经由_____分化成熟。
3. 免疫细胞可以分为三大类,即_____细胞、_____细胞、_____细胞。

三、单选题

1. 既介导体液免疫又有抗原提呈功能的细胞是 (　　)
   A. B淋巴细胞　B. T淋巴细胞　C. NK细胞
   D. 树突细胞　　E. 巨噬细胞
2. 能识别抗原并产生特异性免疫应答的细胞是 (　　)
   A. 树突细胞和巨噬细胞
   B. T细胞和NK细胞
   C. B细胞和NK细胞
   D. T细胞和B细胞
   E. 单核细胞和巨噬细胞
3. T细胞和B细胞均有的表面标志是(　　)
   A. 抗原识别受体　B. TCR　　C. BCR
   D. CD2　　　　　E. CD5
4. $CD4^+$ T细胞具有的表面标志是(　　)
   A. TCR+BCR　　　　B. TCR+CD3+CD4
   C. BCR+CD3+CD4　　D. TCR+CD4+CD8
   E. CD4+CD8
5. T细胞又可分为(　　)
   A. Treg+Tc亚群
   B. Th1+Th2亚群
   C. B1+B2亚群
   D. $CD2^+$+$CD4^+$+$CD8^+$亚群
   E. A+B

四、简答题

1. 简述免疫系统的组成及功能。
2. 列举T细胞的种类及其主要作用。

(潘晓军)

第4节　免疫球蛋白

一、抗体与免疫球蛋白的概念

1. **抗体(Ab)**　是B淋巴细胞受抗原物质刺激后增殖、分化为浆细胞,由浆细胞产生的能与相应抗原发生特异性结合的球蛋白。抗体主要存在于血液和组织液中,也可见于分泌液及乳汁中。随着血清蛋白电泳技术的应用,发现抗体主要分布在γ球蛋白区,故抗体又被称为γ球蛋白(丙种球蛋白)。

2. **免疫球蛋白(Ig)** 是指具有抗体活性的球蛋白和无抗体活性而在化学结构上与抗体相似的球蛋白。

从概念上看,抗体是反映其生物活性的名称,而免疫球蛋白是结构和化学本质上的概念,故所有的抗体都是免疫球蛋白,而免疫球蛋白不一定是抗体。如骨髓瘤、巨球蛋白血症患者血清中存在的免疫球蛋白,其化学结构与抗体相似,但无抗体活性,没有免疫功能。

在本章中提到的免疫球蛋白都是指具有抗体活性的免疫球蛋白,因此可以认为两者在此章中是同一概念。

考点: 抗体和免疫球蛋白的概念

免疫球蛋白可分为两型:存在于血液、组织液及外分泌液中为分泌型 Ig(sIg),存在于细胞膜上的为膜型 Ig(mIg)。

二、免疫球蛋白的分子结构

(一) 基本结构

各种免疫球蛋白的化学结构虽有所差异,但都是由两对相同的多肽链通过二硫键连接组成的基本结构。其中长的一对称为重链(H 链),短的一对称为轻链(L 链),每条重链和轻链都分为氨基端(N 端)和羧基端(C 端)。两条重链通过二硫键连接呈 Y 形或 T 形,而两条轻链则通过二硫键分别连接在两条重链氨基端的两侧,这种结构称为单体。

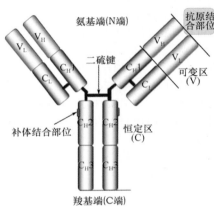

图 3-12　免疫球蛋白的基本结构

每条重链和轻链都可分为两部分,靠近氨基端重链的 1/4 与轻链的 1/2 区域为可变区(V 区),可变区内氨基酸的组成及排列顺序高度可变,能与种类繁多的抗原决定簇结合,故 V 区为抗原的结合区。靠近羧基端重链的 3/4 与轻链的 1/2 区域内氨基酸的组成及排列顺序基本不变,称为恒定区(C 区)(图 3-12)。

根据重链恒定区氨基酸组成和排列顺序的不同(即免疫原性不同),将重链分为:γ、α、μ、δ、ε 等五类,由它们组成的 Ig 分别称为:IgG(γ)、IgA(α)、IgM(μ)、IgD(δ)、IgE(ε)(图 3-13)。

考点: Ig 的基本结构

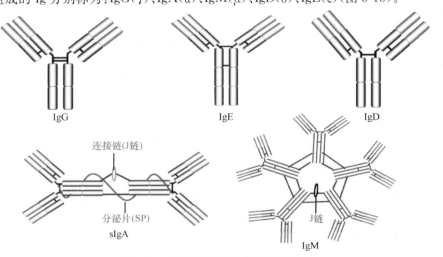

图 3-13　五类免疫球蛋白结构示意图

（二）免疫球蛋白的功能区 △

1. 组成 大约每 110 个氨基酸的残基组成一个亚单位,通过二硫键连接成一个环肽,称为一个功能区。①轻链有 V_L 和 C_L 两个功能区。②IgG、IgA 和 IgD 重链有 V_H、C_H1、C_H2 和 C_H3 四个功能区。③而 IgM 和 IgE 则多一个 C_H4,有五个功能区。

2. 功能 各功能区的功能:①V_H 和 V_L 是抗原特异性结合的部位。②C_H1 和 C_L 是重链和轻链连接部位,具有部分同种异型的遗传标志。③IgG 的 C_H2 和 IgM 的 C_H3 是补体结合部位。女性妊娠时,母体的 IgG 可借助 C_H2 穿过胎盘。④IgG 的 C_H3 和 IgE 的 C_H4 有亲细胞活性,能与细胞表面的 Fc 受体结合。

3. 铰链区 位于 C_H1 与 C_H2 之间,能自由折叠旋转故称铰链区,内含有大量的脯氨酸,对木瓜蛋白酶及胃蛋白酶敏感。当与抗原结合后随即展开旋转,从而改变了 Ig 的空间构象,使 Ig 由 T 形变为 Y 形,将补体的结合部位暴露出来,为激活补体创造条件(图 3-14)。

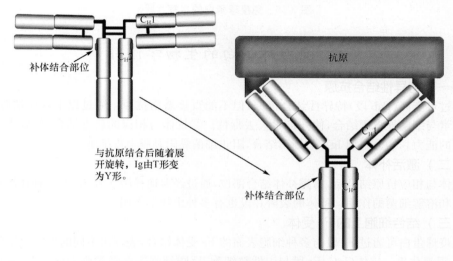

图 3-14 免疫球蛋白空间构象变化示意图

（三）免疫球蛋白的水解片段

为研究 Ig 各部分的功能,可用木瓜蛋白酶水解 IgG,在铰链区二硫键近氨基端切断成为三个片段,两个相同的 Fab 段和一个 Fc 段。Fab 段具有结合抗原的能力(即抗体活性),故为抗原结合片段,但为单价,只能结合一个抗原决定簇,不能形成可见的抗原抗体复合物。Fc 段在低温下可形成结晶,故称为可结晶片段。Fc 段无抗体活性,但具有 C_H2 和 C_H3(或 C_H4)功能区的功能。

用胃蛋白酶水解,在铰链区二硫键近羧基端可将 IgG 断裂为大小不同的两个片段,一个是含两个 Fab 段的双体,称为 $F(ab')_2$,功能与 Fab 完全相同,但为二价。另一个是似 Fc 的小片段,很快会被水解为多肽,称为 pFc′,无任何生物学活性(图 3-15)。

对 Ig 水解片段的研究,不仅对阐明 Ig 的结构和生物学特性有重要理论意义,而且对制备免疫制品和医疗实验也具有实际意义。如破伤风抗毒素用胃蛋白酶降解后,可降低其引起过敏反应的能力,但对个别人仍可引起过敏反应。

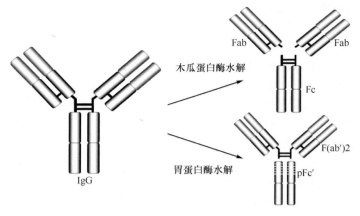

图 3-15　免疫球蛋白的水解片段

三、免疫球蛋白的生物学作用

考点: Ig 生物学作用的具体内容

（一）特异性结合抗原

通过可变区(Fab 段)特异性结合抗原,但不能直接杀伤抗原。通过以下效应清除抗原:①抗毒素与细菌外毒素结合,使外毒素失去毒性。②抗体与相应的病毒结合,使病毒失去感染细胞的能力。③分泌型 IgA 与细菌结合,阻止细菌黏附黏膜上皮细胞。

（二）激活补体

抗体与相应抗原结合后,暴露补体结合部位,通过经典途径激活补体,发挥补体溶解抗原靶细胞和溶解细菌的作用。补体的裂解片段也有多种生物学作用。

（三）结合细胞上的 Fc 受体

免疫球蛋白可通过 Fc 段与多种细胞表面的 Fc 受体结合,表现出不同的生物学作用。

1. 调理作用　抗体(IgG)Fc 段与中性粒细胞、巨噬细胞等吞噬细胞表面的 Fc 受体结合后,增强吞噬细胞的吞噬作用。

2. 抗体依赖性细胞介导的细胞毒作用　IgG 与靶细胞结合后,其 Fc 段与 NK 细胞膜上的 Fc 受体结合,NK 细胞杀伤靶细胞。

3. 介导Ⅰ型超敏反应　IgE 的 Fc 段与肥大细胞、嗜碱粒细胞表面的 Fc 受体结合后,其 Fab 段与相应抗原结合,促使这些细胞合成和释放生物活性介质,引起Ⅰ型超敏反应。

（四）穿过胎盘与黏膜

IgG 是唯一能通过胎盘的免疫球蛋白,借助于 Fc 段主动从母体转移到胎儿体内,这是一种自然被动免疫,对于新生儿抗感染有重要意义。分泌型 IgA 可穿越呼吸道、消化道黏膜上皮细胞,到达黏膜表面发挥黏膜局部抗感染作用。

免疫球蛋白的生物学作用见图 3-16。

四、各类免疫球蛋白的特性与功能

根据 Ig 重链恒定区结构与免疫原性的不同,将 Ig 分为 IgG、IgA、IgM、IgE、IgD 五类,其中 IgG、IgE、IgD 为单体结构,IgM 为五聚体,IgA 分为单体和双体两种。

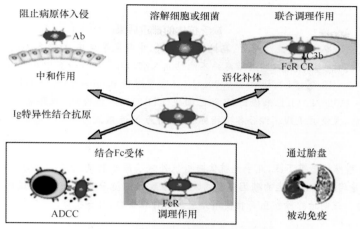

图 3-16　免疫球蛋白的生物学作用

1. IgG　主要由脾脏和淋巴结中的浆细胞合成,多为单体;含量最多,占血清 Ig 总量的 75%～80%;作用最广泛,是人体抗病毒、抗细菌、抗细菌毒素的主要抗体,在抗感染免疫中起重要作用;通过经典途径激活补体,发挥调理吞噬、ADCC 作用等;同时也是唯一能通过胎盘的 Ig,是新生儿抗感染的重要物质。新生儿出生后 3 个月开始合成,3～5 岁接近成年人水平。IgG 在血清中分解缓慢,半衰期最长(16～24 天),某些自身抗体及参与Ⅱ、Ⅲ型超敏反应的大多数抗体也属于 IgG。 _{考点:IgG具体特点}

2. IgA　分血清型和分泌型。血清型 IgA 主要由肠系膜淋巴组织中的浆细胞产生,占血清 Ig 总量的 10%～20%,主要以单体为主,在血清中具有抗感染作用。分泌型 IgA(sIgA)以双体存在,由两个 IgA 单体,一个连接链(J 链)和一个分泌片(SP)组成(图 3-13)。

sIgA 主要存在于泪液、唾液、初乳、胃肠液、呼吸道及泌尿生殖道分泌液中,是局部黏膜抗感染的重要组成部分,当 sIgA 合成障碍时则容易导致黏膜局部感染。新生儿出生 4～6 个月后才能开始合成 IgA,但婴儿可从初乳中获得 sIgA,这对婴儿抵抗呼吸道和消化道感染具有重要作用,这是临床提倡母乳喂养婴儿的原因之一。 _{考点:sIgA具体特点}

3. IgM　是由五个单体和一个 J 链连接而成的五聚体(图 3-13),分子质量居五类 Ig 之首,占血清总量的 6%～10%,主要分布于血清中。IgM 是一种个体发育过程中合成与分泌最早的 Ig,在胎儿晚期已能合成,若新生儿脐带血中 IgM 浓度升高,则表明宫内感染。在机体接受抗原刺激后,以 IgM 产生最早,同时消失也早。若血清 IgM 类特异性抗体升高,常提示有近期感染。

五聚体的 IgM 在抗感染免疫中具有高效能,其通过经典途径激活补体,溶菌杀菌、促进吞噬作用均强于 IgG。同时有一部分 IgM 的单体也构成 B 细胞的表面抗原识别受体(mIgM)。此外,天然 ABO 血型抗体、类风湿因子均为此类抗体。IgM 也参与Ⅱ、Ⅲ型超敏反应。 _{考点:IgM具体特点}

4. IgE　是种系进化发育过程中最晚出现的 Ig,在血清中含量极少,仅占血清 Ig 总量的 0.002%,主要由消化道、呼吸道黏膜中的浆细胞产生,是一种亲细胞抗体,旧时称反应素,主要是特异性 IgE 与肥大细胞和嗜碱粒细胞膜上的 IgE Fc 受体结合,使机体处于致敏状态,当再次接受相应变应原刺激时引起Ⅰ型超敏反应。过敏患者和蠕虫病患者的体内 IgE 水平明显增高。

5. IgD　以单体形式存在于血清中,含量很少,仅为血清 Ig 总量的 1%。IgD 的功能尚不清楚,其在机体防御功能上未见重要作用,但可作为抗原识别受体(mIgD)存在于成熟的 B 细胞膜上,在 B 细胞向形成抗体的浆细胞分化过程中起调节作用。

案例3-1

缺乏抗体的严重后果

患儿,3岁,一周岁后反复发生感冒、扁桃体炎、肺炎、中耳炎等疾病,口服各类抗菌药物及静脉滴注阿奇霉素效果不佳。近期因双膝关节疼痛不能站立入院治疗。入院检查中发现:血中IgG0.87g/L(正常参考值5.53～13.07g/L);IgM < 0.09g/L(正常参考值0.56～2.18g/L);IgA < 0.14g/L(正常参考值0.33～1.08g/L);IgE未检出,B淋巴细胞(CD19)测定值为0。双膝关节X片可见关节面毛糙,软组织肿胀,呈炎症表现。综合各项指标后,诊断为X-连锁低丙种球蛋白血症。

案例3-1分析

患儿各项Ig指标均显著下降,几乎无抗体来抵抗外来病原生物的入侵,因此反复发生各种感染并难以治愈。该病是因X染色体上的基因突变或缺失,导致B细胞分化过程阻滞,成熟B细胞的寿命缩短所致,多见男性。该病治疗除抗菌药物使用外应加丙种球蛋白,补充抗体。

链接

单克隆抗体

由一个B细胞分化增殖的子代浆细胞克隆合成的抗体,即是由B细胞杂交瘤产生的只针对单一抗原决定簇的单一抗体,称为单克隆抗体(McAb)。

单克隆抗体的制备有赖于完善的细胞杂交技术。该技术的要点是用人工方法将产生抗体的B细胞与骨髓瘤细胞融合,成为B细胞杂交瘤。这种杂交瘤细胞既有肿瘤细胞能大量无限繁殖的特性,又有B细胞合成分泌特异性抗体的功能。这种细胞在体外培养,即可获得大量的单克隆抗体。单克隆抗体具有纯度高、特异性强、效价高、少或无血清交叉反应,可大量生产且稳定性好等特点。目前单克隆抗体已在医学及生物学各个领域广泛应用。

小结

抗体是B淋巴细胞受抗原物质刺激后增殖、分化为浆细胞,由浆细胞产生的能与相应抗原发生特异性结合的球蛋白。免疫球蛋白是具有抗体活性和无抗体活性但化学结构与抗体相似的球蛋白。

Ig是由两对相同的多肽链经二硫键连接而成,长的为重链,短的为轻链。经木瓜蛋白酶水解得Fab和Fc片段。Fab段具有结合抗原的能力,Fc段具有激活补体、结合细胞、通过胎盘等功能。

IgG含量最多,半衰期最长,是唯一能通过胎盘的免疫球蛋白,在抗感染免疫中起重要作用。

IgA分血清型和分泌型,血清型IgA具有中和病毒、调理吞噬等免疫作用。分泌型IgA是局部黏膜抗感染的重要组成部分,是唯一能通过乳汁的免疫球蛋白。

IgM分子质量最大,产生最早,消失也早。在早期抗感染免疫中发挥重要作用。

IgE是亲细胞抗体,可与肥大细胞等结合引起Ⅰ型超敏反应。

IgD的功能尚不清楚,可作为抗原识别受体存在于成熟的B细胞膜上。

自测题

一、名词解释

1. 免疫球蛋白   2. 抗体

二、填空题

1. 从概念上看,抗体_____免疫球蛋白,而免疫球蛋白_____抗体。

2. 根据免疫球蛋白的重链恒定区氨基酸的种类与排列顺序的不同,可将免疫球蛋白分为_____、_____、_____、

_____和_____等五类。

3. 用木瓜蛋白酶水解 IgG,可得两个相同的_____段和一个_____段。

4. 在五类 Ig 中,_____含量最多,_____能通过乳汁,_____分子质量最大,_____与Ⅰ型超敏反应有关。

三、单选题

1. 五类 Ig 的特性中哪项是错误的?(   )

  A. IgG 是唯一通过胎盘的 Ig

  B. IgM 相对分子质量最大

  C. sIgA 多为双聚体

  D. 免疫应答过程中产生最早的是 IgD

  E. 正常血清中 IgE 含量最少

2. 结合肥大细胞和嗜碱粒细胞表面的 Ig 是(   )

  A. IgG   B. IgM   C. IgE

  D. IgA   E. IgD

3. 五类 Ig 中半衰期最长的 Ig 是(   )

  A. IgM   B. IgD   C. IgG

  D. IgA   E. IgE

4. 胎儿在宫腔内感染,脐带血中何种 Ig 水平升高?(   )

  A. IgM   B. IgD   C. IgG

  D. IgA   E. IgE

5. 在局部黏膜抗感染中发挥着重要作用的 Ig 是(   )

  A. IgM   B. IgD   C. IgG

  D. sIgA   E. IgE

6. 3～6 个月的婴儿易患呼吸道感染其主要原因是哪类 Ig 不足?(   )

  A. IgM   B. IgD   C. IgG

  D. sIgA   E. IgE

7. 免疫接种后首先产生的 Ig 是(   )

  A. IgM   B. IgD   C. IgG

  D. IgA   E. IgE

8. 下列分泌液中不含 sIgA 的是(   )

  A. 初乳   B. 唾液   C. 汗液

  D. 肠道分泌液   E. 支气管黏液

9. 免疫球蛋白分子的基本结构是(   )

  A. 由 1 条重链和 1 条轻链组成的二肽链结构

  B. 由 2 条重链和 2 条轻链组成的四肽链结构

  C. 由 2 条相同的重链和 2 条相同的轻链组成的四肽链结构

  D. 由 1 条重链和 2 条轻链组成的三肽链结构

  E. 由 4 条相同的肽链组成的四肽链结构

10. 抗体与抗原特异性结合的部位是(   )

  A. V_H、V_L B. C_H、C_L C. C_H2

  D. C_H3 E. C_H4

四、简答题

1. 简述 Ig 的基本结构及其生物学作用。

2. 简述五类 Ig 的特性。

3. 抗体与免疫球蛋白的区别与联系。

(廖奔兵)

第 5 节　免 疫 应 答

    免疫系统对进入机体的病原生物等抗原物质会产生一系列清除排斥的活动,这就是免疫应答。这是一个由多种免疫细胞和分子参与的复杂生理过程。识别、排除非己抗原物质,维持机体的生理平衡,是免疫应答最重要的生物学意义。但是在某些情况下,免疫应答也可造成机体的病理损伤。

一、概　　述

(一)免疫应答的概念

    免疫应答是指机体受抗原刺激后,免疫活性细胞识别抗原,自身发生活化、增殖、分化,并发挥特异性免疫效应的过程。

    免疫系统并非对所有抗原都产生免疫应答,对非己抗原产生排斥效应,如抗感染、抗肿瘤效应,称为正免疫应答,对自身组织不产生免疫应答,称为负免疫应答。

    免疫应答发生的部位或场所主要在淋巴结、脾等外周免疫器官。

考点:免疫应答的概念

（二）免疫应答的类型

根据免疫获得的时间和来源不同,免疫应答分为非特异性免疫应答与特异性免疫应答,本章节阐述的主要是特异性免疫应答。

根据参与免疫细胞的类型及效应机制,特异性免疫应答可分为两种类型:B 细胞介导的体液免疫应答和 T 细胞介导的细胞免疫应答。

（三）免疫应答的基本过程

考点: 免疫应答基本过程的具体内容

免疫应答通常分为 3 个阶段:感应阶段、反应阶段和效应阶段,实际上是一个不可分割的连续过程(图 3-17)

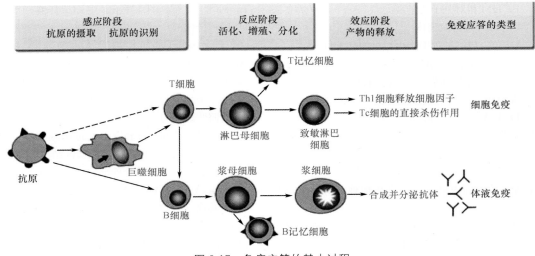

图 3-17　免疫应答的基本过程

1. 感应阶段　又称抗原提呈与识别阶段。是指抗原提呈细胞(APC)摄取、加工处理和提呈抗原以及 T、B 细胞识别抗原、启动活化的过程。

2. 反应阶段　又称活化、增殖、分化阶段。免疫活性细胞接受抗原刺激后,活化、增殖、分化,产生免疫效应细胞及效应分子的阶段。B 细胞识别结合抗原后,B 细胞活化、增殖、分化为浆细胞,由浆细胞产生抗体;T 细胞识别结合抗原后,活化、增殖、分化为效应性 T 细胞。在此阶段会有部分 T、B 细胞中途停止分化,形成长寿命的 T、B 记忆细胞。在间隔一定的时间后,当记忆细胞再次遇到相同抗原时,可迅速增殖分化为效应淋巴细胞,发挥免疫效应,称为回忆应答。

3. 效应阶段　是免疫效应物质发挥免疫作用的阶段。浆细胞分泌的抗体与相应的抗原结合,清除抗原物质,发挥体液免疫效应;效应 T 细胞可通过直接杀伤靶细胞或释放细胞因子的方式发挥细胞免疫效应。

（四）免疫应答的特点

1. 特异性　即针对性,是免疫应答最基本的特征。一种抗原刺激机体产生的免疫应答,只对这种抗原产生效应。如接种乙型肝炎疫苗只能刺激机体产生抗乙型肝炎病毒的抗体,此抗体只能与乙型肝炎病毒结合而不能与其他类型肝炎病毒结合。

2. 记忆性　在反应阶段产生的记忆细胞,对初次接触的抗原具有免疫记忆效应,当同一抗原再次刺激机体时,由记忆细胞发生更迅速而强烈的效应。

3. 耐受性 免疫细胞接受某种抗原刺激后,可以表现为对该抗原的特异性无应答,即免疫耐受,而对其他抗原仍能产生正常的免疫应答。

4. MHC 限制性 在免疫应答过程中,免疫细胞只有在双方 MHC 分子相同时,免疫应答才能发生,这一现象称为 MHC 限制性。

（五）免疫应答的类型与抗原种类的关系

1. 胸腺依赖性抗原(TD-Ag) 细菌、病毒、血清蛋白质等大多数天然抗原属于 TD-Ag,刺激 B 细胞产生抗体时依赖 T 细胞辅助。TD-Ag 刺激机体既能引起体液免疫应答,也能引起细胞免疫应答及回忆应答。

2. 胸腺非依赖性抗原(TI-Ag) 细菌脂多糖、荚膜多糖等少数抗原属于 TI-Ag,刺激 B 细胞产生抗体时不依赖 T 细胞辅助。TI-Ag 刺激机体引起体液免疫应答,不引起细胞免疫应答及回忆应答。

二、体液免疫应答

（一）体液免疫应答的概念

体液免疫应答是指 B 细胞在抗原刺激下转化为浆细胞并分泌抗体,由抗体发挥特异性免疫效应的过程。因抗体主要存在于各种体液中,故将抗体参与的免疫应答称为体液免疫应答或体液免疫。 **考点:** 体液免疫应答的概念

（二）抗体产生的一般规律及意义

1. 初次应答 抗原初次刺激机体产生抗体的免疫应答称为初次应答。其特点:①潜伏期长,需要 1～2 周血清中才出现抗体。②抗体含量少,效价低。③抗体在体内维持时间短;④主要为 IgM 类抗体,亲和力低(图 3-18)。 **考点:** 抗体产生一般规律的具体内容

2. 再次应答 相同抗原再次刺激机体产生抗体的免疫应答称为再次应答。其特点:①潜伏期短(2～3 天),原因是抗原直接刺激在初次应答中形成的记忆细胞,所以反应迅速。②抗体含量多,效价高。③抗体在体内维持时间长。④主要为 IgG 类抗体,亲和力高。

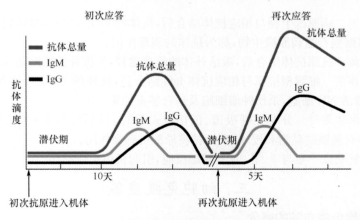

图 3-18 抗体产生的一般规律示意图

初次应答和再次应答均先产生 IgM,后产生 IgG。IgM 维持时间短,初次应答中当 IgM 接近消失时才出现 IgG 类抗体;再次应答中抗体增多主要是 IgG,IgM 含量与初次应答相似。

3. 抗体产生规律的意义

(1) 指导预防接种:由于抗体产生需要一定的潜伏期,因此疫苗和类毒素的接种应安排

在传染病流行季节之前的一段时间内进行;因再次应答免疫效果强于初次应答,同一种疫苗或类毒素应接种2次或2次以上,以达到强化免疫的效果。

护考链接

初次应答与再次应答中首先产生的抗体是

A. IgG   B. IgE   C. IgD   D. IgM

E. IgA

分析:IgM是个体发育中最早合成的抗体,所以抗原刺激后体液免疫应答的初次应答和再次应答均先产生IgM。

(2)指导传染病的诊断:由于IgM是初次应答中出现最早的抗体,检测IgM类抗体,水平升高可作为传染病早期诊断依据或胎儿宫内感染的指标。

(3)指导传染病病情评估:多次间隔地检测传染病患者体内抗体含量的变化,可及时了解病程进展并评估疾病的转归。

(三)体液免疫应答的生物学效应

体液免疫应答的主要效应分子是特异性抗体,抗体一般不能进入细胞内,因此体液免疫清除的抗原为细胞外游离的或细胞表面的抗原。

链接

乙肝疫苗为何需要注射3次?

根据计划免疫要求,我国目前乙肝疫苗按照0、1、6个月程序进行全程3次免疫接种,即出生24小时内注射第一次,1个月及6个月后分别注射第2、第3次。第1次接种后疫苗抗原刺激免疫系统产生初次应答,30%～50%的人会出现相应抗体,抗体以IgM为主,维持时间短,亲和力低。第2次接种,机体受到同种抗原的再次刺激产生再次应答,抗体产生迅速,产量高,亲和力较强。第3次接种进入加强阶段,此时机体免疫活性细胞处于最佳状态,90%～95%的被接种者可出现抗体。通常3次全程注射后,抗体可以维持3～5年。目前,国内多数学者建议免疫后3～5年再加强1次为好。

考点:体液免疫应答的生物学效应

1. 中和作用   细菌外毒素抗体(抗毒素)与外毒素特异性结合后可中和外毒素毒性;抗病毒抗体(中和抗体)与相应病毒结合后,可阻止病毒进入易感细胞,使病毒失去感染能力。

2. 调理作用   病原微生物与相应抗体结合后,抗体的Fc段可与吞噬细胞表面的Fc受体结合,促进吞噬细胞吞噬病原微生物,称为抗体的调理作用。

3. 激活补体   抗原抗体结合后,激活补体的经典途径,发挥补体的溶菌、溶细胞作用。

4. ADCC作用   细胞型抗原与相应抗体IgG结合后,抗体的Fc段可与NK细胞膜上的Fc受体结合,激活NK细胞,杀伤肿瘤细胞及病毒感染的靶细胞。

5. 抑制病原体黏附   分布在呼吸道、消化道表面的sIgA,能与细菌等病原体特异性结合,抑制病原体对黏膜的黏附和侵入,发挥黏膜局部抗感染作用。

6. 参与超敏反应   参与Ⅰ、Ⅱ、Ⅲ型超敏反应,引起机体免疫损伤。

三、细胞免疫应答

(一)细胞免疫应答的概念

考点:细胞免疫应答的概念

细胞免疫应答简称细胞免疫,是指T细胞在抗原刺激下转化为效应T细胞,通过杀伤靶细胞和释放细胞因子,发挥特异性免疫效应的过程。

(二)细胞免疫应答的效应机制

细胞免疫清除的抗原主要是细胞内的抗原物质。

1. CD4$^+$ Th1 细胞介导的炎症反应　效应 Th1 细胞再次接受相同抗原刺激后,释放多种细胞因子,作用于不同细胞产生多种不同的生物学作用,间接发挥细胞免疫效应(表3-2),引起局部组织以单核细胞和淋巴细胞浸润为主的慢性炎性反应或迟发型超敏反应。

2. CD8$^+$ Tc 细胞介导的细胞毒作用效应 Tc 细胞(又称 CTL)与靶细胞再次接触后,可通过两种机制直接杀伤靶细胞:①脱颗粒途径。效应 Tc 细胞释放颗粒,颗粒内有细胞毒素如穿孔素、颗粒酶等,穿孔素击穿靶细胞并形成透膜孔道,可使水、Na$^+$、Ca^{2+} 迅速进入细胞内,K$^+$ 和大分子物质从胞内流出导致靶细胞崩解。颗粒酶从孔道进入靶细胞,激活与凋亡相关的酶系统,导致靶细胞凋亡,即细胞程序性死亡。②死亡受体途径。效应 Tc 细胞表面有 Fas 配体(Fas L)与靶细胞表面 Fas 受体结合,激活与凋亡相关的酶系统,导致靶细胞凋亡,因此 Fas 被称为死亡受体。在杀伤靶细胞过程中,效应 Tc 细胞不受损伤,可连续、高效、特异性地杀伤其他靶细胞(图 3-19 和图 3-20)。

表 3-2　主要的细胞因子及其生物学作用

细胞因子种类	主要生物学作用
白细胞介素-2 (IL-2)	刺激 Tc 细胞增殖分化为效应 Tc 细胞 刺激 Th 细胞增殖分化,分泌 IL-2、IFN-γ、TNF-β 增强 NK 细胞、巨噬细胞的杀伤活性
干扰素 (IFN-γ)	活化增强巨噬细胞吞噬杀伤功能 活化 NK 细胞的活性,增强抗肿瘤和抗病毒活性
肿瘤坏死因子 (TNF-β)	产生炎症作用和杀伤靶细胞 抗病毒作用 激活中性粒细胞、巨噬细胞

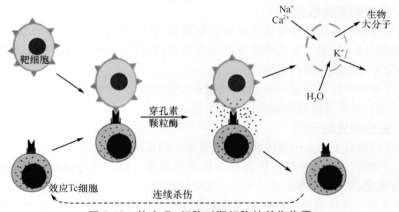

图 3-19　效应 Tc 细胞对靶细胞的杀伤作用

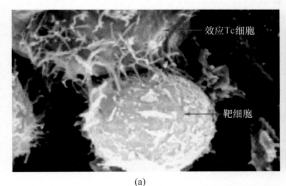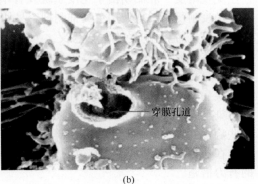

(a)　　　　　　　　　　　(b)

图 3-20　效应 Tc 细胞对靶细胞的杀伤

(a)效应 Tc 细胞与靶细胞结合;(b)靶细胞表面被打孔

（三）细胞免疫应答的生物学效应

1. 抗细胞内感染作用　主要针对细胞内感染的病原体发挥作用,包括抗胞内寄生菌(结核分枝杆菌、伤寒沙门菌等)、病毒、真菌及某些寄生虫感染等。

考点: *细胞免疫应答具体的生物学效应*

2. 抗肿瘤作用　效应 Tc 细胞可直接杀伤带有相应抗原的肿瘤细胞。效应 Th1 细胞分泌的细胞因子可直接或间接杀伤肿瘤细胞,同时增强巨噬细胞和 NK 细胞的杀瘤效应。

3. 免疫损伤　T 细胞可介导Ⅳ型超敏反应、移植排斥反应及参与某些自身免疫性疾病的病理过程。

体液免疫与细胞免疫的比较,见表 3-3。

表 3-3　体液免疫与细胞免疫的比较

特性	体液免疫	细胞免疫
介导细胞	B 细胞	T 细胞
效应物质	抗体	Th1 细胞、Tc 细胞、细胞因子
免疫保护	杀灭细胞外病原体、中和毒素、中和病毒	杀灭胞内病原体、寄生虫、肿瘤细胞
免疫损伤	Ⅰ、Ⅱ、Ⅲ型超敏反应、自身免疫疾病	Ⅳ型超敏反应、自身免疫疾病

四、免疫耐受△

（一）免疫耐受的概念

免疫耐受是指机体免疫系统接受某种抗原刺激后产生的特异性无应答状态。它的特征是机体再次接触同一抗原不发生特异性的免疫应答,但对其他抗原仍保持正常的免疫应答。诱导免疫耐受形成的抗原称耐受原。

免疫耐受和免疫抑制完全不同,免疫耐受是特异性的,只针对某种特定的抗原;而免疫抑制是非特异性的,对各种抗原的刺激均无应答性。

（二）免疫耐受的形成

免疫耐受的形成主要是由抗原和机体两方面的因素决定的。

1. 抗原方面　小分子非聚合物容易形成免疫耐受。抗原经静脉注射最易引起免疫耐受,腹腔注射次之,皮下、肌内注射最不易引起免疫耐受。

2. 机体方面　免疫耐受和机体免疫系统发育成熟程度有关,免疫系统越成熟,越不容易产生免疫耐受。胚胎期由于免疫系统发育不够成熟,所以最易产生免疫耐受,成年期则很难产生免疫耐受。长期使用免疫抑制剂容易使机体产生免疫耐受。

（三）免疫耐受的医学意义

机体对自身抗原的耐受称为自身免疫耐受,它保证了免疫系统的稳定和正常生理功能的运行。自身免疫耐受破坏可导致自身免疫病。对于系统性红斑狼疮、类风湿关节炎等自身免疫性疾病,通过恢复对自身成分的免疫耐受是防治这类疾病的重要办法,机体对肿瘤细胞、病毒感染细胞产生免疫耐受则可导致肿瘤发生或病毒性疾病,终止这种免疫耐受是治疗肿瘤和某些病毒性疾病的有效途径。

在器官移植方面,建立有效的免疫耐受,是防止器官移植排斥反应,延长移植物存活时间的有力措施。

此外,人工方法诱导Ⅰ型超敏反应性疾病患者对过敏原的耐受,可防治Ⅰ型超敏反应疾病。

五、免疫调节 △

（一）免疫调节的概念

免疫应答的调节是指在免疫应答过程中,免疫系统内部的各种免疫细胞和免疫分子,以及免疫系统与其他系统之间,通过相互促进、相互制约,使机体对抗原刺激产生最适免疫应答的复杂生理过程。

（二）免疫调节的机制

1. 抗原的调节　抗原是引起免疫应答的首要条件,抗原的性质、剂量、进入途径的不同对免疫应答有调节作用。

2. 抗体的调节　抗体通过协同清除抗原、抑制 B 淋巴细胞活性等方式来抑制免疫应答,即抗体的反馈性抑制作用。

3. 免疫细胞的调节　各种免疫细胞之间的相互促进、相互制约来进行调节,如 T 淋巴细胞可分泌多种细胞因子,作用于各种细胞来调节免疫应答。

4. 神经-内分泌系统的调节　神经-内分泌系统通过分泌、释放各种激素影响免疫应答,而免疫系统通过分泌抗体和细胞因子作用于神经-内分泌系统来调节免疫应答。

（三）免疫调节的意义

在机体免疫应答过程中,免疫细胞之间、免疫分子之间、免疫细胞和免疫分子之间、免疫系统与神经-内分泌系统之间组成了十分复杂、精细的调节网络,既相互促进,又相互抑制,从而维持着机体生理功能的平衡和稳定。当机体免疫调节功能失控或异常时,会导致免疫性疾病的发生。

小结

免疫应答是指抗原进入机体后,体内的免疫活性细胞对抗原识别,自身活化、增殖、分化并产生免疫效应的过程。免疫应答分为两个类型:B 细胞介导的体液免疫和 T 细胞介导的细胞免疫。反应过程分为 3 个阶段:感应阶段、反应阶段、效应阶段。正常情况下的免疫应答具有以下特点:特异性、记忆性、耐受性、MHC 限制性。抗体产生规律包括初次应答和再次应答两个阶段,再次应答比初次应答产生抗体快、多而持久,这些规律已用于指导疾病的预防和诊断。体液免疫清除细胞外游离及细胞表面抗原,细胞免疫清除细胞内抗原及细胞抗原。免疫耐受的研究对于自身免疫性疾病、肿瘤、器官移植排斥反应等的防治具有重要意义。机体通过多方面、多系统、多层次的正负反馈机制调节免疫应答全过程,使免疫应答维持在适宜的强度和时限,保证免疫功能正常发挥作用。

自测题

一、名词解释

1. 免疫应答　　2. 体液免疫　　3. 细胞免疫

二、填空题

1. 免疫应答根据介导的细胞不同,分为两种类型,由 B 细胞介导的_____和由 T 细胞介导的_____。

2. 免疫应答的基本过程可分为_____、_____和_____ 3 个阶段。

3. 效应 Th1 细胞可释放的细胞因子主要有_____、_____和_____。

三、选择题

1. 发挥特异性体液免疫效应的物质是(　　)
   A. 细胞因子　　B. 补体　　C. 干扰素
   D. 抗体　　E. 溶菌酶

2. 产生抗体的细胞是(　　)
   A. T 细胞　　B. 浆细胞　　C. 单核细胞
   D. 巨噬细胞　　E. NK 细胞

3. 体液免疫初次应答的特点是(　　)
   A. 以 IgG 为主
   B. IgG 与 IgM 几乎同时产生

C. 为低亲和性抗体

D. 抗体含量高

E. 抗体维持时间长

4. 关于免疫应答的叙述,错误的是(　　)

A. 需要抗原刺激或诱导产生

B. 反应过程可分为三个阶段

C. 其结局总是对机体有益的

D. 有多种细胞及分子参加

E. 发生的部位主要在外周免疫器官

5. 能特异性杀伤靶细胞的是(　　)

A. 效应 Th1 细胞　　B. 效应 Tc 细胞

C. 单核细胞　　　　D. 巨噬细胞

E. NK 细胞

6. 抗体的免疫效应包括(　　)

A. 中和作用　　B. 调理作用　　C. 激活补体

D. ADCC 作用　　E. 以上都是

7. 具有摄取、加工处理和提呈抗原功能的细胞是(　　)

A. Th1 细胞　　B. Tc 细胞　　C. NK 细胞

D. 浆细胞　　E. 巨噬细胞

四、简答题

1. 简述免疫应答的基本过程。

2. 初次免疫应答与再次免疫应答有何不同?有何医学意义?

3. 比较体液免疫与细胞免疫的生物学效应。

（张宝恩　昝洁冰）

第 6 节　抗感染免疫

考点:抗感染免疫的概念

人类生活在自然环境中,时刻受到环境中各种病原体的威胁,包括病毒、细菌以及寄生虫等。在长期的进化过程中,机体建立了抵抗病原生物感染的一系列防御功能,即抗感染免疫,包括非特异性免疫和特异性免疫两大类。非特异性免疫首先发挥作用,并引导出特异性免疫,是抗感染免疫的基础;特异性免疫不仅更强烈地对抗原应答,而且也加强了非特异性免疫。两者互相配合,共同发挥抗感染免疫效应。

一、非特异性免疫（固有免疫）

非特异性免疫是机体在长期种系发生和进化过程中与病原生物接触,逐渐建立起来的防御功能。其特点是:①生来就有,可以遗传,故又称为先天免疫或固有免疫;②人人皆有,无明显个体差异;③作用无特异性,对各种病原体均有一定的防御能力。

考点:非特异性免疫的特点和组成

非特异性免疫是通过机体的屏障结构、吞噬细胞和体液中的抗微生物物质起作用的。

（一）屏障结构

1. 皮肤与黏膜屏障

（1）机械性阻挡与排除作用:完整的皮肤与黏膜可阻挡病原体的侵入;黏液的冲刷、黏膜上皮细胞纤毛的定向摆动及肠蠕动等可加快机体排除病原体。

（2）分泌杀菌物质:皮肤汗腺分泌的乳酸、皮脂腺分泌的脂肪酸、胃黏膜分泌的胃酸,唾液腺和泪腺分泌的溶菌酶等,都有一定的抑菌和杀菌作用。

（3）正常菌群的拮抗作用:正常皮肤、黏膜表面存在着正常菌群,能构成生物屏障阻止外来细菌进入,还可通过与病原微生物竞争受体和营养物质以及产生有抗病原菌作用的代谢产物,阻止病原菌的定居与生长。

2. 血-脑屏障　由软脑膜、脉络丛毛细血管壁和壁外的胶质细胞形成的胶质膜所组成(图3-21)。其作用是阻挡血液中的有害物质进入脑组织和脑脊液,从而保护中枢神经系统。婴幼儿的血-脑屏障发育尚不成熟,故易发生脑炎和脑膜炎等中枢神经系统感染。

3. 胎盘屏障　由母体子宫内膜形成的基蜕膜和胎盘绒毛膜组成。正常情况下能阻挡母体感染的病原体进入胎儿体内,对胎儿起保护作用。但妊娠 3 个月内,因胎盘屏障尚未发育完善,此时母体若感染某些病毒(风疹病毒、巨细胞病毒等),则可通过胎盘屏障而感染胎儿,导致胎儿畸形、流产或死亡。

风疹病毒感染与新生儿畸形

患者,女,27 岁,在妊娠 5 周时全身出现粟粒大小红色丘疹,伴耳后淋巴结肿大,检测风疹病毒抗体 IgM 效价增高,初步诊断为风疹。后来此孕妇入院分娩,足月顺产,新生儿体检发现患有先天性心脏病。结合产妇孕期病史,分析此病例。

问题:1. 这个新生儿发生先天性心脏病最可能的原因是什么?

　　　2. 胎儿感染最容易发生在妊娠哪一时期?

（二）吞噬细胞

1. 种类　吞噬细胞分为两大类:一类是小吞噬细胞,主要是血液中的中性粒细胞;另一类是大吞噬细胞,包括血液中的单核细胞和组织中的巨噬细胞。

当病原体突破皮肤和黏膜屏障进入组织后,首先被血管中逸出的小吞噬细胞吞噬杀灭,少数未被吞噬杀灭的病原体由淋巴结、血液、组织器官中大吞噬细胞吞噬杀灭。

2. 吞噬过程　吞噬细胞的吞噬杀菌过程一般分为三个阶段。

（1）接触病原体:吞噬细胞与病原体的接触可以是偶然相遇,也可以是在趋化因子的作用下,

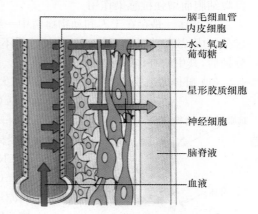

图 3-21　血-脑屏障的组成

向病原体侵入部位定向迁移,通过细胞膜表面受体识别病原体并与之结合。

（2）吞入病原体:有两种方式,对于细菌等大分子物质,吞噬细胞伸出伪足将病原体包围并摄入细胞内,形成吞噬体;对病毒等小分子物质,吞噬细胞膜内陷直接将其吞入细胞质中,形成吞饮体。

（3）杀灭病原体:吞噬细胞内溶酶体与吞噬体融合形成吞噬溶酶体,溶酶体内的酶可杀死病原体,然后进一步消化分解,最后将不能消化的残渣排出细胞(图 3-22)。

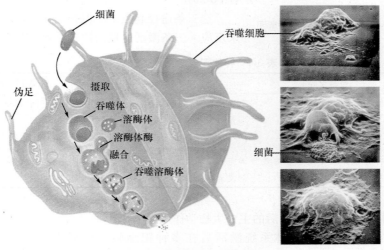

图 3-22　吞噬细胞吞噬和杀菌过程

3. 吞噬结果　一般有两种结果：①完全吞噬。病原菌被吞噬后可完全被杀死消化。②不完全吞噬。部分细菌(结核分枝杆菌、麻风分枝杆菌等)被吞噬后不能被杀死,反而在细胞内生长繁殖,并可随吞噬细胞游走,扩散到全身。

（三）体液中的抗微生物物质

正常人体液中,含有多种抗微生物物质,主要包括干扰素、补体、溶菌酶等。

1. 干扰素（IFN）　是在病毒或干扰素诱生剂作用下由宿主细胞产生的一组具有高度活性的多功能糖蛋白。干扰素具有广谱抗病毒作用,其抗病毒的机制是通过诱导受染细胞产生抗病毒蛋白质来抑制多种病毒的增殖(详见第6章病毒概述)。干扰素还可激活NK细胞和巨噬细胞而增强抗感染作用。

2. 补体　是存在于人和动物血清中一组与免疫有关的具有酶活性的球蛋白,由30余种成分组成,故称为补体系统。补体的性质不稳定,对许多理化因素敏感。新鲜血清经56℃ 30分钟后,其中的补体即被灭活。

（1）补体的组成:按生物学功能分为三大类。①固有成分。主要参与补体的激活反应过程,包括C1～C9以及D、B、P因子等。②补体调节蛋白。参与补体激活的调控,包括备解素、I因子、H因子等。③补体受体。补体需与细胞膜上相应受体结合才能发挥作用,如CR1～CR5等。

考点:补体的概念

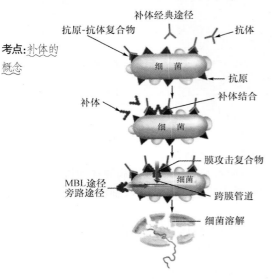

图3-23　补体激活的三条途径示意图

（2）补体的激活:在生理情况下,补体以无活性的酶原形式存在,在某些激活物质的作用下,各补体成分按一定顺序,以连锁的酶促反应方式依次活化,激活后的片段或聚合物表现出各种生物学效应。

补体的激活途径有三条:即经典途径、旁路途径和MBL途径。IgG、IgM与抗原结合后激活经典途径,为补体激活的主要途径;细菌细胞壁成分、酵母多糖及凝聚的IgA可激活旁路途径;由MBL(甘露糖结合凝集素)结合至微生物表面而启动的激活途径为MBL途径(图3-23)。

这三条途径起点不同但相互交叉,并具有共同的终末反应。三条激活途径的比较见表3-4。

表3-4　补体三条激活途径比较表

	经典途径	旁路途径	MBL途径
激活物	抗原抗体复合物	细菌脂多糖、酵母多糖凝聚的IgA等	病原体表面甘露糖或半乳糖
补体成分	C1～C9	C3、C5～C9、B、D、P因子	C2～C9
作用	在特异性体液免疫应答的效应阶段发挥作用	参与非特异性免疫,在感染早期发挥作用	参与非特异性免疫,在感染早期发挥作用

（3）补体的作用:补体激活后的主要生物学作用如下。

1）溶菌、溶细胞作用:补体系统激活后在多种靶细胞表面形成膜攻击单位,溶解靶细胞。

2）调理作用：补体活化过程中可产生多种补体活性片段，其中 C3b、C4b 的一端与细菌及其他颗粒物质结合，另一端与带有相应受体的吞噬细胞结合，促进吞噬细胞的吞噬作用，称为补体的调理作用。

3）炎症介质作用：①C3a、C5a 称为过敏毒素，可刺激肥大细胞、嗜碱粒细胞脱颗粒，释放组胺等生物活性介质，引起炎症反应。C4a 也有类似过敏毒素的作用。②C5a 有趋化作用，吸引中性粒细胞向反应部位聚集，加强对病原体的吞噬，同时增强炎症反应。

考点：补体系统生物学作用的具体内容

4）清除免疫复合物作用：C3b 与红细胞、血小板表面受体结合，使免疫复合物被黏附，促进免疫复合物被吞噬和清除。

3. 溶菌酶　广泛存在于血液、唾液、泪液和吞噬细胞溶酶体中，作用于革兰阳性菌细胞壁的肽聚糖。

二、特异性免疫（适应性免疫）

特异性免疫是个体在后天生活过程中，接受抗原物质（病原生物感染、接种疫苗）刺激产生免疫应答，或接受免疫效应物质（抗体等）后获得的免疫力，又称为获得性免疫或适应性免疫。其特点：①后天获得；②有明显的个体差异；③有特异性，只针对接触过的相应病原体起作用，并有记忆功能。特异性抗感染免疫包括体液免疫和细胞免疫两大类。

考点：特异性免疫的概念和作用特点

（一）体液免疫

机体受病原体刺激后，随病原体性质、侵入途径不同而产生多种不同的抗体，发挥抗菌、抗病毒、抗毒素作用。由于抗体不能进入细胞内，因此体液免疫主要针对细胞外和细胞表面的抗原起作用。

1. 抗菌免疫　主要的抗菌抗体为 IgG、IgM 和分泌型 IgA。

IgG、IgM 与细菌结合后激活补体，溶解细菌；IgG 与细菌结合后还可以发挥调理作用和 ADCC 作用破坏细菌；分泌型 IgA 抑制细菌对黏膜上皮细胞的黏附，防止病原体侵入细胞。

2. 抗毒素免疫　主要的抗毒素抗体为 IgG。

抗体（抗毒素）可与游离的细菌外毒素结合，中和外毒素的毒性作用。根据这一特点，可利用类毒素进行计划免疫；应用抗毒素进行早期治疗和紧急预防。

3. 抗病毒免疫　IgG 和分泌型 IgA 可分别与血液中以及黏膜表面的病毒抗原结合，使之失去进入细胞的能力，发挥中和病毒作用。另外 IgG 还可以通过 ADCC 效应来破坏受病毒感染的细胞和有包膜的病毒体。由于 IgG 能通过胎盘，故在防止婴幼儿病毒感染中起主要作用。

（二）细胞免疫

清除胞内寄生菌、病毒、真菌及寄生虫主要依靠细胞免疫。

1. 抗胞内菌免疫　结核分枝杆菌、伤寒沙门菌等胞内寄生菌感染后，主要寄生在细胞内，需要通过效应 Tc 细胞（CTL 细胞）的直接杀伤或 Th1 细胞释放细胞因子后，激活并促进吞噬细胞的作用来清除。

考点：特异性免疫的对抗感染作用

2. 抗病毒免疫　病毒感染细胞后，主要依赖细胞免疫清除病毒，效应 Tc 细胞（CTL 细胞）直接杀伤病毒感染的靶细胞；Th1 细胞释放细胞因子，发挥抗病毒作用。

小结

抗感染免疫由非特异性免疫和特异性免疫共同完成,两者相互配合,相互促进。非特异性免疫首先发挥作用,包括屏障作用、吞噬作用和体液中杀菌物质的作用;特异性免疫更强烈,更持久,包括细胞免疫和体液免疫。

细胞免疫在抗胞内寄生病原体时发挥作用,主要由 Th1、效应 Tc 细胞(CTL)介导完成。而体液免疫主要针对体液中的病原体及其代谢产物,参与的成分主要为 IgG、IgM 和分泌型 IgA 抗体。

自测题

一、名词解释

1. 血-脑屏障　2. 特异性免疫
3. 不完全吞噬　4. 补体　5. 非特异性免疫

二、填空题

1. 组成机体非特异性免疫的物质基础是_____、_____、_____。
2. 屏障结构包括_____、_____、_____。
3. 大吞噬细胞是指血液中的_____和组织中的_____,小吞噬细胞是血液中的_____,微生物被吞噬细胞杀灭、消化称_____,微生物虽被吞噬细胞吞入但并未被杀死称_____。
4. 正常体液中的抗微生物物质有_____、_____、_____等。

三、单选题

1. 下列为皮肤黏膜在抗感染过程中起的作用,但哪项应除外?(　　)
   A. 阻挡作用　　B. 杀菌作用　　C. 吞噬作用
   D. 拮抗作用　　E. 排除作用
2. 下列不属于非特异性免疫的物质是(　　)
   A. 补体　　B. 溶菌酶　　C. IgG
   D. 干扰素　　E. 中性粒细胞

3. 吞噬细胞的吞噬过程不包括(　　)
   A. 趋化　　　　B. 特异性识别
   C. 吞噬　　　　D. 杀菌
   E. 排出残渣
4. 下列易形成不完全吞噬的病原体是(　　)
   A. 结核分枝杆菌　　B. 破伤风梭菌
   C. 脑膜炎奈瑟菌　　D. 大肠埃希菌
   E. 痢疾志贺菌
5. 补体激活经典途径的激活物是(　　)
   A. 抗原　　　　B. 抗体
   C. 细菌脂多糖　　D. 抗原-抗体复合物
   E. 酵母多糖
6. 既有吞噬杀菌作用又有抗原提呈作用的细胞是(　　)
   A. 中性粒细胞　B. 巨噬细胞　　C. 树突细胞
   D. B 细胞　　　E. NK 细胞

四、简答题

1. 说出补体的生物学作用。
2. 举例说明机体对胞内寄生菌和胞外寄生菌的抗感染作用。
3. 比较非特异性免疫和特异性免疫的特点。

(周向宁)

第4章

临床免疫

免疫是一把双刃剑。一方面它可以对有害的外来抗原,如病原生物发生正常的或生理性的免疫应答,产生杀伤和清除效应,达到保护机体的作用;另一方面,由于接触的抗原不同和机体反应性的差异,有时会发生异常的或病理性的免疫应答,即超敏反应,造成机体的损伤。超敏反应是一些免疫性疾病的发病机制,而不是疾病的名称。

免疫学是一门应用科学,广泛地应用在临床医学各个领域。免疫学检测技术用于免疫相关疾病的诊断、发病机制的研究及免疫状态的评估等。免疫学防治一直是对抗传染病的有效手段,如今在肿瘤、自身免疫性疾病的治疗和器官移植方面也发挥了重要作用。

第1节 超敏反应

超敏反应又称变态反应,指机体对某些抗原初次应答后,再次接受相同抗原刺激时产生的一种以生理功能紊乱或(和)组织细胞损伤为主的病理性免疫应答。

引起超敏反应的抗原称为变应原或过敏原。变应原可以是完全抗原,也可以是半抗原。

根据变应原进入机体后引起超敏反应的机制和临床特点,把超敏反应分为Ⅰ型、Ⅱ型、Ⅲ型和Ⅳ型。Ⅰ～Ⅲ型超敏反应由抗体介导,属于体液免疫;而Ⅳ型超敏反应由效应 T 细胞介导,属于细胞免疫。

考点:超敏反应的概念

一、Ⅰ型超敏反应

案例4-1

面包师格林的欢乐与苦恼

在 19 世纪的欧洲,一个小镇上来了一位面包师,他的名字叫格林。格林烤出的面包,颜色总是金黄色的,麦香味袭人,深受居民的喜爱。许多人甚至不辞辛苦,舍近求远来这里排队购买面包。格林脸上洋溢着微笑,也给人们带来了享受。但是过了不久,格林不再烤面包了,人们很奇怪,询问为什么,格林说自己患了哮喘病,一接触面粉就发病,所以不再烤面包了。面粉给格林带来了苦恼。

问题:1. 格林患的哮喘病由什么物质引起的?

2. 哮喘病属于哪型超敏反应? 有何预防方法?

Ⅰ型超敏反应又称速发型超敏反应或过敏反应,是临床最常见的一种超敏反应。

考点:Ⅰ型超敏反应的特点

(一)特点

1. 症状出现快,消退也快;症状可出现在局部,也可以发生在全身。

2. 一般只引起生理功能紊乱,不引起组织损伤。

3. 参与的抗体为 IgE,效应细胞是肥大细胞或嗜碱粒细胞。

4. 有明显的个体差异或遗传倾向。易发生Ⅰ型超敏反应的人,临床上称为过敏体质者。

(二)发生机制

考点:Ⅰ型超敏反应的发病机制的具体过程

Ⅰ型超敏反应的发生大致分为致敏阶段和发敏阶段。

1. 致敏阶段 变应原初次进入机体后使B细胞活化、增殖、分化为浆细胞,产生IgE类抗体,IgE迅速与附近的肥大细胞或嗜碱粒细胞表面的IgE的Fc受体结合,机体处于致敏状态,该状态持续数月至数年,此过程称为致敏阶段。

2. 发敏阶段 处于致敏状态的机体,当相同的变应原再次侵入时,变应原与吸附在肥大细胞或嗜碱粒细胞表面的IgE的Fab段特异性结合。多价变应原与两个以上的IgE分子交叉结合时,称为"桥联",这种结合方式导致肥大细胞或嗜碱粒细胞脱颗粒,释放组胺、激肽原酶等,并能新合成一些活性介质如白三烯、前列腺素、血小板活化因子等。这些活性介质作用于效应器官,引起毛细血管扩张,通透性增高、腺体分泌增加、平滑肌收缩等病理变化。从而在接触变应原数秒或数分钟或数小时后引起过敏反应的一系列临床症状,此过程称为致敏阶段(图4-1)。

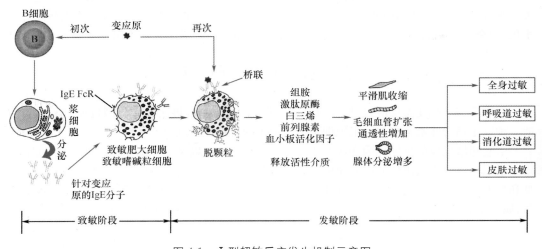

图 4-1 Ⅰ型超敏反应发生机制示意图

(三)临床常见疾病

考点:Ⅰ型超敏反应临床常见疾病

1. 过敏性休克 是最严重的全身性Ⅰ型超敏反应性疾病。某些人经再次接触相同变应原后,在数秒至数分钟之内发生。患者出现头晕、胸闷、呼吸困难、血压下降、昏迷等症状,如不及时抢救,可很快死亡。引起过敏性休克的变应原多为一些药物和免疫血清。

(1)药物过敏性休克:引起过敏性休克的药物主要有青霉素、头孢菌素、链霉素、普鲁卡因、有机碘等,尤其是青霉素引起的最多见。青霉素及其降解物青霉噻唑醛酸、青霉烯酸等均为半抗原,与组织中的蛋白质结合后成为完全抗原,刺激机体产生IgE抗体,使机体致敏。再次使用青霉素时可发生过敏性休克。

青霉素制剂在弱碱性环境中易形成青霉烯酸,因此,使用青霉素时应新鲜配制。

极少数人在初次使用青霉素时发生过敏性休克,可能和以前无意中接触过青霉素或青霉素样物质有关。①曾经使用过青霉素污染的注射器或其他器材;②从空气中吸入青霉菌脱落的孢子或青霉素降解产物,使机体致敏。由于这些过程难以观察和发现,当用青霉素治疗时,误认为是初次接触,实际上已是再次接触青霉素而发生过敏反应。

你是过敏体质吗?

容易发生过敏反应而又找不到原因的人称为过敏体质者。过敏体质者可发生各种不同的过敏反应并具有以下特征:①IgE血清中含量比正常人高1000～10000倍。②Th1细胞和Th2细胞比例失调;Th2细胞比正常人占优势,分泌较多IL-4,诱导IgE合成增加。③缺乏消化酶,不能完全分解蛋白质,异种蛋白质进入体内致敏。缺乏sIgA,细菌易在肠黏膜引起炎症,异种蛋白易吸收致敏。④缺乏组胺酶,不能破坏过敏反应中释放出的组胺。此外体内自由基数量比非过敏人群高。与遗传因素关系密切,常有家族史。如果你容易发生过敏反应,查一查是否为过敏体质,以便采取预防措施。

(2)血清过敏性休克(血清过敏症):临床上在紧急预防和治疗细菌外毒素引起的疾病。如破伤风时,给机体注射破伤风抗毒素,因其来源于马血清,有些人在再次使用时会发生过敏性休克。

2. 呼吸道过敏反应 最常见的疾病是过敏性鼻炎和支气管哮喘。患者由于吸入一些花粉、尘螨、动物毛屑、真菌孢子、面粉等变应原而发作。

3. 消化道过敏反应(过敏性胃肠炎) 少数人吃了鱼、虾、蟹、蛋、奶等食物后出现恶心、呕吐、腹痛、腹泻、荨麻疹等症状。

4. 皮肤过敏反应 可由药物、食物、冷热刺激等引起,表现为荨麻疹、湿疹、血管神经性水肿。大多数有家族史。

(四)防治原则

1. 发现变应原并避免与之接触 详细询问过敏史、家族史,尽量避免接触变应原。临床上在使用易引起过敏反应的药物、生物制品之前必须做皮肤试验,皮试阳性者,禁忌使用。若必须使用,需人工脱敏。

2. 脱敏治疗和减敏治疗

(1)脱敏治疗:又称异种免疫血清脱敏疗法。使用异种动物免疫血清如破伤风抗毒素治疗破伤风病患者时,皮试阳性而又必须使用者,可采用小剂量、短间隔(20～30分钟)、多次注射抗毒素血清的方法脱敏治疗。其机制是小量注入的抗毒素与肥大细胞或嗜碱粒细胞上的IgE结合,释放少量介质,引起的症状轻微,同时也易被组织中相应的酶降解。多次注射后耗竭掉肥大细胞和嗜碱粒细胞上的IgE,机体短时间内脱离致敏状态,此时大剂量注入抗毒素血清不会发生过敏反应。但这种脱敏是暂时的,以后注射抗毒素血清,仍须做皮试。

(2)减敏治疗:又称特异性变应原脱敏疗法。对已查明而又难以避免接触的变应原如花粉、尘螨等,可采用小剂量、长时间(1周)、多次皮下注射相应变应原的方法减敏治疗。其机制是改变了变应原进入机体的途径,诱导机体产生大量的IgG,使之与变应原结合,从而降低肥大细胞和嗜碱粒细胞上的IgE与变应原的结合,阻止脱颗粒。这种IgG抗体又称为封闭抗体。

舌下含服脱敏治疗,又称舌下特异性脱敏治疗。将诱发过敏的物质,如尘螨活性蛋白,制成不同浓度的脱敏液滴于舌下,从小剂量开始逐渐增加剂量到维持量,疗程2年,疗效维持多年甚至终身,具有可自己操作,安全性高等优点。

3. 药物防治 使用切断Ⅰ型超敏反应任何环节的药物,可以阻止过敏反应的发生。

常用抗过敏药物有肾上腺素、苯海拉明、马来酸氯苯那敏(扑尔敏)、葡萄糖酸钙等,其作用机制及临床应用将在药物应用护理课程介绍。

二、Ⅱ型超敏反应

案例4-2

这是医疗事故吗？

患者，男，30岁。因施工意外导致腹部外伤、失血性休克而急诊入院。查血型：B型。手术中输入相同B型全血2000ml，术后2小时再次输入B型全血400ml，输血后患者突然胸闷、呼吸困难、心跳加快、发绀、血压降低，经抢救无效死亡。术前曾询问病史：既往无输血史和过敏史。经诊断最后死亡原因为输血反应所致。核查发现第二次输血时值班护士大意，错把A型血当B型血输入。

问题： 1. 输血反应属于哪一型超敏反应，发生机制如何？

2. 如何避免类似情况再次发生？

Ⅱ型超敏反应又称细胞溶解型或细胞毒型超敏反应，是靶细胞表面的抗原与相应的IgG或IgM类抗体结合，通过补体系统、吞噬细胞、NK细胞对靶细胞发挥溶解或对组织造成损伤的过程。

（一）特点

考点：Ⅱ型超敏反应特点

1. 变应原是靶细胞表面抗原（自身或吸附）。

2. 介导的抗体主要为IgG、IgM、IgA。

3. 补体、吞噬细胞、NK细胞参与。

4. 反应的结果以血细胞损害为主。

（二）发生机制

1. 靶细胞及表面抗原　引起Ⅱ型超敏反应的靶细胞及其表面抗原通常是：①同种异型抗原。如ABO血型抗原、Rh血型抗原、HLA等。②修饰的自身抗原。因感染、理化因素而改变的自身组织细胞。③吸附了外来抗原、半抗原或抗原抗体复合物的组织细胞。④与某些微生物有相同抗原成分的正常组织细胞（异嗜性抗原或交叉抗原）。相应抗原刺激机体产生抗体。

2. 组织细胞损伤的途径　参与的抗体主要是IgG、IgM。当靶细胞表面的抗原与相应的IgG或IgM结合后，通过以下3条途径使靶细胞溶解：①激活补体。通过经典途径激活补体系统，形成膜攻击复合物溶解靶细胞。②调理吞噬。IgG的Fc段与吞噬细胞上的Fc受体结合，调理吞噬靶细胞。补体激活后形成的C3b与吞噬细胞上的C3b受体结合，调理吞噬靶细胞。③ADCC作用。IgG的Fc段与NK细胞的Fc受体结合，NK细胞发挥ADCC作用杀伤靶细胞。上述作用常常同时或先后发生，协同对组织造成损伤（图4-2）。

（三）临床常见疾病

考点：Ⅱ型超敏反应临床常见疾病

1. 输血反应　多发生于ABO血型不合的输血。如误把B型血输入A型血患者体内，由于B型血红细胞表面有B抗原，A型血患者体内有针对B抗原的天然血型抗体IgM，两者结合后，可激活补体，使红细胞破坏，引起溶血反应。所以临床上必须实行同血型输血。

2. 新生儿溶血症　由于母子间Rh血型不符引起。血型为Rh^-的母体由于输血、流产、胎盘出血或分娩时，Rh^+血液或胎儿Rh^+红细胞进入母体，刺激母体产生抗Rh抗体（IgG）。当母体妊娠或再次妊娠时，若胎儿血型仍为Rh^+，母体内的抗Rh抗体可通过胎盘进入胎儿内，与胎儿Rh^+红细胞结合，激活补体，导致胎儿红细胞溶解，引起新生儿溶血症，严重者可导致流产或死胎。

母胎之间ABO血型不符也可以发生新生儿溶血症，但症状较轻，多见于母亲是O型，胎儿是A型或B型或AB型。

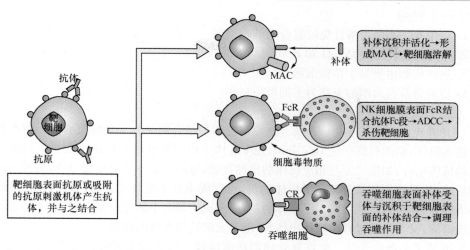

图 4-2 Ⅱ型超敏反应发生机制示意图

3. 药物过敏性血细胞减少症

（1）半抗原型：某些药物半抗原，如青霉素，进入机体后与血细胞直接结合形成完全抗原，刺激机体产生相应抗体。该抗体与结合在相应血细胞上的药物半抗原结合，通过上述三条途径引起相应血细胞溶解破坏。

（2）免疫复合物型：某些药物半抗原，如磺胺，进入机体后与体内的血浆蛋白结合，形成完全抗原，刺激机体产生相应抗体。当再次使用相同药物时，抗体与相应药物半抗原结合形成抗原抗体复合物，即免疫复合物，吸附到红细胞、粒细胞、血小板等细胞表面，通过上述三条途径引起相应血细胞溶解破坏。

由于受损血细胞的种类不同，可出现溶血性贫血、粒细胞减少症或血小板减少性紫癜。

4. 甲状腺功能亢进　简称甲亢，又称 Graves 病，是一种特殊类型的Ⅱ型超敏反应。人的甲状腺细胞表面有一种受体，称为促甲状腺素受体。患者体内能产生一种针对这种受体的自身抗体，属于 IgG，称为长效甲状腺刺激素，与受体结合后不损伤甲状腺细胞，而是持续刺激甲状腺细胞分泌甲状腺素，引起甲状腺功能亢进的临床表现，又称抗体刺激型超敏反应。

三、Ⅲ型超敏反应

案例4-3

他为什么有水肿和蛋白尿？

患者，男，16 岁。主诉乏力、水肿、腰痛 1 周。3 周前曾患扁桃体炎。查体：眼睑及颜面部水肿。实验室检查：尿中可见大量红细胞、白细胞，蛋白（＋＋＋）管型（＋＋）；血中循环免疫复合物测定强阳性，补体 CH50 和 C3 水平明显下降。诊断为急性肾小球肾炎。

问题：1. 所患疾病与 3 周前扁桃体炎病史有无关系？

2. 血中循环免疫复合物测定强阳性说明什么？

3. 如何解释此病的发病机制？

Ⅲ型超敏反应也称免疫复合物型超敏反应，是可溶性抗原与相应抗体形成的免疫复合物沉积在局部或全身毛细血管，激活补体后引起的以中性粒细胞浸润为主的血管炎症反应和组织损伤。

（一）特点

1. 由中等大小的可溶性免疫复合物沉积引起。

2. 介导的抗体主要是 IgG 和 IgM,补体参与反应。

3. 效应细胞主要是中性粒细胞。

4. 以血管及其周围的炎症为主的组织损伤。

（二）发生机制

1. 中等大小免疫复合物的形成　抗原与抗体的结合物又称为免疫复合物。可溶性抗原初次进入机体,刺激机体产生 IgG、IgM、IgA 抗体。相同的可溶性抗原再次进入机体时可与相应的抗体结合,如果抗原与相应抗体的比例合适,可形成大分子免疫复合物,易被吞噬细胞吞噬清除;如果抗原的量显著多于抗体的量,可形成小分子免疫复合物,易通过肾小球,随尿液排出体外;如果抗原的量略多于抗体的量,则形成中等大小的免疫复合物,既不易被吞噬细胞吞噬清除,又不易通过肾小球排出体外,随着血液长期在体内循环。

2. 免疫复合物的沉积　免疫复合物随血流经过一些毛细血管迂回曲折,血流缓慢的部位如肾小球、关节滑膜、心肌等,当血管壁通透性增强时,沉积在毛细血管基膜上。

3. 免疫复合物沉积后引起组织损伤　免疫复合物不是造成组织损伤的直接原因,而是启动因素。在沉积后通过以下三方面的作用引起组织损伤。

（1）补体的作用:免疫复合物通过经典途径激活补体系统,产生裂解片段 C3a、C5a 等。C3a、C5a 具有过敏毒素的作用,导致肥大细胞、嗜碱粒细胞脱颗粒,释放血管活性物质,使局部毛细血管扩张。通透性增高,渗出增多,发生水肿。

（2）中性粒细胞的作用:C3a、C5a 具有趋化作用,吸引中性粒细胞至免疫复合物沉积的局部,发挥吞噬作用。在清除免疫复合物的同时,中性粒细胞释放的溶酶体酶可引起局部组织发生损伤。

（3）血小板的作用:沉积的免疫复合物和损伤的血管壁引起血小板的聚集。聚集的血小板活化后作用如下:①释放血管活性胺类物质,加重组织水肿。②激活凝血系统,形成微血栓,引起局部组织缺血、出血、变性坏死(图 4-3)。

（三）临床常见疾病

1. 局部免疫复合物病　机体的局部组织反复受到同一种抗原刺激,抗原将会与体内产生的相应抗体结合形成免疫复合物,在抗原入侵局部引起Ⅲ型局部超敏反应,又称 Arthus 反应。临床上见于胰岛素依赖型糖尿病患者。局部反复注射胰岛素后可刺激机体产生相应 IgG 类抗体,若再次注射胰岛素,在注射局部可出现红肿、出血和坏死等局部炎症反应。

2. 全身性免疫复合物病

（1）血清病:机体初次大剂量注射异种动物免疫血清如破伤风抗毒素,1～2 周后患者可出现发热、皮疹、关节疼痛、蛋白尿等症状。这是产生的抗体与尚未完全排除的异种动物免疫血清形成免疫复合物沉积在毛细血管中引起组织损伤所致。大剂量应用青霉素等药物也可以引起血清病样的反应,又称药物热。

（2）链球菌感染后肾小球肾炎:部分患者感染 A 群溶血性链球菌后 2～3 周,体内产生的抗体与链球菌可溶性抗原形成的免疫复合物沉积在肾小球基膜,损伤局部组织,引起肾小球肾炎,即免疫复合物型肾炎。此外葡萄球菌、肺炎链球菌、乙型肝炎病毒和疟原虫感染后也能引起免疫复合物型肾炎。

（3）系统性红斑狼疮(SLE):是一种自身免疫病。主要是由自身抗原与抗核抗体形成免

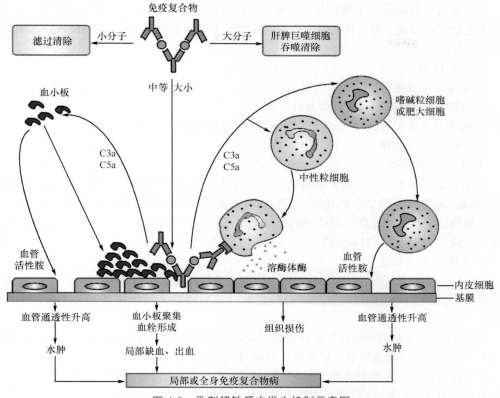

图 4-3　Ⅲ型超敏反应发生机制示意图

疫复合物,沉积于肾小球、关节或其他部位的血管内壁,导致组织损伤,表现为全身多器官病变。

(4) 类风湿关节炎:病因尚未完全查明。可能因为病毒或支原体的持续性感染,使自身IgG分子发生变性,成为变应原,刺激机体产生抗自身IgG的抗体(主要为IgM),称为类风湿因子。自身变性的IgG(Ag)与类风湿因子(Ab)结合的免疫复合物沉积在小关节滑膜引起类风湿关节炎。

四、Ⅳ型超敏反应

案例 4-4

面膜美容还是毁容?

　　患者,女,30岁。因面部红肿、皮疹伴有水疱2天来医院就诊。询问接触物,20天前在美容店贴敷面膜美容,每周3次,每次20分钟。检查:面部病变范围与面膜大小一致。实验室检查证实患者对面膜内一种化学物质对羟基苯甲酯(尼泊金酯)过敏。诊断:接触性皮炎。

案例 4-4 分析

　　为了防止微生物的繁殖及代谢产物产生,延长面膜的保质期,在面膜内加入对羟基苯甲酯作为防腐剂,但对人有致敏作用,尤其是对过敏体质和敏感性皮肤的人,较长时间应用会引起接触性皮炎。2011年7月15日香港消费者委员会公布30种流行面膜测试结果,其中17种含有对羟基苯甲酯或超标,包括某些知名品牌。

Ⅳ型超敏反应是效应T细胞与相应抗原结合后引起的以单核细胞、淋巴细胞浸润和组织损伤为主的炎症反应。由于Ⅳ型超敏反应的发生比Ⅰ、Ⅱ、Ⅲ型更缓慢,故又称为迟发型超敏反应。

考点:Ⅳ型超敏反应特点

（一）特点

1. 反应发生缓慢（24～72h）,消退也慢。

2. 由致敏T细胞介导,无抗体及补体参加。

3. 病变常发生于局部,特征是以单核细胞、淋巴细胞浸润为主的炎症反应。

4. 一般无个体差异。

（二）发生机制

1. T细胞致敏阶段 引起Ⅳ型超敏反应的抗原主要是病原体和一些化学物质,如胞内寄生菌、病毒、真菌、寄生虫、油漆、化妆品、药物（青霉素、磺胺类）等。这些抗原进入机体,经抗原提呈细胞（APC）加工处理后,分别提呈给$CD4^+$T细胞和$CD8^+$T细胞,使之活化,增殖,分化成为效应$CD4^+$Th1细胞和效应$CD8^+$Tc细胞,即为致敏T细胞。

2. 致敏T细胞的效应阶段

（1）Th1细胞的作用:效应Th1细胞再次与相应抗原接触时释放IL-2、IFN-γ、TNF-β等细胞因子,在抗原存在部位形成以单核细胞、淋巴细胞浸润和组织损伤为主要特征的炎性反应。

（2）效应Tc细胞的作用:效应Tc细胞与靶细胞表面抗原结合后,通过释放穿孔素、颗粒酶和Fas L/Fas这两条途径导致靶细胞的溶解与凋亡。

Ⅳ型超敏反应和细胞免疫机制基本相同并常相伴随发生,在整个反应过程中对机体造成损伤的反应为Ⅳ型超敏反应,对机体产生保护性作用的反应为细胞免疫（图4-4）。

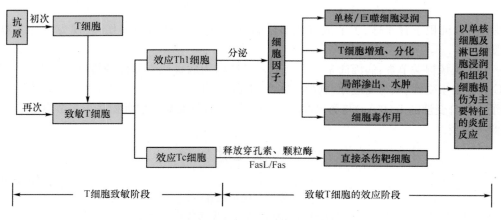

图4-4 Ⅳ型超敏反应发病机制示意图

（三）临床常见疾病

考点:Ⅳ型超敏反应临床常见疾病

1. 传染性迟发型超敏反应 胞内寄生菌、病毒、某些真菌、原虫的感染可引起T细胞介导的Ⅳ型超敏反应,因为是在传染过程中发生的,因此又称为传染性迟发型超敏反应。如肺部再次感染结核分枝杆菌形成的病灶范围比初次感染形成的要局限,这是细胞免疫的保护作用,而局部组织短时间内存在的坏死、液化甚至空洞,则是Ⅳ型超敏反应损伤的结果。

2. 接触性皮炎 通常是一些小分子半抗原物质,如化妆品、油漆、染料、药物（青霉素等）

等引起。这些物质和某些人的皮肤接触时，与角质蛋白结合成完全抗原，使机体致敏，再次接触相应的抗原时，局部皮肤可发生红肿、皮疹、水疱，甚至剥脱性皮炎，此即为接触性皮炎。是一种皮肤局部Ⅳ型超敏反应。

3. 移植排斥反应　异体之间的器官组织移植，因供者与受者之间组织相容性抗原（HLA）不一致，因此可引起移植排斥反应，使移植的组织器官遭受损伤。

事实上，临床的实际情况是很复杂的，某种疾病可能由多种机制引起，如链球菌感染后肾小球肾炎，可由Ⅱ型超敏反应引起，也可由Ⅲ型超敏反应引起；一种变应原也可通过多型超敏反应对机体造成损伤，如乙型肝炎病毒，既可由Ⅱ型、Ⅳ型超敏反应损伤肝细胞，也可由Ⅲ型超敏反应损伤肾脏、关节。超敏反应常为混合型，但以某一型为主（表4-1）。

护考链接

能分别引起Ⅰ、Ⅱ、Ⅲ、Ⅳ型超敏反应的物质是

A. 青霉素　　B. 花粉　　C. 化妆品

D. 乙型溶血性链球菌　E. 抗毒素

分析：青霉素可分别引起Ⅰ型（过敏性休克）、Ⅱ型（药物过敏性溶血性贫血）、Ⅲ型（血清病样反应，即药物热）、Ⅳ型（接触性皮炎）超敏反应。花粉引起Ⅰ型、化妆品引起Ⅳ型、乙型溶血性链球菌引起Ⅱ型、Ⅲ型、抗毒素引起Ⅰ型、Ⅲ型超敏反应。

表4-1　Ⅰ～Ⅳ型超敏反应的比较

型别与免疫类型	参与的分子与细胞	结果	常见疾病
Ⅰ型（速发型）体液免疫	IgE、肥大细胞、嗜碱粒细胞	只有功能紊乱，除休克、死亡外无组织损伤	过敏性休克、支气管哮喘、过敏性胃肠炎、荨麻疹等
Ⅱ型（细胞毒型）体液免疫	IgG、IgM、补体、巨噬细胞、NK细胞	细胞溶解、破裂	输血反应、新生儿溶血症、药物过敏性血细胞减少症、甲状腺功能亢进
Ⅲ型（免疫复合物型）体液免疫	IgG、IgM、补体、中性粒细胞	血管炎	局部免疫复合物病、血清病、链球菌感染后肾小球肾炎、系统性红斑狼疮、类风湿关节炎
Ⅳ型（迟发型）细胞免疫	$CD8^+$ Tc、$CD4^+$ Th1	单核细胞、淋巴细胞浸润为主的炎症	传染性超敏反应、接触性皮炎、移植排斥反应

考点：四型超敏反应比较

小结

超敏反应又称变态反应，是病理性的免疫应答，表现为组织损伤或（和）生理功能的紊乱。引起超敏反应的抗原称为变应原或过敏原，它可以是完全抗原，也可以是半抗原。人群中只有少数人发生超敏反应，并有遗传倾向。超敏反应根据发病机制和临床特点分为Ⅰ、Ⅱ、Ⅲ、Ⅳ型，Ⅰ、Ⅱ、Ⅲ型由抗体介导，Ⅳ型由T细胞介导。Ⅰ型是临床上最常见和最重要的超敏反应，其防治措施主要有寻找变应原并避免与之接触，脱敏疗法和减敏疗法，药物治疗。临床上出现的超敏反应常为混合型，但以某一型为主，应结合具体病例进行分析。

自测题

一、名词解释

1. 超敏反应　　2. 变应原　　3. 类风湿因子

二、填空题

1. 参与Ⅰ型超敏反应的抗体为_____，肥大细胞释放的活性介质可引起_____、_____、_____等病理变化。

2. 破伤风抗毒素皮肤试验阳性的患者又必须使用破伤风抗毒素时可进行_____治疗。对已经

查明又难以避免接触的变应原,如花粉、尘螨、可进行_____治疗。

3. 血清过敏性休克属于_____超敏反应,血清病属于_____型超敏反应。

4. 新生儿溶血症常发生在母亲血型为 Rh _____性,胎儿血型为 Rh _____性的情况下。

三、单选题

1. 下列生物活性介质中哪一种与Ⅰ型超敏反应的发生关系不大?( )
   A. 补体 B. 白三烯 C. 前列腺素
   D. 组胺 E. 激肽原酶

2. 下述哪种超敏反应性疾病属于Ⅰ型?( )
   A. 过敏性胃肠炎
   B. 药物性血小板减少性紫癜
   C. 传染性迟发型超敏反应
   D. 新生儿溶血性
   E. 类风湿关节炎

3. ABO 血型不符引起的溶血属于( )
   A. Ⅰ型超敏反应 B. Ⅱ型超敏反应
   C. Ⅲ型超敏反应 D. Ⅳ型超敏反应

E. 以上都不是

4. 下列哪项属于Ⅳ型超敏反应性疾病?( )
   A. 溶血性贫血 B. 接触性皮炎
   C. 哮喘 D. 类风湿关节炎
   E. 过敏性休克

5. 参与Ⅰ型超敏反应的细胞是( )
   A. 中性粒细胞 B. 致敏淋巴细胞
   C. 巨噬细胞 D. 肥大细胞和嗜碱粒细胞
   E. NK 细胞

6. 下列哪项属于Ⅲ型超敏反应性疾病?( )
   A. 甲状腺功能亢进 B. 荨麻疹
   C. 接触性皮炎 D. 系统性红斑狼疮
   E. 药物过敏性血细胞减少症

四、简答题

1. 青霉素过敏性休克属哪一型超敏反应?简述其发生机制和预防措施。

2. 列举Ⅰ型超敏反应的特点。

3. 临床上 ABO 血型不符的输血会发生什么后果?其机制如何?

(张宝恩)

第2节 免疫学检测

考点:免疫学检测原理的具体内容

　　免疫学检测技术主要包括两大部分:一是利用抗原抗体之间的特异性结合反应,检测抗原或抗体,可广泛运用于生物学和医学研究各个领域,也是临床辅助诊断的重要手段;二是免疫功能和免疫状态的测定,用于免疫及各种免疫相关疾病的研究和诊断。伴随免疫学及相关学科的不断进步,免疫学诊断技术也在快速更新和发展着,新方法层出不穷。

一、检测抗原或抗体

(一)抗原抗体反应的原理及特点

　　抗原与相应抗体能特异性结合,在一定条件下呈现可见反应现象或可用仪器定量分析。因此,可以用已知抗体(或抗原)检测未知抗原(或抗体)。因抗体多存在于血清中,故体外抗原抗体反应又称血清学反应。

　　抗原抗体反应具有特异性、可逆性、可见性和阶段性等特点,并受电解质、温度、酸碱度等因素的影响。其中特异性是一切血清学反应的基础。

(二)抗原抗体反应的种类

　　1. 凝集反应　颗粒性抗原(如细菌、细胞等)与相应抗体结合,在一定条件下,出现肉眼可见的凝集物。凝集反应中的抗原称凝集原,抗体称凝集素。

　　(1)直接凝集反应:是颗粒性抗原与相应抗体直接结合所呈现的凝集现象(图 4-5)。主要有玻片法和试管法。①玻片法为定性试验,常用已知抗体检测未知抗原,用于细菌的鉴定与分型及鉴定 ABO 血型等。②试管法为半定量试验,多用已知抗原检测血清中相应抗体及其含量。如临床上用于辅助诊断伤寒、副伤寒的肥达反应。

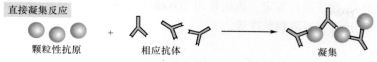

图 4-5　直接凝集反应示意图

发生凝集反应时,以抗原、抗体结合出现明显可见反应(＋ ＋)的血清最高稀释度为凝集效价,又称滴度。

(2)间接凝集反应:是可溶性抗原或抗体,吸附于与免疫无关的载体颗粒上(如红细胞、聚苯乙烯胶乳),形成致敏颗粒再与相应抗体或抗原进行反应,出现凝集,称为间接凝集反应。①用已知抗原吸附于载体上测未知抗体称正向间接凝集反应(图 4-6)。②用已知抗体吸附于载体上测未知抗原称反向间接凝集反应。③用红细胞作为载体的称为血凝试验。临床类风湿因子检测(用于诊断类风湿关节炎)和抗 O 试验(用于诊断风湿热)均采用了这一方法。

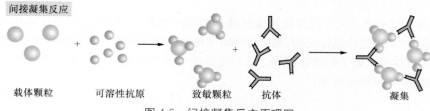

图 4-6　间接凝集反应原理图

2. 沉淀反应　可溶性抗原(如血清蛋白、细胞裂解液或组织浸出液等)与相应抗体结合,在一定的条件下,出现肉眼可见的沉淀物,称沉淀反应。参与沉淀反应的抗原称沉淀原,抗体称沉淀素。沉淀反应包括环状沉淀试验、絮状沉淀试验、琼脂扩散试验和免疫电泳等,以琼脂扩散试验较为常用。

(1)单向琼脂扩散试验:将定量抗体混匀在琼脂凝胶中,加待测的抗原于孔中,使其在凝胶中扩散,当抗原抗体相遇比例合适,两者结合形成沉淀环,沉淀环的大小与抗原浓度成正相关。用不同浓度的标准抗原制成标准曲线,则未知标本中的抗原含量即可从标准曲线中求出(图 4-7,图 4-8)。常用于检测各类 Ig 和补体的含量。

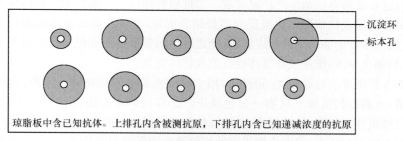

琼脂板中含已知抗体。上排孔内含被测抗原,下排孔内含已知递减浓度的抗原

图 4-7　单向琼脂扩散结果示意图

(2)免疫电泳:是将区带电泳和双向免疫扩散相结合的一种方法。先将待测标本作琼脂凝胶电泳,使标本中各蛋白组分电泳到不同的区带,然后与电泳方向平行挖一小槽,加入相应的抗血清,与分成区带的蛋白抗原作双向免疫扩散,在各区带相应位置形成沉淀弧(图 4-9)。

患者待检样品形成的弧形沉淀线与标准(或正常)抗原形成的弧形沉淀线进行比较,即可对样品内各成分的种类、性质进行鉴定。该法常用于观察免疫球蛋白的异常增多或缺失,亦用于分析血清蛋白组分、鉴定提取物纯度等。

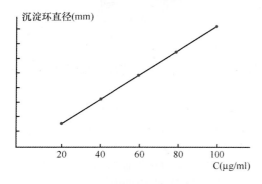

图 4-8 单向琼脂扩散参考标准曲线

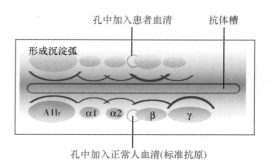

图 4-9 患者血清与正常人血清免疫电泳结果对比图

3. 免疫标记技术 为了提高抗原或抗体检测的敏感性,将已知抗原或抗体标记上能够显示的物质,然后通过检测标记物,间接地测出微量的抗原或抗体。常用的标记物有酶、荧光素、同位素、胶体金及电子致密物质等。此种将抗原或抗体标记显示物所进行的特异性免疫反应的方法,称免疫标记技术。

夹心法酶联免疫吸附试验

夹心法酶联免疫吸附试验测量两层抗体之间的抗原量。被测量的抗原必须包含至少两个能与抗体结合的抗原位点,因为在夹心法中至少有两个抗体作用。因此,夹心试验限于多价抗原如蛋白质或多糖的定量分析。当抗原浓度低和(或)它们被包含在高浓度污染蛋白质中时,夹心法酶联免疫吸附试验对于抗原定量测定特别有价值。

(1) 免疫酶技术:用酶作为标记物,检测抗原或抗体。反应中的酶与抗原抗体复合物结合在一起,并能催化随后加入的底物,使底物显色,根据颜色的有无和深浅判断抗原或抗体的有无和含量。其中的酶联免疫吸附试验(enzyme linked immunosorbent assay, ELISA)为目前应用最广泛的免疫检测技术,包括间接法、双抗体夹心法等(图 4-10)。

1) ELISA 的试验操作过程大致分四步:①将已知抗原或抗体通过物理作用吸附到固相载体表面,这步通常由试剂生产厂家完成。②抗原抗体反应。先后加入被检标本和酶标记物,使之与固相抗原或抗体发生免疫反应而被结合固定,经洗涤除去游离的酶标记物。③酶促反应。在反应体系中加入酶的相应底物,使之发生酶促反应而显色。④用目测或酶标仪测定底物显色后颜色深浅,推测或计算待检抗原或抗体的量。

2) ELISA 常用方法与原理:①间接法,用于检测血清中未知抗体。原理:包被抗原+抗体(待检血清)+酶标抗抗体+底物→显色反应。②双抗体夹心法,用于检测标本中未知抗原。原理:包被抗体+抗原(待检标本)+酶标抗体(特异性)+底物→显色反应(图 4-10)。

3) ELISA 应用与特点:现在应用于多种病原微生物所引起的传染病、寄生虫病及非传染病等方面的免疫诊断。该法具有灵敏、特异、简单、快速、稳定及易于自动化操作等特点。

(2) 免疫荧光技术:是以荧光显微镜为检测工具,用荧光素标记特异性抗体或抗核抗体,检测固定组织细胞上的抗原或血清中的抗体,用于定性和定位检查(图 4-11)。应用于细菌、螺旋体、病毒性疾病的诊断,还可用于免疫细胞表面 CD 分子的测定,检测自身免疫病的抗核抗体等。

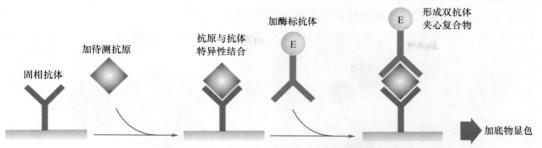

图 4-10　双抗体夹心法 ELISA 原理示意图

（3）放射免疫测定（RIA）：是用放射性核素标记抗原或抗体进行免疫学检测的技术，它将放射性核素的高灵敏性和抗原抗体反应的高特异性相结合，使检测的灵敏度达 pg/ml 水平。应用于人体各种微量蛋白质、激素、药物和肿瘤标志物的定量分析。

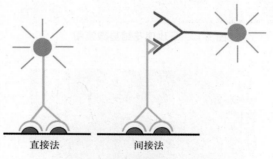

图 4-11　免疫荧光法

（4）金标免疫技术：是以胶体金作为标记物，用于抗原抗体检测的技术。这种金标记抗体（或抗原）与相应的抗原（或抗体）反应后，通过观察颜色变化用于抗原抗体的定位或定性分析。

金标免疫技术以斑点金免疫渗滤试验最常用。斑点金免疫渗滤试验，是以胶体金为标记物，以硝酸纤维素膜为固相载体，以渗滤或层析方式检测抗原或抗体。应用于体液中抗原或抗体的检测，如 HCG（绒毛膜促性腺激素）、抗 HCV（丙型肝炎病毒）、抗 HIV（人类免疫缺陷病毒）的测定。

二、免疫细胞及其功能检测

免疫细胞及其功能检测包括 T 细胞、B 细胞、吞噬细胞等的检测，其中以 T 细胞的检测最为重要。

（一）T 细胞数量检测

1. E 玫瑰花结试验（E 花环试验）　T 细胞表面有绵羊红细胞受体（E 受体，即 CD2 分子），它能在体外一定条件下与绵羊红细胞结合，使绵羊红细胞结合在 T 细胞周围，形成玫瑰花环状的细胞团，称为 E 玫瑰花结（E 花环）（图 4-12）。显微镜检查计数总花环形成率，可检测外周血 T 细胞的百分率。正常值为 60%～80%，若花环形成率下降，表明细胞免疫功能降低。

2. T 细胞特异性抗原的检测　因 T 细胞表面具有特异性抗原成分 CD3 分子，可用抗 CD3 的单克隆荧光抗体来检测 T 细胞，在显微镜下计数荧光抗体结合的细胞即为 T 淋巴细胞，正常值为 60%～80%。

（二）T 细胞功能检测

1. 淋巴细胞转化试验（淋转实验）　T 细胞在体外受到有丝分裂原（应用最广的是 PHA，称为植物血凝素）的刺激，发生增殖反应，细胞体积增大，核大，胞浆增多，能进行有丝分裂，称为淋巴母细胞（图 4-13）。将细胞悬液涂片染色，显微镜下检查可计算淋巴细胞的转化率，正常值为 70% 左右。若淋巴细胞转化率降低,提示细胞免疫功能低下。

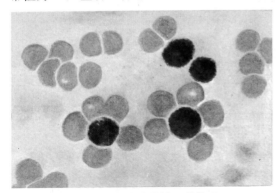

图 4-12 E 玫瑰花结显微镜图

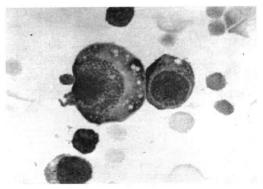

图 4-13 淋巴母细胞镜下图

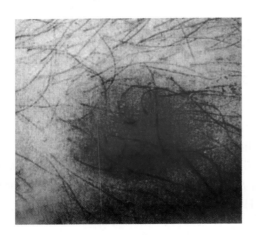

图 4-14 迟发型(Ⅳ型)超敏反应皮肤试验阳性图

2. 体内法 皮肤试验是临床上常用的简便测定方法。如迟发型(Ⅳ型)超敏反应皮肤试验,即结核菌素试验。将抗原定量注入皮内,48~72 小时后观察结果,若注射部位出现红肿、硬结甚至坏死为阳性反应(图4-14)。细胞免疫功能缺陷、低下者,试验多为阴性或弱阳性反应。

(三)T 细胞亚群检测 △

目前检测 T 细胞亚群的技术主要有免疫荧光法、流式细胞术、免疫酶标法等。T 细胞亚群的检测对于了解机体的免疫状态和探讨免疫调节与自身免疫性疾病和肿瘤的发生发展的关系有重要临床意义。

三、细胞因子检测 △

免疫细胞间的相互作用常常是通过细胞因子来实现的,机体的炎症反应也是由细胞因子引起的,检测细胞因子有助于评估机体的免疫状态,判定治疗效果及预后。

目前检测细胞因子的方法主要是应用单克隆抗体的免疫学检测法,即抗原抗体检测法,是将细胞因子作为抗原,用 ELISA 或放射免疫等方法测定,可定量检出各种已知细胞因子的含量。此外还有生物活性检测法以及分子生物学检测法等。

小结

免疫学检测技术已从细胞水平深入到分子乃至基因水平,应用范围不断扩大,技术手段不断更新。日益显现其重要性的优势在于高度敏感性、特异性、准确性。

抗原、抗体反应的主要类型有凝集反应、沉淀反应、免疫电泳和免疫标记技术等。免疫标记技术包括免疫酶技术、免疫荧光技术、同位素标记技术、免疫胶体金技术等,提高了抗原抗体反应的敏感性(ng/ml 或 pg/ml),将血清学反应推向一个全新的境界。其中最普遍应用的是酶联免疫吸附试验(ELISA)。

自测题

一、名词解释

1. 凝集反应　2. 沉淀反应　3. 免疫标记技术

4. ELISA

二、填空题

1. 抗原与相应抗体可发生_____，借此可以用已知抗体检测_____。因抗体多存在于血清中，故体外抗原抗体反应又称_____。

2. 抗原与抗体的结合受_____、_____和_____条件的影响。

3. 单向琼脂扩散是抗原在含_____的琼脂凝胶中扩散。

4. 免疫标记技术中，常用的标记物是_____，_____和_____。

5. 体内免疫测定主要是_____，常用的方法有_____。

三、单选题

1. 抗原抗体的结合是（　　）

A. 分子表面的特异性结合　B. 不稳定的结合

C. 随机结合　　　　　　　D. 不可逆结合

E. 无限量结合

2. 下列哪种抗原抗体反应中抗原是颗粒性的？

（　　）

A. 环状沉淀试验　　　B. 单向琼脂扩散试验

C. 直接凝集反应　　　D. 絮状沉淀试验

E. 免疫电泳

3. 肥达反应是（　　）

A. 直接凝集反应　　　B. 间接凝集反应

C. 沉淀反应　　　　　D. 金标免疫技术

E. 放射免疫测定

4. 检查微量 Ag 或 Ab 的方法是（　　）

A. 玻片凝集反应　　　B. 间接凝集反应

C. 沉淀反应　　　　　D. 试管凝集反应

E. 酶联免疫吸附试验

5. 不属于抗原抗体反应的试验是（　　）

A. 玻片凝集试验　　　B. 肥达试验

C. 结核菌素试验　　　D. 青霉素皮肤试验

E. 试管凝集试验

四、简答题

简述酶联免疫吸附试验的基本原理和应用。

（韩日新）

第 3 节　免疫学防治

免疫学防治是应用免疫制剂或免疫调节剂调节机体免疫功能达到预防和治疗疾病的目的。

一、免疫预防

机体可以通过自然与人工两条途径获得免疫保护。隐性感染或显性感染后机体可自动获得对该病原体的特异性免疫力，称为自然自动免疫。胎儿和新生儿经胎盘和乳汁获得母体内的抗体，称为自然被动免疫。免疫预防是以人工免疫方法给机体接种抗原或输入抗体等，使机体获得特异性免疫力的方法，它包括人工自动免疫和人工被动免疫两种。

（一）人工自动免疫

给机体输入疫苗、类毒素等抗原物质，刺激机体产生抗体或效应 T 淋巴细胞，从而获得免疫力的方法称人工自动免疫。其特点有：①输入物质是抗原。②产生免疫力慢。③免疫力维持时间长。④可用于传染病的特异性预防。

1. 人工自动免疫常用的生物制品

（1）类毒素：细菌外毒素经 0.3％～0.4％甲醛溶液处理后，使其失去毒性，保留其免疫原性，制成类毒素。常用的有白喉类毒素、破伤风类毒素以及这两种类毒素和百日咳死疫苗混合制成的"百白破"三联疫苗。

考点：人工自动免疫特点的具体内容

（2）疫苗：用病原微生物制成的人工免疫制品称为疫苗。疫苗分为死疫苗（灭活疫苗）和减毒活疫苗两种。

1）死疫苗：是选用免疫原性强的病原体，经人工培养后，用理化方法灭活制成。死疫苗进入机体后不能繁殖，需要接种剂量较大，反复2～3次。死疫苗容易保存，有效期长达1年。常用的有百日咳、流行性乙型脑炎（简称乙脑）、伤寒、流脑、钩端螺旋体、斑疹伤寒、狂犬病疫苗等。

2）活疫苗：是用减毒或基本无毒的活的病原微生物制成。活疫苗进入机体后可生长繁殖，需要接种剂量较小，只需1次。活疫苗不易保存，放置4℃冰箱内数周后失效。常用的有卡介苗、麻疹、脊髓灰质炎、腮腺炎、风疹疫苗等。

（3）新型疫苗：随着免疫学、生物化学、生物技术的发展，疫苗研制进入新的阶段。常见疫苗如下。

1）亚单位疫苗：提取病原体的有效免疫原成分制成的疫苗。这类疫苗免疫效果好，不良反应少。如流感嗜血杆菌多糖疫苗、肺炎链球菌荚膜多糖疫苗。

2）合成肽疫苗：人工合成抗原多肽，将合成肽与载体结合制成的疫苗。优点是安全，可大量生产。如临床试验阶段的疟疾疫苗，研制中的肿瘤疫苗、HIV疫苗及毒素疫苗等。

3）基因工程疫苗：采用基因工程技术将编码病原体免疫原的基因通过载体转移并插入另一生物体基因组中，使之表达所需抗原制成的疫苗。如将编码HBsAg的基因插入酵母菌基因组中制成的DNA重组乙型病毒性肝炎（简称乙肝）疫苗已广泛应用。

当代疫苗的发展趋势是增强免疫效果、简化接种程序、提高预防接种效益。目前，我国免疫规划疫苗种类有：卡介苗、乙肝疫苗、百白破联合疫苗及吸附白喉破伤风联合疫苗、口服脊髓灰质炎减毒活疫苗、麻疹减毒活疫苗（表4-2）。有些地方增加有乙脑疫苗、流脑疫苗。这些疫苗由国家免费提供，属一类疫苗。另外，还有麻腮二联疫苗、麻风腮三联疫苗、水痘疫苗、甲肝疫苗等，属二类疫苗，由受种者自费接种。接种疫苗及类毒素时要注意接种对象、接种剂量、时间和接种途径，密切观察接种后可能出现的接种反应。对有接种禁忌证的人群不宜接种。

表4-2　我国儿童计划免疫程序表

类别	年（月）龄	疫苗
基础免疫	出生时	卡介苗，乙肝疫苗1
	1个月	乙肝疫苗2
	2个月	脊髓灰质炎疫苗1
	3个月	脊髓灰质炎疫苗2，百白破1
	4个月	脊髓灰质炎疫苗3，百白破2
	5个月	百白破3
	6个月	乙肝疫苗3
	8个月	麻疹疫苗
加强免疫	1.5～2岁	百白破4
	4岁	脊髓灰质炎疫苗
	7岁	麻疹疫苗、白喉破伤风二联疫苗

注：表内疫苗名称后数字表示接种针（剂）次数。

链接

宫颈癌疫苗——预防宫颈癌的"明星"

医学研究证实,90%以上的宫颈癌病例由人乳头瘤病毒(HPV)感染引起。全球每年因宫颈癌死亡人数达24万人。因此,接种HPV疫苗(宫颈癌疫苗)成为预防HPV感染,进而预防宫颈癌发生的有效手段。

获得美国食品及药品管理局(FDA)批准上市的宫颈癌疫苗有两种:①重组HPV四价疫苗(16、18、6、11型),可预防由16、18型HPV病毒引起的宫颈癌和6、11型HPV病毒引起的尖锐湿疣。②二价HPV疫苗(16、18型),预防由16、18型HPV病毒引起的宫颈癌。目前这两种疫苗已在多个国家应用,但在我国仍处于临床试验阶段和审批之中。

该疫苗主要用于9至26岁的女性,而且如果女性能在开始性生活前使用此疫苗效果更好。接种者需要在6个月时间内打完3针疫苗,此后人体内HPV抗体的水平将比平常高出数百倍,并在至少3年半的时间内持续保持这种高水平状态。

疫苗对所含型别HPV病毒的预防率达100%,因此彻底消除宫颈癌不再是梦想。

2. 人工自动免疫的用途

(1)抗感染:预防接种是目前预防和控制传染病的最有效方法。

(2)抗肿瘤:肿瘤的发生和病毒感染密切相关,这些病毒疫苗可看作是肿瘤疫苗。如人乳头瘤病毒疫苗可预防宫颈癌、EB病毒疫苗可预防鼻咽癌。

(3)计划生育:将绒毛膜促性腺激素(HCG)免疫人体,可诱导产生抗-HCG,阻止早期胚胎发育。此外,还可用精子表面酶或膜抗原制成精子表面抗原疫苗,诱导产生抗精子抗体。

(二)人工被动免疫

人工被动免疫是指给机体输入抗体或细胞因子所获得的特异性免疫。其特点有:①输入物质是抗体或细胞因子。②产生免疫力快。③免疫力维持时间短。④用于疾病的治疗或紧急预防。

人工被动免疫常用生物制品

考点: 人工被动免疫特点的具体内容

(1)抗毒素:是用类毒素多次免疫动物(通常选择马)所制备的免疫血清。方法是待免疫马产生大量抗体(抗毒素)后,采血分离血清。常用于外毒素所致疾病的治疗和紧急预防。目前有白喉、破伤风、肉毒及气性坏疽的抗毒素。

抗毒素对人体具有双重性,用于治疗可以中和体内的外毒素(抗体的作用),应用原则是早期足量,但抗毒素又可以引起超敏反应(抗原的作用),因此,注射抗毒素之前必须做皮肤敏感试验(简称皮试)。皮试阳性者,禁止使用。若必须使用,需采用脱敏疗法。

(2)非特异性免疫球蛋白:是正常人血浆丙种球蛋白(IgG、IgM)和产妇胎盘丙种球蛋白(IgG)。因多数成年人曾隐形或显性感染过多种病原微生物,在人血浆和胎盘血中含有相应的抗体。常用于麻疹、脊髓灰质炎、甲型病毒性肝炎(简称甲肝)等疾病的潜伏期治疗或紧急预防。另外,患丙种球蛋白缺乏症的患者需长期注射此制剂,以维持免疫力。

(3)人特异性免疫球蛋白:从某传染病恢复期患者的血浆中提取特异性免疫球蛋白,或从接种疫苗、类毒素者血浆中提取的高效价抗体。如乙型肝炎免疫球蛋白。人特异性免疫球蛋白常用于特定微生物感染、过敏体质及丙种球蛋白疗效不佳的疾病。

此外,常用的细胞免疫制剂有转移因子、胸腺素、免疫核糖核酸等。常用的细胞因子有IFN-γ、IL-2等。

人工自动免疫与人工被动免疫的比较见表4-3。

表4-3　人工自动免疫与人工被动免疫的比较

	人工自动免疫	人工被动免疫
输入物质	抗原	抗体或细胞因子
免疫出现时间	慢,1~4周	快,立即
免疫维持时间	长,数月至数年	短,2~3周
主要用途	特异性预防	治疗或紧急预防
常用制剂	类毒素、疫苗	抗毒素、丙种球蛋白、特异性免疫球蛋白

案例4-5

应用联合免疫,阻断母婴传播

　　新生儿,男婴。其母为无症状的乙型肝炎病毒(HBV)携带者。医院对此新生儿按计划免疫程序在第0、1、6个月接种了乙肝疫苗,并在生后1小时和第2周注射了乙型肝炎免疫球蛋白(HBIg)。随访监测16年,实验室检查无HBV感染。抗-HBs持续阳性。

案例4-5分析

　　母亲为乙型肝炎患者或无症状HBV携带者,能明显增加婴儿感染HBV的概率。同时应用人工被动免疫(HBIg)和人工自动免疫(乙肝疫苗)这种联合免疫方式(被动—主动联合免疫),能有效地阻断HBV的母婴传播,保护率达90%以上。比单独应用乙肝疫苗效果更好。

二、免疫治疗△

　　机体免疫功能异常和缺陷可以导致多种疾病的发生,如自身免疫性疾病、免疫缺陷病和肿瘤等。采用物理、化学和生物学手段来改变机体的免疫功能状态,达到治疗疾病的目的,称为免疫治疗,包括免疫调节和免疫重建两方面。

　　1. 免疫调节　是用人为措施调节机体的免疫功能状态,使免疫功能增强或减弱。包括免疫增强疗法和免疫抑制疗法。常用的免疫治疗制剂见表4-4。

表4-4　常用免疫治疗制剂

	免疫增强剂	免疫抑制剂
合成药物	左旋咪唑、西咪替丁	糖皮质类固醇、环磷酰胺、硫唑嘌呤
微生物制剂	卡介苗、短小棒状杆菌	环孢素A、FK-506
生物制品	淋巴因子、免疫核糖核酸、胸腺肽	抗淋巴细胞血清、抗全T细胞血清、单克隆抗体
中草药	猪苓、灵芝	雷公藤、青蒿素

　　2. 免疫重建　是将免疫功能正常个体的造血干细胞或淋巴细胞移植给免疫功能缺陷患者,使后者的免疫功能得到恢复。主要包括骨髓移植、胚胎肝移植、脐血干细胞移植。常用于治疗免疫缺陷病、再生障碍性贫血及白血病等。

护考链接

乙肝疫苗初次接种的年龄是

A. 出生1天　　B. 6个月　　C. 8个月　　D. 10个月　　E. 1岁以上

分析：乙肝疫苗是抗原(HBsAg)，接种后产生抗体慢。因此对新生儿接种越早越好。早接种，早产生抗体，减少乙肝病毒感染致病的风险。现在实行新生儿出生后立即接种(出生1天内)。

小结

　　人工自动免疫和人工被动免疫都可使机体获得特异性免疫。人工自动免疫是给机体输入抗原物质，如疫苗或类毒素。人工被动免疫是向机体输入抗体物质，如抗毒素或人免疫球蛋白。人工自动免疫与人工被动免疫在免疫作用发挥快慢、维持时间长短和主要用途方面均有不同(表4-4)。

　　当机体免疫功能发生异常时，可以使用免疫增强剂和免疫抑制剂来调节免疫功能。免疫重建是将免疫功能正常个体的造血干细胞或淋巴细胞移植给免疫缺陷的个体，使其恢复免疫功能。

自测题

一、名词解释

1. 人工自动免疫　2. 人工被动免疫　3. 疫苗
4. 活疫苗　5. 类毒素　6. 抗毒素

二、填空题

1. 人工自动免疫指给机体输入_____类物质。

2. 人工被动免疫指给机体输入_____类物质。

3. 人工自动免疫的用途有_____、_____、_____。人工被动免疫的制剂有_____、_____、_____。

4. 免疫重建的方法有_____、_____、_____。

三、单选题

1. 下列属于死疫苗的是(　　)

　　A. 卡介苗　　　　　B. 麻疹疫苗

　　C. 脊髓灰质炎疫苗　D. 百日咳疫苗

　　E. 破伤风类毒素

2. 脊髓灰质炎疫苗是(　　)

　　A. 活疫苗　　　　　B. 死疫苗

　　C. 亚单位疫苗　　　D. 基因工程疫苗

　　E. 合成肽疫苗

3. 人工自动免疫的最大优点是(　　)

　　A. 免疫出现快　　　B. 维持时间长

　　C. 制剂好保存　　　D. 注射剂量小

　　E. 副作用小

4. 下列不属于我国儿童计划免疫程序的是(　　)

　　A. 卡介苗　　　　　B. 乙肝疫苗

　　C. 甲肝疫苗　　　　D. 百白破三联疫苗

　　E. 脊髓灰质炎疫苗

5. 人工自动免疫给机体输入(　　)

　　A. 抗毒素　　　　　B. 干扰素

　　C. 类毒素　　　　　D. 丙种球蛋白

　　E. 胎盘球蛋白

四、简答题

1. 比较活疫苗与死疫苗的特点。

2. 比较人工自动免疫和人工被动免疫的不同特点。

(刘忠立)

第5章

常见病原菌

病原菌就是众多细菌中的"异己"分子,专门与人类作对,引起人类疾病的细菌,按照其生物学特性和致病特点分为以下几类(图5-1)。

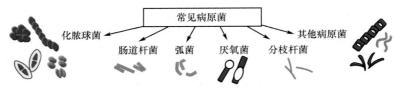

图 5-1　常见病原菌种类

第 1 节　化脓性球菌

病原性球菌主要引起化脓性炎症,又称为化脓性球菌。根据革兰染色不同分为两类:革兰阳性的葡萄球菌、链球菌、肺炎链球菌;革兰阴性的脑膜炎奈瑟菌、淋病奈瑟菌等。

一、葡萄球菌属

葡萄球菌属因常堆积成葡萄串状而得名,是最常见的化脓性细菌,80%以上的化脓性疾病由它引起。医务人员的带菌率可高达70%,是医院内感染的重要传染源。

(一)生物学特性

 考点: 葡萄球菌生物学特性

1. 形态染色　为革兰阳性球菌,直径 0.4~1.2μm,呈葡萄串状排列(图5-2)。在脓汁或液体培养基中,可呈双链或短链状排列。

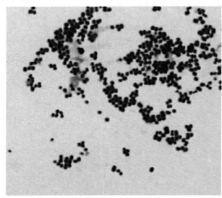
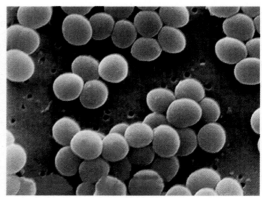

光镜图　　　　　　　　　　　　　　　　电镜图

图 5-2　葡萄球菌形态图

2.培养特性 培养条件无特殊要求。在普通琼脂平板上形成圆形、光滑、湿润、不透明的中等大小菌落,菌株不同可产生不同的脂溶性色素,呈现不同的颜色,如金黄色、白色、柠檬色。在血琼脂平板上,多数致病菌的菌落周围可形成透明的溶血环。

3.抗原结构 有 30 多种,其中最重要是葡萄球菌 A 蛋白(SPA),存在于葡萄球菌细胞壁表面,是一种蛋白抗原。90％以上的金黄色葡萄球菌有 SPA。SPA 可与人类和多种哺乳动物 IgG Fc 段结合。SPA 与 IgG Fc 结合后 IgG 的 Fab 段仍能特异性结合抗原,可用于协同凝集试验,检测多种细菌抗原或抗原抗体复合物。

4.分类 根据色素和生化反应的不同可将葡萄球菌分为金黄色葡萄球菌、表皮葡萄球菌和腐生葡萄球菌。金黄色葡萄球菌多为致病菌,表皮葡萄球菌和腐生葡萄球菌一般不致病。

5.抵抗力 在无芽胞细菌中抵抗力最强。对干燥及热的抵抗力强,在干燥的脓汁、痰中可存活数月,加热至 80℃,30 分钟才能杀死。对甲紫敏感,对青霉素、红霉素、庆大霉素等多种抗生素敏感,但易产生耐药性。目前,金黄色葡萄球菌对青霉素 G 的耐药菌株已达 90％以上,尤其是耐甲氧西林金黄色葡萄球菌(MRSA)已成为医院内感染最常见的致病菌。

(二)致病性

1.致病物质 金黄色葡萄球菌产生多种毒素和酶,主要有以下几种。

考点:常见致病物质

(1)血浆凝固酶:是一种能使含有抗凝剂的人和兔血浆凝固的酶。该酶使血浆中的纤维蛋白原转变为纤维蛋白,沉积于菌体表面,阻碍吞噬细胞对细菌的吞噬,并能保护细菌免受血清中杀菌物质的损伤,有利于细菌在体内繁殖。致病性葡萄球菌大多数能产生血浆凝固酶,而非致病性葡萄球菌则不能产生,故血浆凝固酶是鉴定葡萄球菌有无致病性的重要指标。

(2)葡萄球菌溶血素:是一种外毒素,能溶解多种哺乳动物的红细胞,对白细胞、血小板和多种组织细胞均有损伤作用。

(3)杀白细胞素:能破坏中性粒细胞和巨噬细胞,有增强细菌侵袭力的作用。

(4)肠毒素:由金黄色葡萄球菌的某些菌株产生,是外毒素。耐热,煮沸 30 分钟不能完全破坏。

2.所致疾病

(1)化脓性炎症:葡萄球菌可经多种途径侵入机体,引起化脓性炎症。

考点:葡萄球菌可引起哪几种疾病

1)局部化脓性炎症:如毛囊炎、疖、痈、蜂窝织炎、伤口感染、脓肿。葡萄球菌还可引起内脏器官的感染,如气管炎、肺炎、脓胸、中耳炎、脑膜炎等。由于致病葡萄球菌产生的血浆凝固酶使病灶局部有纤维蛋白的凝固和沉积,限制了细菌向周围扩散,故葡萄球菌感染的病灶较为局限且脓汁黏稠(图 5-3)。

2)全身感染:如果原发病灶处理不当,细菌经淋巴或血流向全身扩散,大量繁殖引起败血症;或转移到肝、肾、肺、脾等器官引起多发性脓肿,即脓毒血症。

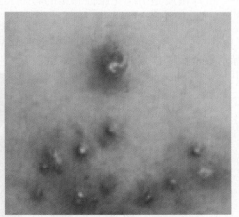

图 5-3 葡萄球菌引起的疖肿(病灶局限)

(2)食物中毒:食入了含有肠毒素的食物,引起胃肠炎。患者以呕吐为主症状,继以腹痛、腹泻。一般发病急,常于食后 1～6 小时发病,病程短,1～2 天内恢复。

（3）假膜性肠炎：是一种菌群失调症。正常人肠道中有少量金黄色葡萄球菌寄居。长期大量使用抗生素后，正常菌群被抑制，葡萄球菌因耐药而乘机大量繁殖，产生肠毒素，引起以腹泻为主的急性胃肠炎，排出水样大便和黏膜状物。

案例5-1

一次课间餐被细菌污染后的代价

2006年10月11日，中山大学附属小学在进食课间餐后，有185名学生出现恶心、呕吐、腹痛、腹泻等症状，呕吐较明显，伴有低热、白细胞升高。取呕吐物及剩余食物进行微生物学检查，镜下查见革兰阳性菌，呈葡萄串状排列，普通培养基培养可见圆形、中等大小、金黄色菌落。初步诊断：食物中毒。

案例5-1分析

本病为金黄色葡萄球菌引起的食物中毒。同一群体同一时间进食同一来源的食物后，集体发病，症状相似，首先考虑食物中毒。患者呕吐较明显，结合微生物学检查结果提示金黄色葡萄球菌污染了课间餐食品，大量繁殖，产生肠毒素。肠毒素耐热、耐胃肠液中的蛋白酶，导致食物中毒。为进一步明确诊断，可在剩余食物中应用ELISA技术检测金黄色葡萄球菌肠毒素，可检测到纳克水平，能在30分钟内完成。

此外，金黄色葡萄球菌的某些菌株可产生毒性休克综合征毒素-1，导致毒性休克综合征；产生表皮剥脱毒素，引起烫伤样皮肤综合征等。

（三）防治原则

1. 讲卫生，保持皮肤清洁，创伤应及时消毒处理。严格无菌操作，防止医院内交叉感染。

2. 加强食品卫生监督管理，防止葡萄球菌引起的食物中毒。

3. 合理使用抗生素，选用敏感药物进行治疗，预防耐药菌株形成。

二、链球菌属

链球菌属是引起化脓性感染的另一大类常见细菌。

（一）生物学特性

考点：链球菌属细菌的生物学性状

1. 形态染色　为革兰阳性球菌，直径 $0.5\sim1.0\mu m$，链状排列（图5-4），固体培养基或患者标本常呈短链排列，无芽胞，无鞭毛。

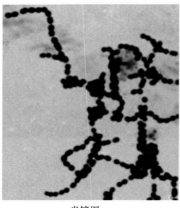
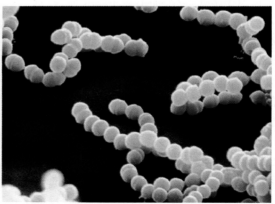

光镜图　　　　　　　　　　电镜图

图5-4　链球菌形态图

2. 培养特性　为兼性厌氧菌，营养要求高，需要在含血清或血液的培养基才能生长。在血平板上形成灰白、凸起的细小菌落，不同菌株的菌落周围可出现不同的溶血现象，如透明溶血（β溶血）、草绿色溶血（α溶血）和不溶血。

3. 分类　链球菌常用的分类方法有以下两种。

（1）根据抗原构造分类：按照链球菌细胞壁中多糖抗原不同，可分为 A、B、C、D 等 20 个群，对人致病的链球菌 90% 属于 A 群。

（2）根据溶血现象分类

1）甲型溶血性链球菌：菌落周围有狭窄的草绿色溶血环，又称草绿色链球菌，为条件致病菌。

2）乙型溶血性链球菌：菌落周围有宽大透明的溶血环，又称溶血性链球菌。A 群链球菌多为乙型溶血性链球菌，致病性强，引起多种疾病。

3）丙型链球菌：菌落周围无溶血环，又称不溶血链球菌，无致病性。

4. 抵抗力　链球菌抵抗力不强，60℃ 30 分钟可被杀死；在干燥尘埃中可存活数月。本菌对青霉素、红霉素、四环素和磺胺等抗生素敏感，很少发现耐药菌株。

（二）致病性

1. 致病物质　化脓性链球菌具有较强的侵袭力，产生多种酶和外毒素。

（1）菌体表面结构：细胞壁脂磷壁酸可与细胞表面的相应受体结合，增强菌体的黏附力；M 蛋白是细胞壁的表面蛋白质，具有抗吞噬作用，为该菌重要的侵袭因素。M 蛋白与心肌、肾小球基底膜有共同抗原，可导致某些超敏反应性疾病发生。

考点：链球菌的致病物质

（2）侵袭性酶：有以下几种：透明质酸酶能分解细胞间质的透明质酸；链激酶能激活血液中的血浆蛋白酶原为血浆蛋白酶，可溶解血块或阻止血浆凝固；链道酶又名脱氧核糖核酸酶（DNA 酶），能分解黏稠脓液中具有高度黏性的 DNA，使脓汁稀薄。上述酶的作用，使链球菌的感染易于扩散。

（3）毒素

1）链球菌溶血素：有溶解红细胞、杀死白细胞及损伤心肌的作用，主要有溶血素 O（SLO）和溶血素 S（SLS）两种。溶血素 O 对氧敏感，免疫原性强，感染后 2～3 周，85% 以上患者产生抗"O"抗体，病愈后可持续数月甚至数年。临床上测定患者血清中的 SLO 抗体含量的试验，称为抗"O"试验，可作为新近链球菌感染，或风湿热及其活动的辅助诊断。溶血素 S 对氧稳定，无免疫原性，与血平板上的溶血环形成有关。

2）致热外毒素：又称红疹毒素或猩红热毒素，是引起猩红热的主要致病物质。

2. 所致疾病

（1）乙型溶血性链球菌所致疾病：90% 以上的链球菌感染由此类细菌引起。主要通过飞沫传播及皮肤伤口感染。传染源为患者和带菌者。引起的疾病可分为化脓性、中毒性和超敏反应三类。

1）化脓性炎症：①局部化脓性炎症。由皮肤伤口侵入，引起皮肤及皮下组织化脓性炎症，如疖痈、蜂窝织炎、丹毒等。经呼吸道侵入，常有急性扁桃体炎、咽峡炎，并蔓延周围引起脓肿、中耳炎、乳突炎、气

考点：链球菌所致疾病

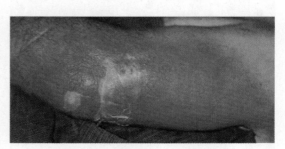

图 5-5　链球菌引起的皮下组织感染
（蜂窝织炎，病灶弥散）

管炎、肺炎等。不卫生接生，经产道感染，造成"产褥热"。由于本菌能产生多种侵袭性酶类，故链球菌引起的化脓性病灶具有明显扩散的倾向，病灶周围界线不清，脓汁稀薄带血性（图5-5）。②全身感染：本菌可沿淋巴管或血液扩散，引起淋巴管炎、淋巴结炎、败血症等。

2）中毒性疾病：猩红热是一种小儿急性呼吸道传染病，临床表现为发热、咽炎、全身弥散性鲜红皮疹。

3）超敏反应性疾病：主要有风湿热和急性肾小球肾炎。风湿热临床表现以心肌炎和关节炎为主，发病原因不清，可能与A群链球菌感染后引起Ⅱ、Ⅲ型超敏反应有关。

急性肾小球肾炎多见于儿童和青少年，临床表现主要有高血压、水肿、蛋白尿等。其发病原因主要与A群链球菌感染后其M蛋白引起Ⅱ、Ⅲ型超敏反应有关。

护考链接

　　患儿，男，5岁，猩红热病后20天，出现眼睑水肿，血尿。查体：体温39℃，血压130/100mmHg。实验室检查：尿红细胞（++），颗粒管型3～5个/高倍视野。应考虑该患儿可能发生了

　　A. 喉炎　B. 急性肾小球肾炎　C. 心肌炎　D. 风湿热　E. 支气管炎

　　分析：猩红热是链球菌引起的疾病，而链球菌感染后会导致超敏反应性疾病的发生，主要有风湿热和急性肾小球肾炎，该患儿表现眼睑水肿，血尿。查体与实验检查结果符合急性肾小球肾炎的诊断。

　　（2）甲型溶血性链球菌所致疾病：甲型链球菌是口腔和上呼吸道的正常菌群。当拔牙或摘除扁桃体时，细菌可乘机侵入血流引起菌血症，若心脏瓣膜已有缺陷或损伤，本菌可在损伤部位繁殖，引起亚急性细菌性心内膜炎。

（三）防治原则

1. 讲究卫生，及时治疗患者和带菌者，控制或减少传染源。
2. 早期彻底治疗咽炎、扁桃体炎，防止风湿热、急性肾小球肾炎的发生。
3. 治疗链球菌感染的首选药物为青霉素G。

三、肺炎链球菌

　　肺炎链球菌常寄居于正常人的鼻咽腔中。仅少数有致病力，引起大叶性肺炎、中耳炎、鼻窦炎等。

（一）生物学特性

考点：肺炎链球菌的生物学特征

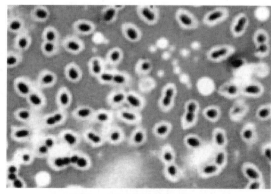

图5-6　肺炎链球菌形态图
菌体周围的透明圈为荚膜

革兰阳性球菌，矛头状或豆荚状成双排列，在体内可形成肥厚荚膜，是其特征之一（图5-6）。本菌营养要求高，在血琼脂平板上菌落细小，菌落周围有狭窄的草绿色溶血环。

（二）致病性

　　正常人群一般不致病，只形成带菌状态，当机体免疫功能降低时可引起疾病，属内源性感染。肺炎链球菌的荚膜是其主要致病物质，主要引起人类大叶性肺炎。患者突然发病，恶寒、发热、咳嗽、胸痛，咳痰为铁锈色。肺炎后可继发脓胸、

胸膜炎,也可引起中耳炎、败血症等。

（三）防治原则

1. 锻炼身体,增强体质,提高机体免疫力。
2. 用荚膜多糖菌苗接种进行特异性预防。
3. 可选用青霉素、林可霉素、四环素等进行治疗。

四、脑膜炎奈瑟菌和淋病奈瑟菌

（一）脑膜炎奈瑟菌

脑膜炎奈瑟菌为流行性脑脊髓膜炎(简称流脑)的病原菌。

1. 生物学特性　革兰阴性双球菌,在急性期或早期患者脑脊髓液中,大多位于中性粒细胞内,呈肾形,成双排列,凹面相对(图5-7),有微荚膜和菌毛。

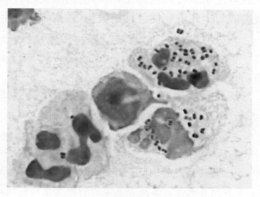

培养条件要求较高,普通培养基上不生长,在含有血清或血液的培养基上方能生长。本菌为专性需氧菌,初次培养需 $5\% \sim 10\%$ CO_2,温度要求严格,最适生长温度 $37℃$。常用加热的血琼脂平板(巧克力色琼脂平板)培养,长出的菌落呈圆形、光滑、湿润、透明、微带灰蓝色。本菌又可产生自溶酶,故标本应保温、保湿,立即送检。对磺胺、青霉素、链霉素、金霉素均敏感,但容易产生耐药性。

图 5-7　脑膜炎奈瑟菌形态图

2. 致病性与免疫性　致病物质有荚膜、菌毛、内毒素。本菌通常寄居于正常人鼻咽腔,有 $5\% \sim 10\%$ 的健康人鼻咽部带有本菌,带菌者和患者是传染源。本菌经飞沫传播,也可通过接触患者呼吸道分泌物污染的物品而感染,潜伏期 $1 \sim 4$ 天。本病的发生和机体免疫力有密切的关系,当机体抵抗力低下时,侵入鼻咽腔细菌大量繁殖,并侵入血液系统,引起菌血症和败血症,患者出现恶寒、发热、恶心、呕吐,皮肤上有出血性皮疹。少数患者可因细菌突破血-脑屏障到达脑膜引起化脓性脑脊髓膜炎,出现头痛、喷射性呕吐、颈项强直等脑膜刺激征。

考点:流脑的传播途径

成人对脑膜炎奈瑟菌有较强免疫力,感染后仅 $1\% \sim 2\%$ 的人发展为脑膜炎。儿童免疫力较弱,感染后发病率较高。母体内抗体可通过胎盘传给胎儿,故 6 个月以内婴儿患流脑很少。

3. 防治原则

（1）对患者做到早发现、早隔离、早治疗。

（2）对易感儿童注射纯化流脑群特异性多糖菌苗,进行特异性预防。流行期间可口服磺胺药物预防。

（3）治疗流脑首选磺胺,也可用青霉素、氯霉素或氨苄西林治疗。

案例5-2

"一夜情"的不良后果

患者,男,35 岁。自诉在出差时和一位女士在宾馆有过一次不洁性接触。1 周后出现尿道不适、轻度瘙痒、尿频、尿急、尿道烧灼样疼痛等症状,自己到药店购买广告上宣传的抗感染类药,服用 5 天,症状不见好转,反而逐渐加重,晨起尿道口有白色黏液分泌物出现,遂到医院就诊。化验检查:取尿道脓性分泌物涂片革兰染色,镜下发现大量中性粒细胞,内有数量不等的革兰阴性双球菌。

问题:患者有可能感染什么细菌? 通过什么途径感染?

（二）淋病奈瑟球菌

淋病奈瑟菌是人类淋病的病原菌,俗称淋球菌。淋病是我国目前流行的发病率最高的性传播疾病。淋病奈瑟菌形态染色类似于脑膜炎奈瑟菌。本菌培养要求高,一般不易培养,需在培养基中加入腹水或血液。抵抗力弱,不耐干燥和寒冷,对一般消毒剂敏感。对磺胺、青霉素较敏感。但易产生耐药性。

淋球菌的致病机制复杂,其毒力与菌毛、荚膜、脂多糖和外膜蛋白等的菌体表面结构有关。人类是淋球菌唯一的自然宿主,淋病由性接触和间接接触被污染物如毛巾、浴盆、衣物等而传播,侵入泌尿生殖系统繁殖,男性发生尿道炎,女性引起阴道炎和子宫颈炎。如治疗不彻底,可扩散至生殖系统其他部位,引起前列腺炎(男性)、输卵管炎、盆腔炎(女性)等。胎儿可经产道感染造成新生儿淋病性急性结膜炎(脓漏眼),出生后可用1‰硝酸银溶液滴眼进行预防。

考点: *淋病的传播途径*

人类对淋球菌无自然免疫力,均易感,病后免疫力不强,不能防止再感染。

检查时取泌尿生殖道的分泌物进行涂片染色,如在中性粒细胞内发现革兰阴性的双球菌,有诊断价值。

加强宣传教育,取缔娼妓。对患者应早期用药,洁身自爱,彻底治疗。

小结

化脓性球菌主要引起化脓性炎症,包括革兰阳性菌和革兰阴性菌两大类,其形态及排列具有鉴别意义。

致病性葡萄球菌是引起化脓性感染最常见的病原菌,能产生血浆凝固酶、杀白细胞素、溶血素和肠毒素等。其局部感染的特点是脓汁黏稠,病灶局限,还可引起食物中毒及假膜性肠炎等。血浆凝固酶是鉴别致病性葡萄球菌的重要依据。

A群链球菌也是引起化脓性感染的主要病原菌,能产生多种酶和毒素,其化脓病灶的特点是脓汁稀薄,带血性,病灶与周围组织界限不清,还可引起猩红热及某些超敏反应性疾病等。

肺炎链球菌引起大叶性肺炎,属条件致病菌;脑膜炎奈瑟菌引起流行性脑脊髓膜炎,通过呼吸道传播;淋病奈瑟菌引起淋病,主要通过性接触传播。

自测题

一、名词解释

病原性球菌

二、填空题

1. 葡萄球菌引起的疾病主要有_____、_____、_____等。

2. 链球菌感染后引起的超敏反应性疾病主要有_____和_____。

3. 脑膜炎奈瑟菌呈_____形,通过_____传播,引起的疾病是_____。

三、单选题

1. 链球菌不能引起下列哪种疾病?(　　)
   A. 脓疱疮　　B. 猩红热　　C. 淋病
   D. 淋巴管炎　E. 风湿热

2. 判断葡萄球菌有无致病性的重要标志之一是(　　)

A. 透明质酸酶　　　　B. 链激酶
C. 链道酶　　　　　　D. 血浆凝固酶
E. 卵磷脂酶

3. 乙型溶血性链球菌感染后,病灶扩散趋势明显主要是因为(　　)
   A. 溶血毒素和杀白细胞素
   B. 透明质酸酶、链道酶、链激酶
   C. 红疹毒素和链激酶
   D. 链激酶、溶血毒素、链道酶
   E. 血浆凝固酶

4. 下列哪种疾病是一种菌群失调症?(　　)
   A. 假膜性肠炎　　　B. 风湿热
   C. 急性肾小球肾炎　D. 脓疱疮
   E. 流脑

5. 通过性接触传播的细菌是(　　)
　　A. 链球菌　　　　　B. 金黄色葡萄球菌
　　C. 肺炎链球菌　　　D. 脑膜炎奈瑟菌
　　E. 淋病奈瑟菌
6. 葡萄球菌引起的食物中毒与下列哪种毒素有关?(　　)
　　A. 杀白细胞素　　　B. 肠毒素

C. 内毒素　　　　　D. 毒性休克综合征毒素-1
E. 表皮剥脱毒素

四、简答题

葡萄球菌、链球菌引起的局部化脓性炎症各有何特点? 为什么?

（王红梅）

第 2 节　肠 道 杆 菌

　　肠道杆菌是一大群寄居在人和动物肠道,生物学性状相似的革兰阴性杆菌。肠道杆菌种类繁多,多数为肠道正常菌群。常见的菌属有埃希菌属、志贺菌属、沙门菌属和变形杆菌属等,少数能致病,如志贺菌属、沙门菌属等。这些菌属具有下列共同特点。

　　1. 形态结构　均为中等大小(0.5~1.0)μm×(1~3)μm 的革兰阴性杆菌,无芽胞,除志贺菌属外多有鞭毛,致病菌多有菌毛,少数有荚膜或包膜。

　　2. 培养特性　营养要求不高,在普通培养基上生长良好,兼性厌氧或需氧。

　　3. 生化反应　生化反应活泼,能分解多种糖类和蛋白质,产生不同的代谢产物,常用于鉴别不同的菌属和菌种。一般大肠埃希菌等非致病菌能分解乳糖,致病菌不分解乳糖。因此,能否分解乳糖可作为肠道致病菌和非致病菌的初步鉴别依据。

　　4. 抗原结构　主要有菌体(O)抗原、鞭毛(H)抗原和荚膜或包膜(K)抗原,常作为肠道杆菌分类、分型的依据。

　　5. 抵抗力　弱,对热和一般消毒剂敏感。

考点: *肠道杆菌的共同特性*

一、大肠埃希菌

　　大肠埃希菌为哺乳类动物肠道中的正常菌群,在肠道中能合成维生素 B 和维生素 K 等供机体吸收利用,并能产生大肠菌素,抑制痢疾杆菌等病原菌的生长。该菌可侵入肠道外组织器官,引起肠外感染。有些毒力强的菌株,可直接引起肠内感染。

（一）生物学特性

　　本属菌具有肠道杆菌的共同特性,有周鞭毛,能运动,多数有菌毛。大肠埃希菌能分解乳糖产酸,因而在肠道选择培养基(如 SS、麦康凯琼脂平板)上形成有颜色的菌落,以此可与志贺菌、沙门菌等相区别(图 5-8、图 5-9)。

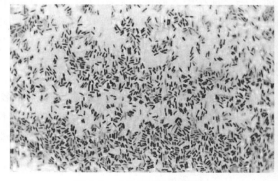

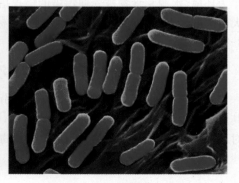

图 5-8　大肠埃希菌光镜图　　　　　图 5-9　大肠埃希菌电镜图

（二）致病性

1. 致病物质

（1）定居因子：又称为黏附素，似菌毛，具有黏附肠黏膜的功能。

（2）肠毒素：是外毒素，引起腹泻，由肠产毒型大肠埃希菌产生，分不耐热肠毒素（LT）和耐热肠毒素（ST）两种。

（3）K抗原：有抗吞噬作用。

2. 所致疾病

（1）肠外感染：本菌一般不致病，当人体免疫力低下或细菌侵入肠外组织器官时，可引起化脓性感染。例如，尿路感染、膀胱炎、肾盂肾炎，也可引起腹膜炎、胆囊炎等。在婴幼儿、老年人可引起脑膜炎及败血症等。

考点：致病大肠埃希菌的五种类型

（2）肠内感染：由致病的大肠埃希菌引起，主要表现为腹泻，有以下五种类型：①肠产毒型大肠埃希菌（ETEC），是旅游者腹泻和婴儿腹泻的重要病因；②肠致病型大肠埃希菌（EPEC），引起婴幼儿腹泻。③肠出血型大肠埃希菌（EHEC），临床表现为严重的腹痛和血便。④肠侵袭型大肠埃希菌（EIEC），症状类似菌痢样腹泻。⑤肠集聚型大肠埃希菌（EAEC），引起婴儿持续性腹泻。

链接

欧洲"毒蔬菜"事件

2011年5月下旬德国爆发流行急性肠出血性疾病，截止到6月11日，德国一共检出3147人感染肠出血性大肠埃希菌。这一期间，除德国外世界上共有15个国家108人确诊感染了肠出血性大肠埃希菌。德国汉堡卫生研究所5月26日宣布在产自西班牙的黄瓜上检测出了EHEC病菌，但与在德国流行的菌株不同，意味着可能流行着两种不同的肠出血性大肠埃希菌，并且都有致病危险。此次德国的疫情以血便、急性肾衰竭等为主要表现，与上世纪暴发于美国、日本和中国等多国的O 157∶H7大肠埃希菌感染极为类似，病原应同属于EHEC，但血清型和基因结构发生了变异，为O 104∶H4。罗伯特科赫研究所建议德国消费者谨慎生食西红柿、黄瓜和蔬菜色拉，尤其是源自德国北部的上述食品。受"毒蔬菜"事件影响，多数欧洲国家暂停进口西班牙蔬果。

考点：大肠埃希菌卫生细菌学检查的意义

（三）卫生学意义

大肠埃希菌随粪便排出，可污染周围环境、水源和食品。样品中检出大肠埃希菌越多，表示粪便污染越严重，并间接表明有肠道致病菌污染的可能。因此在卫生学中，常以大肠菌群作为环境、水源和食物被粪便污染的检查指标之一。食品中大肠菌群数系以每ml（g）检样内大肠菌群最可能数（MPN）表示，我国卫生标准：每1000ml饮水中大肠菌群最可能数不得超过3个。

二、沙门菌属

沙门菌属，由Salmon于1885年首次分离成功，故被命名沙门菌。沙门菌属中型别繁多，其中仅有少数对人类致病，如伤寒沙门菌，甲、乙、丙型副伤寒沙门菌等。其他沙门菌一般仅对动物致病，但也可传染给人引起食物中毒或败血症，如猪霍乱沙门菌、鼠伤寒沙门菌和肠炎沙门菌等。

（一）生物学特性

沙门菌属具有肠道杆菌的共同特性。有周鞭毛,能运动,多数有菌毛。不分解乳糖,因而在肠道选择培养基(如 SS、麦康凯琼脂平板)上形成无色菌落。

沙门菌属抗原结构复杂,主要有 O 抗原和 H 抗原,是分群、分型的主要依据。少数沙门菌属细胞壁表层有 Vi 抗原,即为毒力抗原,有抗吞噬作用。

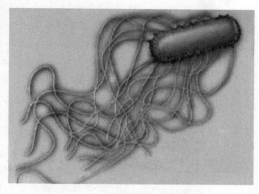

图 5-10　沙门菌及鞭毛电镜图

（二）致病性

1. 致病物质

（1）侵袭力:菌毛可黏附于肠黏膜上皮细胞。菌体外的 Vi 抗原,具有抗吞噬作用。

（2）内毒素:是沙门菌主要的致病物质。可引起宿主体温升高,白细胞下降,大量内毒素可导致中毒症状和休克。

考点:沙门菌的致病物质

（3）肠毒素:由某些沙门菌如鼠伤寒沙门菌所产生,引起急性胃肠炎。

2. 所致疾病　沙门菌属主要通过消化道传播,引起下列疾病。

（1）伤寒和副伤寒:由伤寒和副伤寒沙门菌感染引起的疾病,又称肠热症。传染源为患者及带菌者。其发病机制和临床表现如图所示(图 5-11)。

考点:沙门菌所致疾病

图 5-11　伤寒和副伤寒发病机理和临床表现

（2）食物中毒:由于食入大量猪霍乱沙门菌、鼠伤寒沙门菌、肠炎沙门菌等污染的食物引起。主要症状为发热、恶心、呕吐、腹痛、腹泻等。病程短,2～3 天可康复。

（3）败血症:多见于儿童或免疫力低下的成人,常由猪霍乱沙门菌引起。丙型副伤寒沙门菌、鼠伤寒沙门菌、肠炎沙门菌等也可引起败血症。患者表现为高热、寒战、贫血等症状。

（4）无症状带菌者:伤寒或副伤寒患者病愈后,有部分人可继续从粪便和尿中排菌 3 周至 3 个月,称为恢复期带菌者。少数人可排菌达 1 年以上,称为长期带菌者。

带菌者是重要的传染源,不宜从事饮食业和保育工作。

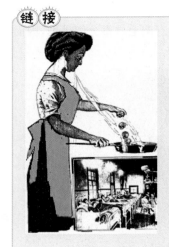

"伤寒玛丽"的故事

伤寒长期带菌者的典型例子是"伤寒玛丽",本名叫玛丽·梅伦(Mary Mallon),1869年生于爱尔兰,15岁移民美国,是纽约的一名厨师,曾被许多家庭和组织雇用,在她被雇佣的每个工作地点都曾暴发过伤寒病,从而成为感染中心。曾经因雇用玛丽而暴发伤寒病的家庭中有人聘请卫生官员乔治·索珀(George Soper)进行卫生状况调查,确认玛丽是疾病的带菌者。经检查发现,她的粪便中含有大量的伤寒沙门菌,她的胆囊先受到感染,然后病菌从胆囊不断进入到肠,随粪便排出体外,使她成为危险的传染源。因此,公共健康组织提出摘除她胆囊的方案,但遭到拒绝。为了防止她再度成为感染源,当局逮捕她入狱。3年后出狱,她隐姓埋名,依然为宾馆、饭店、疗养院做厨师,又一次引起了一连串伤寒病的发生。5年后,根据纽约医院流行病学的调查结果,她再度入狱,在纽约东岸的North Brother岛监禁23年,死于1938年(图5-12)。

图5-12 "伤寒玛丽"——玛丽·梅伦

3. 免疫性 伤寒或副伤寒沙门菌为胞内寄生菌,机体对病原菌的杀灭和清除,主要依靠细胞免疫,病后免疫力牢固。

(三)微生物学检验

1. 病原菌的分离鉴定

(1)标本:伤寒、副伤寒可根据病程采集不同的标本:第1~2周可取外周血,第2~3周可采集粪便或尿液,全程可采集骨髓。食物中毒取患者粪便、呕吐物或可疑食物;败血症取外周血。

(2)分离培养和鉴定:将标本接种于肠道选择培养基上进行分离培养,挑取无色半透明菌落进行生化反应和血清学鉴定。

2. 血清学试验 常用肥达试验,是用已知伤寒菌菌体(O)抗原和鞭毛(H)抗原,以及甲、

乙、丙型副伤寒沙门菌H抗原与患者血清做定量凝集试验,测定患者血清中相应抗体的含量,以辅助诊断伤寒或副伤寒。一般伤寒沙门菌O凝集效价≥1∶80,H凝集效价≥1∶160,副伤寒沙门菌H凝集效价≥1∶80时,有诊断意义。病程中,抗体效价随病程延长而逐渐增高者有诊断价值。

(四)防治原则

(1)及时发现、隔离、治疗患者及带菌者,控制传染源。

(2)加强饮水和食品卫生管理,切断传播途径。接种伤寒,副伤寒疫苗为其特异性预防措施。

(3)治疗可用环丙沙星、氯霉素、氨苄西林、复方三甲氧烯胺等药物治疗。

三、志贺菌属

志贺菌属是细菌性痢疾的病原菌,俗称痢疾杆菌。1898年由Shiga首先发现而得名(图5-13)。

(一)生物学特性

本菌属与其他肠道杆菌所不同的是细菌无鞭毛。除宋内志贺菌能迟缓分解乳糖外,其他

志贺菌均不分解乳糖,在肠道选择培养基上培养18～24 小时形成无色菌落。

志贺菌属的细菌只有 O 抗原和 K 抗原。根据 O 抗原可将志贺菌分为:A 群——痢疾志贺菌、B 群——福氏志贺菌、C 群——鲍氏志贺菌和 D 群——宋内志贺菌。我国以 B 群志贺菌最为常见。

志贺菌属抵抗力弱,加热 60℃,10 分钟即可杀死。对消毒剂敏感,对酸敏感。粪便中因其他细菌产酸,志贺菌可在数小时内死亡,故采集标本应及时送检。

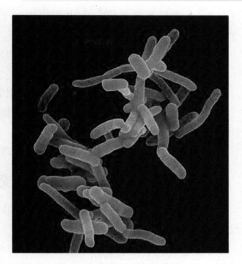

图 5-13　志贺菌电镜图

(二)致病性

1. 致病物质

(1)菌毛:构成细菌的侵袭力,具有黏附作用。

(2)内毒素:志贺菌所产生的内毒素可作用于:①肠壁黏膜,使其通透性增高,促进对毒素的进一步吸收,引起发热、意识障碍、中毒性休克等;②肠壁自主神经系统,引起肠功能紊乱,出现腹痛、里急后重等症状;③破坏肠黏膜,引起炎症、溃疡,出现黏液脓血便。

考点: 志贺菌的致病物质

(3)外毒素:由 A 群志贺菌产生,又称志贺毒素。具有神经毒性、细胞毒性和肠毒性,可引起神经麻痹、细胞坏死和水样腹泻。

2. 所致疾病　志贺菌引起细菌性痢疾(简称菌痢),经消化道传播,传染源是患者和带菌者。临床分 3 种类型。

考点: 志贺菌的传播途径及引起的疾病

(1)急性菌痢:发病急,有典型临床症状,如发热、腹痛、腹泻、黏液脓血便和里急后重。病程短,预后良好。

(2)中毒性菌痢:以儿童多见,一般无明显肠道症状,发病急骤,突发高热、惊厥、昏迷等,病情凶险,病死率高。各型志贺菌均可引起。

(3)慢性菌痢:病情迁延不愈超过两个月,反复发作。

3. 免疫性　病后免疫力不强,以肠黏膜局部的 sIgA 抗感染为主,可反复感染。

(三)微生物学检查

1. 标本　取患者或带菌者服药前的新鲜粪便的黏液脓血部分,注意粪尿不能混合,立即送检。不能立即送检的标本应保存 30% 甘油盐水中。中毒性菌痢用肛拭子采集标本。

考点: 标本采集

护考链接

患儿,3 岁,以突发高热、进行性呼吸困难入院,怀疑为中毒性菌痢。为尽早检出病原菌,护士留取大便正确的做法是

A. 标本多次采集,集中送检　B. 可用开塞露灌肠取便

C. 患儿无大便时,口服泻剂留取大便　D. 如标本难以采集,可取其隔日大便送检

E. 选取大便黏液脓血部分立即送检

分析: 确诊菌痢的金标准是病原学检查,而病原菌在患者或带菌者新鲜粪便的黏液脓血便中存在最多。

2. 分离培养和鉴定 标本直接接种于肠道选择培养基，挑取无色半透明可疑菌落，进行生化反应和血清学试验，确定菌群与菌型。

3. 快速诊断法 可用荧光菌球法、协同凝集试验等免疫学方法进行诊断。

（四）防治原则

1. 早期诊断，早期隔离和早期治疗患者。

2. 加强饮水、食品卫生管理，防蝇灭蝇，是预防菌痢的重要措施。在流行季节，口服减毒活疫苗进行特异性预防。

3. 治疗用磺胺、诺氟沙星、庆大霉素等有较好的疗效，但易产生耐药性。

四、变形杆菌属 △

变形杆菌属，为革兰阴性杆菌，呈多形性，有鞭毛，在普通琼脂平板上呈扩散生长，形成波纹状菌苔，称为迁徙生长现象。

本属菌中某些菌株，如 X_{19}，X_2，X_K 的 O 抗原与某些立克次体之间有共同抗原，故临床上应用这些菌株代替立克次体抗原，检测立克次体病患者血清中抗体的效价，以辅助诊断立克次体疾病，这种凝集反应称为外斐反应。

变形杆菌存在于人和动物的肠道，在自然界分布广泛。本菌属为条件致病菌，在一定条件下引起泌尿道感染、创伤感染、婴儿腹泻、食物中毒等。

小结

肠道杆菌是寄居在肠道中一大群生物学性状相似的革兰阴性杆菌。对人致病的主要有沙门菌属、志贺菌属和某些大肠埃希菌，均通过消化道传播。大肠埃希菌属条件致病菌，可引起肠外感染；某些致病菌株可产生肠毒素，引起肠内感染——腹泻。沙门菌属的主要致病物质为内毒素，可引起伤寒，副伤寒、食物中毒、败血症等。志贺菌属的主要致病物质为内毒素和外毒素，导致细菌性痢疾。变形杆菌为条件致病菌，某些菌株与立克次体之间有共同抗原，可用于辅助诊断立克次体疾病。

自 测 题

一、名词解释

肥达试验

二、填空题

1. 志贺菌属分为_____、_____、_____和_____四群，其中_____在我国最常见。

2. 志贺菌属的主要致病物质有_____、_____、_____。

3. 肥达反应是诊断_____的辅助试验。

4. 沙门菌属引起的疾病主要有_____、_____、_____。

三、单选题

1. 下列哪种糖发酵试验可鉴别肠道致病菌和非致病菌？（　　）

　A. 葡萄糖　　　　　B. 乳糖

　C. 甘露醇　　　　　D. 蔗糖

　E. 麦芽糖

2. 引起婴儿腹泻的主要病原体是（　　）

　A. 痢疾志贺菌　　　B. 伤寒沙门菌

　C. 葡萄球菌　　　　D. 肠致病性大肠埃希菌

　E. 链球菌

3. 一般不致病且能合成维生素 B，维生素 K 的细菌是（　　）

　A. 变形杆菌　　　　B. 大肠埃希菌

　C. 伤寒沙门菌　　　D. 痢疾志贺菌

　E. 产气杆菌

4. 菌痢的病原体是（　　）

　A. 志贺菌　　　　　B. 伤寒沙门菌

　C. 变形杆菌　　　　D. 乙型副伤寒沙门菌

E. 大肠埃希菌

5. 引起肠热症的病原性细菌是(　　)

  A. 猪霍乱沙门菌　　　B. 鼠伤寒沙门菌

  C. 伤寒沙门菌　　　　D. 志贺菌属

  E. 变形杆菌属

6. 没有鞭毛的肠道杆菌是(　　)

  A. 大肠埃希菌　　　　B. 乙型副伤寒沙门菌

  C. 伤寒沙门菌　　　　D. 志贺菌

  E. 变形杆菌

四、简答题

1. 叙述肠道杆菌的共同的特性。

2. 沙门菌属有哪些致病的物质？可致哪些疾病？

（王红梅）

第3节　弧　菌　属

弧菌属是一大群短小、弯曲呈弧状的革兰阴性细菌,广泛分布于自然界,尤以水中多见,大部分为非致病菌,对人致病的最重要的是霍乱弧菌和副溶血性弧菌。

一、霍乱弧菌

霍乱弧菌是霍乱的病原菌。霍乱是一种烈性肠道传染病,发病急,传播快,病死率高,为我国法定甲类传染病,在人类历史上曾发生过多次大流行,属国际检疫传染病。

霍乱弧菌有两个生物型:古典生物型和埃托(El Tor)生物型,属于O1群弧菌。1992年起在印度、孟加拉国发现一个新的流行株O139并很快传遍亚洲,我国部分地区也有病例发生。这是首次由非O1群霍乱弧菌引起的流行。

知识链接

霍乱"寻根"

霍乱因始发于气候炎热的印度而被列为热带病,因带菌者的迁移而波浪式地蔓延到气候较冷的俄罗斯和北欧的一些地区,如英国的伦敦及德国的汉堡等地。目前认为,印度恒河下游三角洲是古典型霍乱的地方性疫源地,印尼的苏拉维西岛是埃尔托型霍乱的地方性疫源地。在19世纪,新交通工具如轮船、火车的发展,以及城市人口稠密、卫生条件的恶劣等因素推助了霍乱的流行。迄今为止,霍乱已发生了7次全球性大流行。

（一）生物学特性

1. 形态和染色　革兰染色阴性,呈弧形,一端有1根鞭毛,运动活泼。取患者米泔水样粪便做悬滴法观察,可见弧菌运动活泼,呈"穿梭"样运动,涂片染色检查弧菌为"鱼群状"排列(图5-14)。

2. 培养特性　专性需氧菌,耐碱不耐酸,常用pH 8.8～9.0的碱性蛋白胨水和碱性琼脂平板进行分离培养。

3. 抗原结构　有O抗原和H抗原。依据O抗原不同,可将霍乱弧菌分为155个血清群,霍乱弧菌的古典生物型和埃托

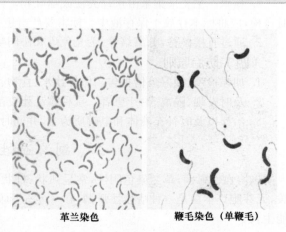

革兰染色　　　　鞭毛染色（单鞭毛）

图 5-14　霍乱弧菌形态图

生物型均属 O1 血清群。O1 群和 O139 群引起霍乱。

4. 抵抗力　本菌在自然界水中可存活 1~3 周。对热、干燥、日光、酸和消毒剂敏感,55℃湿热 15 分钟,或 100℃ 1~2 分钟可杀死细菌,在正常胃酸中仅存活 4 分钟,以 1:4 比例的含氯石灰处理患者排泄物或呕吐物、0.5% 含氯石灰澄清液或 0.1% 高锰酸钾溶液浸泡水果、蔬菜均可达到消毒目的。

(二)致病性

1. 致病物质

(1)鞭毛和菌毛:鞭毛有助于细菌穿过肠黏膜表面的黏液层;菌毛黏附于肠壁上皮细胞。

(2)霍乱肠毒素:为外毒素,是目前已知最强烈的致腹泻毒素,由 A、B 两个亚单位组成。A 亚单位是其毒素的活化中心,B 亚单位是毒素的结合部分。后者可与小肠黏膜上皮细胞结合,把 A 亚单位带入细胞内发挥毒性作用,导致肠黏膜上皮细胞的分泌功能亢进,肠液大量分泌,引起严重呕吐与腹泻。

2. 所致疾病引起霍乱　人是霍乱弧菌的唯一易感者。传染源是患者或带菌者,通过污染的水源或食物经口感染。细菌通过胃到达小肠后,在小肠黏膜表面迅速繁殖,霍乱弧菌并不侵入细胞内,其产生的肠毒素是主要致病因素。霍乱典型临床表现为剧烈的呕吐、腹泻,粪便呈米泔水样。由于严重吐、泻导致水、电解质大量丢失,出现循环衰竭,引起代谢性酸中毒,严重者可因肾衰竭、休克而死亡。

考点: 霍乱的传播途径及主要临床表现

病后可获得牢固的免疫力,以体液免疫为主,肠道黏膜分泌的 sIgA 起主要作用。

案例 5-3

他患的是菌痢还是霍乱?

患者,男,24 岁,腹泻、呕吐 3 小时,腹泻共 10 多次,初起含粪质,后为米泔水样,无发热、腹痛、里急后重。查体:血压 82/62mmHg[①],脉搏 106 次/分,呼吸 22 次/分,表情呆滞,呈中度脱水貌,心肺正常,腹软,无压痛反跳痛。

问题: 该患者是菌痢还是霍乱?如何确诊?

(三)微生物学检查的标本采集与运送

考点: 标本采集注意事项

1. 标本　主要采集米泔水样粪便或呕吐物。注意粪、尿不能混合,快送快检。若不能及时送检,应将标本存放于保存液中。标本要严密包装,专人运送。

2. 通过直接镜检、分离培养、荧光免疫和协同凝集实验进行病原学诊断。

(四)防治原则

考点: 霍乱防治原则

1. 加强检疫,做好疫情报告。做好饮水、食物、粪便的卫生管理。

2. 及时发现、隔离、治疗患者。接种霍乱死疫苗,提高人群免疫力。

3. 治疗以及时补充液体和电解质为主,并同时使用抗生素。

二、副溶血性弧菌 △

副溶血性弧菌,革兰染色阴性,常呈弧状、杆状等,有多形性,菌体一端有单鞭毛,运动活泼,无芽胞。本菌是一种嗜盐性弧菌,在 3.5% NaCl 培养基中生长良好,在无盐培养基中不能生长。

注:①1mmHg≈0.133kPa

本菌抵抗力弱。对热、酸敏感,加热 56℃经过 30 分钟或 1‰食醋经过 5 分钟可被杀死。淡水中存活不超过 2 天,但在海水中能生存 47 天以上,在冰冻海鱼中生存数月。

副溶血性弧菌引起食物中毒,人因食入被本菌污染的海产品或咸菜、咸肉、咸蛋等盐渍食物而感染。引起的主要症状有腹泻、腹痛、呕吐、洗肉水样便或发热等,病程短,恢复较快,病后免疫力不强,可重复感染。

预防应注意食品卫生,对海产品、盐渍食品应加热后食用,治疗可选用抗生素和磺胺类药物。

小结

　　弧菌都是有鞭毛的革兰阴性菌,呈弧状或杆状。通过消化道传播,引起腹泻、呕吐等症状,主要有霍乱弧菌和副溶血性弧菌,霍乱弧菌,嗜碱(pH8.8～9.0),引起霍乱(剧烈腹泻,米泔水样便)。副溶血性弧菌,嗜盐(3.5%NaCl),引起食物中毒(腹泻,可有洗肉水样便)。

自测题

一、填空题

1. 霍乱弧菌有 1 根_____,运动活泼,生长最适宜 pH _____,常选用_____蛋白胨水或_____琼脂平板分离培养。

2. 副溶血性弧菌引起的疾病是_____。

二、单选题

1. 霍乱患者大便或呕吐物的特征是( )
   A. 水样　　　　B. 蛋花样
   C. 果酱样　　　D. 米泔水样
   E. 黏液样

2. 霍乱患者产生"米泔样"粪便由哪种因素引起?( )

A. 鞭毛　　　　B. 内毒素
C. 菌毛　　　　D. 霍乱肠毒素
E. 菌体蛋白

3. 吃海产品或盐渍物品引起食物中毒的细菌是( )
A. 霍乱弧菌　　B. 大肠埃希菌
C. 痢疾志贺菌　D. 副溶血性弧菌
E. 链球菌

三、简答题

1. 霍乱弧菌的致病物质有哪些?各有何致病作用?

2. 怎样预防霍乱?

第 4 节　厌氧性细菌

厌氧性细菌是一大群必须在无氧环境中才能生长的细菌。分为厌氧芽胞梭菌和无芽胞厌氧菌两大类。

厌氧芽胞梭菌为革兰阳性杆菌,能形成芽胞,芽胞直径大多宽于菌体,使菌体膨大呈梭状。该菌属均能产生强烈的外毒素,使人致病,并引起特定临床症状。常见的厌氧芽胞梭菌有破伤风梭菌、产气荚膜梭菌和肉毒梭菌。

一、破伤风梭菌

破伤风梭菌是引起破伤风的病原菌。

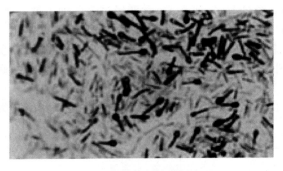

图 5-15　破伤风梭菌形态图

（一）生物学特性

革兰染色阳性杆菌，菌体细长，芽胞圆形，直径比菌体宽，位于菌体顶端，使细菌呈鼓槌状，是本菌典型的形态特征。有周鞭毛，无荚膜（图 5-15）。

本菌为专性厌氧菌，常用疱肉培养基培养。芽胞抵抗力强，在土壤中可存活数十年，可耐煮沸 1 小时，对青霉素敏感。

（二）致病性

1. 致病条件　破伤风梭菌及其芽胞

考点: 破伤风梭菌感染的致病条件

广泛存在土壤中，主要经伤口感染。伤口的厌氧微环境是细菌繁殖和致病的重要条件。一般是窄而深的伤口，有泥土或异物污染，易形成厌氧环境；或坏死组织、凝血块多，伴有需氧菌或兼性厌氧菌的混合感染也是厌氧环境的形成条件。

2. 致病物质及所致疾病　本菌能产生破伤风痉挛毒素和破伤风溶血毒素。破伤风痉挛毒素是主要致病物质，是一种神经毒素，毒性极强，化学成分为蛋白质，用甲醛脱毒后成为类毒素，可用于预防接种。

痉挛毒素对脑神经和脊髓前角神经细胞有高度的亲和性，毒素进入细胞后能抑制正常存在的抑制性介质和抑制性神经元的协调作用，导致伸肌与屈肌同时强烈收缩，骨骼肌强直痉挛，造成破伤风特有的牙关紧闭、苦笑

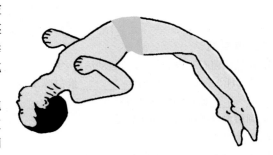

图 5-16　破伤风症状——角弓反张

面容、角弓反张等症状（图 5-16），严重者可因呼吸肌痉挛窒息而死亡。

破伤风的潜伏期平均为 7～14 日，潜伏期愈短，病死率越高。

（三）防治原则

破伤风一旦发生，治疗效果不佳，故预防极为重要。

考点: 破伤风防治原则

1. 正确处理伤口　及时清创扩创，用 3% H_2O_2 消毒伤口，并使用抗生素抑制或杀死伤口内的破伤风梭菌和混合感染的细菌，防止伤口内形成厌氧微环境。

2. 人工自动免疫　我国目前对 3～6 个月的儿童接种白百破三联疫苗（含白喉类毒素、百日咳鲍特菌死疫苗和破伤风类毒素）。对军人和其他易受伤的人群接种破伤风类毒素。

3. 人工被动免疫　对伤口深且污染者注射破伤风抗毒素（TAT）作紧急预防。TAT 亦可用于破伤风患者的特异性治疗，原则是早期足量。

二、产气荚膜梭菌和肉毒梭菌 △

产气荚膜梭菌广泛分布于自然界以及人和动物的肠道中，是气性坏疽的主要病原菌，污染食品时可引起食物中毒。肉毒梭菌广泛分布于土壤和动物粪便中。食物被本菌污染后，在厌氧条件下产生肉毒毒素，该毒素为嗜神经毒素，能选择性作用于脑神经核、外周神经肌肉接头以及自主神经末梢，阻碍乙酰胆碱释放，影响神经冲动传递，导致肌肉松弛性麻痹。食入毒素引起食物中毒，病死率极高。现将两种厌氧芽胞梭菌列表比较如下（表 5-1）。

表 5-1　两种厌氧芽胞梭菌的比较

细菌	形态特征	致病物质	传播途径	所致疾病	防制原则
产气荚膜梭菌	G+ 大杆菌,芽胞椭圆形,位于菌体中央或次极端,不大于菌体宽度	α-毒素及酶	创伤感染	气性坏疽(局部伤口严重,病情凶险)	正确处理伤口多价抗毒素治疗
			经口感染	食物中毒	
肉毒梭菌	G+ 大杆菌,芽胞椭圆形,比菌体宽,位于次极端,使菌体呈网球拍状	肉毒毒素	经口感染	食物中毒(肌肉麻痹)	加强食品监管多价抗毒素治疗

三、无芽胞厌氧菌 △

无芽胞厌氧菌存在于人体口腔、上呼吸道、肠道及泌尿生殖道等处,与兼性厌氧菌共同构成人体正常菌群,并且在数量上占绝对优势。在一定条件下成为条件致病菌。因其感染广泛,感染类型多,对多种抗生素不敏感,细菌学诊断较困难,应给予充分的重视。

无芽胞厌氧菌包括革兰阳性球菌、杆菌与革兰阴性球菌、杆菌四类。临床上以革兰阴性无芽胞厌氧杆菌引起的感染最为多见,如革兰阴性的脆弱类杆菌、产黑色素类杆菌以及核梭杆菌等,其中以脆弱类杆菌的感染在临床上占首位。

（一）致病性

1. 致病条件　包括:①寄居部位改变;②机体的免疫功能下降;③菌群失调;④局部厌氧微环境的形成。

2. 致病物质　主要有荚膜和菌毛,透明质酸酶,胶原酶等侵袭性酶,内毒素等。

3. 所致疾病　为内源性感染,无特定病型,大多为化脓性感染,形成局部炎症、脓肿、组织坏死,亦可入血引起菌血症、败血症。

4. 感染特征　多呈慢性感染,具有下列特征:①多引起口腔、鼻窦、胸腔、腹部、女性生殖道及盆腔等的炎症、脓肿及其他深部脓肿;②分泌物为血色或棕黑色,有恶臭;③使用氨基糖苷类抗生素长期治疗无效;④分泌物直接涂片可见细菌,但普通培养无细菌生长。

（二）防治原则

现尚无特异的预防方法。手术时应防止体内无芽胞厌氧菌污染创口,外科清创引流是预防厌氧菌感染的重要措施。大多数无芽胞厌氧菌对青霉素、克林霉素、头孢菌素敏感,甲硝唑对厌氧菌感染也有很好的疗效。对氨基糖苷类抗生素不敏感。

小结

厌氧菌是指必须在无氧条件下生长繁殖的细菌。其中重要的是三种厌氧芽胞梭菌,均为革兰阳性大杆菌,产生外毒素致病,引起特定的临床症状:①破伤风梭菌产生痉挛毒素,阻止抑制性介质释放,引起骨骼肌强直性痉挛。②产气荚膜梭菌产生多种外毒素及酶,破坏组织细胞,造成组织坏死崩解,引起气性坏疽。③肉毒梭菌产生肉毒毒素,作用于脑神经核及外周胆碱能神经,引起食物中毒。

无芽胞厌氧菌为人体正常菌群,可作为条件致病菌,引起内源性感染。其感染部位广泛,感染类型多,无特定的临床症状。

自测题

一、填空题

1. 常见致病的厌氧芽胞梭菌有_____、_____和_____。

2. 对受伤机会较多的人群可定期接种破伤风_____,对伤口较深或有泥土污染者应肌内注射破伤风_____进行紧急预防。

3. 革兰阳性大杆菌,芽胞椭圆形,比菌体宽,位于次极端。菌体呈网球拍状的细菌是_____。

二、单选题

1. 无芽胞厌氧菌引起的感染中,在临床上占首位的是( )
   A. 产黑色素类杆菌   B. 核梭杆菌
   C. 产气荚膜梭菌   D. 脆弱类杆菌
   E. 肉毒梭菌

2. 能引起气性坏疽的细菌是( )
   A. 沙门菌   B. 产气荚膜梭菌
   C. 肉毒梭菌   D. 破伤风梭菌

   E. 无芽胞厌氧菌

3. 肉毒梭菌所致食物中毒主要表现是( )
   A. 胃肠道症状   B. 败血症
   C. 肌肉麻痹   D. 肌肉痉挛
   E. 化脓性感染

4. 需在专性厌氧条件下生长繁殖的细菌是( )
   A. 破伤风梭菌   B. 炭疽芽胞杆菌
   C. 葡萄球菌   D. 志贺菌
   E. 白喉棒状杆菌

5. G+大杆菌,芽胞圆形,大于菌体,位于菌体顶端,形如鼓槌的细菌是( )
   A. 白喉棒状杆菌   B. 炭疽芽胞杆菌
   C. 产气荚膜梭菌   D. 肉毒梭菌
   E. 破伤风梭菌

三、简答题

试述破伤风梭菌的致病条件及防治原则。

(王红梅)

第5节 分枝杆菌属

考点:抗酸杆菌的主要代表菌种

分枝杆菌属是一类菌体细长、稍弯曲的杆菌,因有分枝生长的趋势而得名。本属细菌细胞壁中含有大量脂质,染色不易着色,因此常用抗酸染色法染色,因能抵抗盐酸乙醇的脱色作用故又称抗酸杆菌。分枝杆菌属的种类繁多,对人有致病作用的主要有结核分枝杆菌和麻风分枝杆菌

一、结核分枝杆菌

结核分枝杆菌俗称结核杆菌,1882 年由郭霍(Koch)发现,是引起结核病的病原菌,可侵犯身体各器官。结核病在今天仍是一种重要的传染病。世界卫生组织(WHO)报告,全球 2010 年新发现 880 万结核病例,其中我国为 130 万,全球因结核病死亡人数达 140 万,其中我国为 5.5 万人,位居世界第二位。

(一)生物学特性

1. 形态与染色   细长略带弯曲的杆菌(图 5-17,图 5-18),$(1.0\sim4.0)\mu m \times (0.3\sim0.6)\mu m$。生长繁殖过程中常呈分枝状或聚集成团。本菌无芽胞及鞭毛,近年来在电镜下观察发现具有荚膜。结核分枝杆菌革兰阳性,但通常难以着色。常用齐-尼抗酸染色法染色,在加温条件下经 5%苯酚复红溶液染色后不易被 3%盐酸乙醇溶液脱色,以亚甲蓝复染后,仍为红色,其他非抗酸菌和细胞杂质等均呈蓝色。抗酸性是鉴别结核分枝杆菌有价值的指标。

2. 培养特性   专性需氧,最适生长温度为 35～37℃,最适 pH 为 6.5～7.0。营养要求高,常用罗氏培养基培养。该菌生长速度缓慢,分裂一代需要 18～24 小时,培养 2～4 周可见

菌落生长。菌落干燥、表面粗糙,呈乳白色或米黄色的颗粒状或菜花状,不透明(图 5-19)。由于抗结核药物的应用,患者标本中常培养出 L 型细菌。

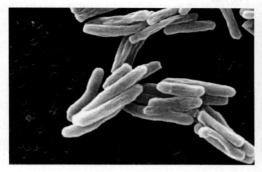

图 5-17 扫描电子显微镜下的结核分枝杆菌

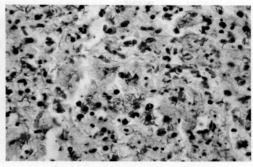

图 5-18 结核分枝杆菌抗酸染色形态

3. 菌体的化学成分 结核分枝杆菌的细胞壁内含大量脂质及多糖和蛋白质。

4. 抵抗力 结核分枝杆菌的抵抗力较强。尤其耐干燥,在干燥的痰液中可存活 6～8 个月,黏附在灰尘上可保持传染性 8～10 天。耐酸碱,在 3％盐酸溶液、6％硫酸溶液或 4％氢氧化钠溶液中 30 分钟仍然具有活力,所以常用酸、碱来处理标本中的杂菌。但结核分枝杆菌对湿热、紫外线及 75％乙醇溶液等抵抗力较弱。在液体中加热 60℃经过 30 分钟、日光直接照射数小时或 75％乙醇溶液消毒数分钟即可被杀死。

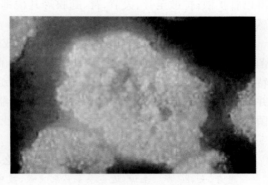

图 5-19 结核分枝杆菌罗氏培养基培养菌落

5. 变异性 结核分枝杆菌因环境条件改变而易发生形态、菌落、毒力、免疫原性、耐药性等方面的变异。卡介苗(BCG)即为牛型结核杆菌的变异株,经 13 年 230 次传代,保持了免疫原性,减低了毒性,广泛用于结核病的预防。结核分枝杆菌的多重耐药性近年来有上升的趋势。

考点:结核分枝杆菌生物学特性的具体内容

(二)致病性

结核分枝杆菌既不产生内、外毒素,也不产生侵袭性的酶类。其致病性可能是细菌在组织细胞内大量繁殖,菌体成分和代谢产物的毒性以及机体对菌体成分产生的免疫损伤有关。

1. 致病物质 与荚膜、脂质及蛋白质等关系密切。

(1)荚膜:主要成分是多糖。有助于细菌在宿主细胞上黏附,并有抗吞噬及保护菌体的作用。

(2)脂质:大约占细胞壁干重的 60％,主要成分有磷脂、索状因子、蜡质 D、硫酸脑苷脂等。磷脂能刺激单核细胞增生,形成结核结节。能抑制蛋白酶对病变组织的分解作用,使病灶形成干酪样坏死;索状因子可引起慢性肉芽肿;蜡质 D 诱发机体产生迟发型超敏反应,并有免疫佐剂的作用;硫酸脑苷脂有助于细菌在吞噬细胞内长期存活。

(3)蛋白质:免疫原性强,能刺激机体产生相应抗体,并与蜡质 D 结合能使机体发生超敏反应,并可促进结核结节的形成。

2. **所致疾病** 结核分枝杆菌是结核病的病原菌。主要传染源是带菌的结核病患者。细菌主要通过呼吸道感染,也可经消化道或受损伤的皮肤黏膜等多种途径侵入机体。分别引起肺结核、肠结核、皮肤结核等,偶可引起肾、脑膜等处的结核病。在结核病中以肺结核最为多见。由于感染结核分枝杆菌的毒力、数量、次数及感染时机体的免疫状态不同,肺结核可分为原发感染和继发感染两类:

(1) 原发感染:初次感染,多发生于儿童。结核分枝杆菌初次经呼吸道侵入肺泡后,被巨噬细胞吞噬,在其中生长繁殖,并最终导致细胞裂解,释放出的大量细菌在肺泡内形成以中性粒细胞及淋巴细胞浸润为主的渗出性炎症,称为原发病灶。初次感染的机体缺乏特异性免疫能力,原发病灶内的结核分枝杆菌可经淋巴管扩散至肺门淋巴结,引起淋巴管炎和肺门淋巴结肿大。原发病灶、淋巴管炎及肺门淋巴结肿大称为原发综合征。X线胸片显示哑铃状阴影。原发感染90%能形成纤维化和钙化而自愈。极少数患者因免疫力低下,细菌可经血液、淋巴管扩散,扩散至骨、关节、肾、脑膜等其他部位,引起全身粟粒性结核或结核性脑膜炎等。感染灶易扩散为其特点。

(2) 继发感染:再次感染,多发生于成人或较大儿童。感染可由潜伏于原发病灶内的细菌(内源性感染),也可为再次从外界吸入的细菌(外源性感染)引起。由于此时机体已建立了特异性的细胞免疫,所以感染病灶主要以局部组织损伤为特点,易表现为慢性肉芽肿性炎症,并形成结核结节,很少累及淋巴结。易发生干酪样坏死,甚至液化形成空洞,痰中出现大量细菌,是重要的传染源。

考点: 结核分枝杆菌所致疾病

案例5-4

她还需要做什么微生物学检查?

患者,女,20岁。主诉:近1个多月来咳嗽,痰中有时带血丝。全身乏力,食欲缺乏,自觉午后微热。查体:体温38℃。实验室检查:红细胞沉降率(简称血沉)为70mm/h(正常值:女性0~20mm/h)。X线透视结果:右肺尖有多发小斑片状阴影,边缘模糊。结核菌素试验:红肿硬结直径1.8cm。取清晨咳痰涂片抗酸染色结果:镜下见到红色细长略弯曲的杆菌。

问题: 1. 引起本病最可能的病菌是什么?还需做那些微生物学检查以确定诊断?

2. 此病例结核菌素试验结果如何?说明什么?

(三)免疫性

1. **有菌免疫** 结核分枝杆菌为胞内寄生菌,因此机体抗结核分枝杆菌的免疫以细胞免疫为主,也属于有菌免疫或传染性免疫,即结核分枝杆菌或其组分在体内存在时才有免疫力,一旦体内病菌或其组分完全消失,免疫力也随之消失。机体对结核分枝杆菌产生保护性细胞免疫的同时,也诱发机体产生了IV型超敏反应。

2. **结核菌素试验** 是用结核菌素进行皮肤试验来测定机体对结核分枝杆菌是否存在IV型超敏反应的一种体内试验。用来判断受试者是否感染过结核分枝杆菌及机体免疫功能是否正常。

(1) 原理:由于结核分枝杆菌产生的免疫属于有菌免疫,感染过结核分枝杆菌的机体在注射结核菌素之后会发生IV型超敏反应,局部表现为红肿、硬结。未感染过结核分枝杆菌的机体不会发生IV型超敏反应。

(2) 试剂:常用的结核菌素有两种,一种是旧结核菌素(OT),另一种为纯蛋白衍生物

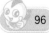

（PPD）。目前主张用 PPD，每 0.1ml 含 5 个单位（U）。

（3）方法：受试者前臂掌侧皮内注射 0.1ml PPD，48～72 小时后观察结果。注意局部有无硬结，不能单独以红肿为标准。

（4）结果及意义：①阴性反应。注射部位红肿、硬结小于 0.5cm。表明机体未感染过结核分枝杆菌，对结核分枝杆菌无免疫力，但应考虑以下情况：感染初期、严重的结核病患者或正患其他传染性疾病、老年人或使用免疫抑制剂者。②阳性反应。注射部位红肿、硬结在 0.5～1.5cm。表明机体感染过结核分枝杆菌或接种过卡介苗（BCG），对结核分枝杆菌有一定免疫力。③强阳性反应。注射部位硬结达到或超过 1.5cm。表明机体可能有活动性结核，应进一步追查病灶。

考点：结核菌素试验的原理、方法、意义及应用的具体内容

（5）应用：结核菌素试验主要用于以下几个方面：①选择卡介苗接种对象以及卡介苗接种后免疫效果的测定。阴性者应补种。②婴幼儿（未接种过卡介苗）结核病的辅助诊断。③测定机体细胞免疫的功能状态。④结核病的流行病学调查。

（四）微生物学检查

1. 标本采集和集菌　根据感染部位不同，采集不同标本，如痰、便、尿、脓汁、脑脊液、胸腔积液、腹水等。无杂菌标本直接离心沉淀集菌，有杂菌的标本须经 4％NaOH 溶液处理 15 分钟后离心沉淀集菌。

2. 检查方法　标本直接涂片后进行抗酸染色镜检，检查结核分枝杆菌。必要时可做人工培养、生化反应和动物试验进行鉴定。

（五）防治原则

1. 预防接种　卡介苗接种是预防结核病的有效措施之一。目前，我国规定出生后即接种卡介苗，7 岁时再复种一次。1 周岁内婴儿可直接接种，1 周岁以上应先做结核菌素试验，阴性者均应接种。接种后免疫力可维持 3～5 年。

考点：卡介苗预防接种的具体内容

2. 治疗　治疗原则是早发现，早治疗，联合用药可提高疗效并减少耐药性。目前常用药物有异烟肼、利福平、链霉素、乙胺丁醇等。

二、麻风分枝杆菌 △

麻风分枝杆菌俗称为麻风杆菌，是麻风病的病原体（图 5-20）。

（一）生物学特性

麻风分枝杆菌尚不能进行人工培养。与结核分枝杆菌同为胞内寄生菌，在形态、染色等方面相似，但常呈束状排列。当细胞内有大量的麻风分枝杆菌存在时，细胞质呈泡沫状，称为泡沫细胞，可与结核分枝杆菌相区别。

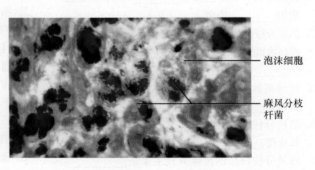

泡沫细胞

麻风分枝杆菌

图 5-20　麻风分枝杆菌抗酸染色形态

（二）致病性与免疫性

在自然界中只有人类感染麻风。麻风患者是麻风病唯一的传染源。其鼻咽部的分泌物、痰、汗、泪、乳汁、精液及阴道分泌物中均可排出病菌，主要经直接接触通过破损的皮肤黏膜及呼吸道传播。呼吸道感染是重要途径。本病潜伏期长、发病慢、病程长，病菌主要是侵犯皮

考点：麻风的主要传播途径

肤、黏膜及神经末梢,晚期可侵犯深部组织和内脏器官,形成肉芽肿。

感染后是否发病,主要取决于机体的细胞免疫水平。临床类型有瘤型、结核样型、界线类和未定类。

（三）微生物学检查

因为麻风分枝杆菌尚不能进行人工培养,常用方法是从患者鼻黏膜和皮肤病变处取材,涂片后抗酸染色镜检麻风分枝杆菌。活体组织切片检查也是较好的诊断方法。

（四）防治原则

麻风病目前尚无特异性预防方法。早发现、早隔离,早治疗是主要的防制措施。治疗药物主要有砜类、利福平等。

结核分枝杆菌和麻风分枝杆菌的主要特点如下。

结核分枝杆菌:分散排列,营养要求高,生长缓慢,抵抗力强,多种途径侵入;引起多种类型结核病;可接种卡介苗预防。

麻风分枝杆菌:束状排列,人工培养尚未成功;通过破损的皮肤黏膜侵入和呼吸道传播;引起皮肤、神经、脏器等麻风病;一般性预防。

结核菌素试验是判断受试者是否感染过结核分枝杆菌及对结核分枝杆菌是否具有免疫力的一种体内试验。其结果:阴性:表示机体未感染过结核分枝杆菌,对结核分枝杆菌无免疫力。阳性:表示机体感染过结核分枝杆菌或接种过卡介苗(BCG),对结核分枝杆菌有一定免疫力。强阳性:表示机体可能有活动性结核,应进一步追查病灶。

自测题

一、名词解释

结核菌素试验

二、填空题

1. 结核分枝杆菌革兰染色_____,但不易着色,常用_____染色。

2. 结核分枝杆菌细胞壁中含有大量脂类,所以对外界环境抵抗力_____,但对_____、_____、_____抵抗力较弱。

3. 检测机体对结核是否具有免疫力,常用的体内试验是_____。

4. 结核分枝杆菌在培养时营养要求_____,生长速度_____。

5. 麻风分枝杆菌的传播方式主要是_____、_____,引起_____病。

三、单选题

1. 结核分枝杆菌最常见的传播途径是(　　　)
   A. 呼吸道传播　　　　B. 消化道传播
   C. 接触传播　　　　　D. 创伤传播
   E. 以上均不是

2. 与结核分枝杆菌毒力有关的物质是(　　　)
   A. 内毒素　　　　　　B. 外毒素
   C. 索状因子　　　　　D. 鞭毛
   E. 菌毛

3. 结核菌素试验发生机制是(　　　)
   A. Ⅰ型超敏反应　　　B. Ⅱ型超敏反应
   C. Ⅲ型超敏反应　　　D. Ⅳ型超敏反应
   E. 体液免疫

4. 关于结核分枝杆菌的生物学特性错误的是(　　　)
   A. 营养要求高　　　　B. 生长繁殖速度慢
   C. 菌落粗糙　　　　　D. 对多种抗生素敏感
   E. 革兰染色阴性

四、简答题

1. 简述结核分枝杆菌的生物学特性及致病性。

2. 简述结核菌素试验的原理、方法、结果及意义。

（王海霞）

第 6 节　其他病原性细菌 △

现将其他重要病原性细菌种类与要点列表如下(表5-2)。

表 5-2　其他病原性细菌

名称	生物学特性	致病因素	所致疾病	预防原则
铜绿假单胞菌	G⁻小杆菌,有鞭毛、英膜、菌毛,能产生水溶性绿色色素。对外界环境抵抗力较强,对多种抗生素耐药	内毒素、菌毛、英膜、外毒素	是医院内感染的常见病原菌,引起各种继发感染,如术后伤口感染、败血症等	严格消毒,无菌操作,防止医源性感染发生
白喉棒状杆菌 (图 5-21)	G⁺细长弯曲的棒状杆菌,异染颗粒明显。营养要求高,吕氏培养基生长良好。抵抗力较强	白喉外毒素	经呼吸道传播,引起白喉	用白百破三联疫苗或白喉类毒素预防,用白喉抗毒素进行紧急预防或治疗
百日咳鲍特菌	G⁻小杆菌,新分离菌株有英膜、菌毛。常用鲍金培养基培养。抵抗力较弱	英膜、菌毛、内毒素及外毒素	经呼吸道传播,引起百日咳	早期隔离患儿,儿童接种白百破三联疫苗预防
流感嗜血杆菌	G⁻短小球杆菌,毒力株有英膜。营养要求高,需新鲜血液,抵抗力弱	英膜、菌毛、内毒素	原发性感染多见于婴幼儿;继发性感染多见于成人	接种英膜多糖疫苗预防
幽门螺杆菌 (图 5-22)	G⁻杆菌,菌体呈S形或海鸥状,有鞭毛,营养要求高	尿毒酶、鞭毛、菌毛、外毒素	与慢性胃炎、胃溃疡、胃癌发病有关	重组幽门螺杆菌疫苗预防
空肠弯曲菌	G⁻杆菌,形态细长呈弧形,S形或海鸥状,有单鞭毛,运动活泼	细胞毒性酶类、黏附素、肠毒素	接触或经消化道引起婴幼儿急性肠炎、成人食物中毒	加强饮食卫生管理,加强粪便管理
嗜肺军团菌	G⁻小杆菌,有鞭毛、菌毛,抵抗力较强	菌毛、多种酶与毒素	呼吸道传播,引起军团菌病	无特异性疫苗。对供水系统定期检查和消毒
布鲁菌	G⁻小杆菌,专性需氧,营养要求高,抵抗力较强	内毒素	可通过接触、消化道、皮肤多途径传播,引起人及动物布鲁菌病(波浪热)	消灭传染源,加强食品卫生管理,接种减毒活疫苗可预防
鼠疫耶尔森菌	G⁻球杆菌,两端钝圆并浓染,有英膜	F1抗原、V/W抗原、鼠毒素、内毒素	主要经带菌的鼠蚤叮咬传播,引起鼠疫	灭鼠灭蚤,切断传播途径,也可接种减毒活菌苗
炭疽芽胞杆菌	G⁺杆菌,致病菌中最大,呈竹节状排列,可形成英膜,芽胞位于菌体中央,小于菌体宽度	英膜、炭疽毒素	通过皮肤接触、呼吸道或消化道感染,引起人、畜炭疽病	加强家畜管理,病畜严禁解剖,焚烧并深埋于地下2米。接种炭疽减毒活疫苗

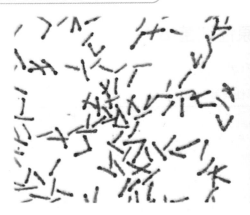

图 5-21 白喉棒状杆菌形态图(光镜)
菌体内可见着色较深的异染颗粒

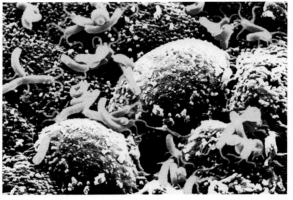

图 5-22 幽门螺杆菌形态图(电镜)

自 测 题

一、填空题

1. 铜绿假单胞菌为革兰_____性杆菌,培养时能产生水溶性_____色素。

2. 异染颗粒是_____菌鉴别的主要特征。

3. 嗜肺军团菌主要经_____传播,能引起_____病。

4. 炭疽芽胞杆菌是_____的病原体,菌体呈_____排列,菌体中央可见芽胞。

5. 鼠疫主要经_____传播。

6. 百日咳鲍特菌的传播途径是_____。

7. 流感嗜血杆菌的致病因素有_____、_____和_____。

8. 空肠弯曲菌可经_____及_____传播,引起_____和_____病。

二、单选题

1. 通过吸血昆虫作为媒介传播的疾病是( )
   A. 白喉　　B. 炭疽　　C. 军团病
   D. 鼠疫　　E. 百日咳

2. 波浪热由下列哪种病原菌引起?( )
   A. 布鲁菌　　　B. 幽门螺杆菌
   C. 空肠弯曲菌　D. 嗜肺军团菌
   E. 铜绿假单胞菌

3. 与人类慢性胃炎、消化性溃疡、胃癌发病有关的细菌是( )
   A. 空肠弯曲菌　B. 铜绿假单胞菌
   C. 百日咳鲍特菌D. 炭疽芽胞杆菌
   E. 幽门螺杆菌

三、简答题

1. 哪些病原菌有特异性预防措施?举出疫苗或类毒素名称。

2. 有几种病原菌可通过呼吸道传染致病?

(王海霞)

第6章

病毒概述

　　1892年,从事烟草花叶病研究的俄国科学家伊凡诺夫斯基首次发现用滤菌器过滤后的患烟草花叶病的烟叶汁仍有传染性,但他并没有意识到这一现象的重要性。直到1898年荷兰的细菌学家贝杰林克再次发现这一事实,并经进一步研究指出烟草花叶病是由一类比细菌更小的、不同于细菌的病原体引起的,贝杰林克将这类病原体命名为病毒(virus),从此开创了人类对病毒的认识。

　　由病毒引起的疾病称为病毒性疾病,人类传染病中约75%是由病毒引起的,因此,病毒与人类疾病关系密切,且对人类健康危害严重。

　　病毒是一类个体微小、结构简单、只含有单一类型核酸(DNA 或 RNA)、必须在活的易感细胞内寄生并以复制方式进行增殖的非细胞型微生物。**考点:**病毒的概念

第1节　病毒的基本性状

一、病毒的大小与形态

　　病毒个体微小,其大小的测量单位为纳米(nm),需用电子显微镜才能观察。不同种类的病毒大小差别很大,最大的痘类病毒约300nm,最小的病毒如微小 RNA 病毒只有20nm,大多数病毒的直径介于50～250nm。病毒的形态多样,有球形、砖形、杆形、弹头状和蝌蚪形等(图6-1)对人致病的病毒多数为球形。**考点:**病毒大小的计量单位

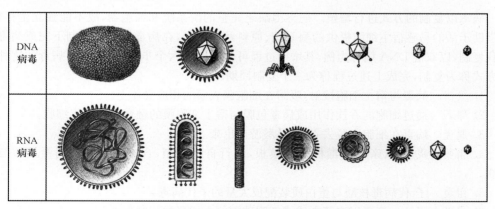

图 6-1　常见病毒的形态与结构示意图

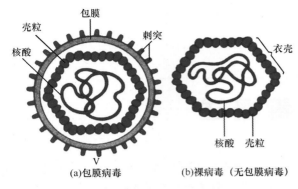

图 6-2 病毒体结构示意图

二、病毒的结构

病毒的基本结构是由核心和衣壳构成,称为核衣壳,即裸露病毒。有些病毒在核衣壳外还有一层包膜,这类病毒又称为包膜病毒。两者都是结构完整的具有传染性的病毒颗粒,统称为病毒体(图 6-2)。

1. 病毒核心　是病毒的中心结构,位于病毒的内部,其化学组成主要是核酸,是病毒的基因组,由一种核酸(DNA 或 RNA)组成。

核心的作用:决定着病毒的形态结构、复制、遗传变异和传染性等。

2. 病毒衣壳　是包围在核心外的蛋白质结构。病毒衣壳由许多壳粒(蛋白质亚单位)组成,排列成不同的立体构型,如二十面体对称型、螺旋对称型和复合对称型。

衣壳的作用有:①保护病毒核酸免受酶或其他理化因素的破坏。②可与宿主细胞膜上的受体特异性结合,介导病毒穿入细胞,参与感染过程。这种特异性结合决定了病毒对宿主细胞的亲嗜性。③具有免疫原性,可诱导机体产生免疫应答。

3. 病毒包膜　部分病毒在核衣壳外面还包绕着由蛋白质、多糖和脂类构成的双层膜结构,称为包膜。包膜是病毒在成熟过程中以出芽方式穿过宿主细胞膜或核膜时获得的,其上的蛋白质是由病毒基因组编码产生的,放射状排列在某些包膜表面呈钉状突起,称刺突或包膜子粒。

考点: 病毒的基本结构

包膜的功能有:①保护核衣壳,维护病毒体结构的完整性。②参与感染过程,与病毒的吸附、穿入宿主细胞有关。③病毒刺突(糖蛋白)具有免疫原性,可诱导机体产生免疫应答。

三、病毒的增殖

病毒以复制的方式进行增殖。病毒因缺乏完整的酶系统和细胞器,故不能独立生存,必须借助于活的易感宿主细胞提供的酶系统、原料及能量等,在病毒核酸的控制下完成病毒的自我复制,以双链 DNA 病毒为例,其增殖过程可分为以下六个步骤(图 6-3)。病毒的这种增殖方式称为复制,完成上述过程称为一个复制周期。

考点: 病毒的增殖过程

1. 吸附　病毒与宿主细胞接触,吸附在细胞膜表面的相应受体上。

2. 穿入　通过细胞的吞饮作用或病毒包膜与宿主细胞膜的融合作用进入细胞。

3. 脱壳　病毒在细胞内脱去衣壳,核酸游离出来。

4. 生物合成　以亲代病毒核酸为模板,进行自我复制,合成许多子代病毒核酸与蛋白质。

5. 组装　子代病毒核酸与蛋白质装配成大量的子代病毒。

6. 成熟与释放　病毒以出芽方式或细胞破裂的方式释放到细胞外。

四、病毒的干扰现象

在两种病毒感染同一细胞或机体时发生的一种病毒抑制另一种病毒复制的现象，称为干扰现象。在预防接种病毒疫苗时，对患有病毒性疾病者应暂停接种，也应避免同时使用有干扰作用的两种病毒疫苗，以确保病毒疫苗的接种效果。

考点： 病毒的干扰现象概念及意义

五、病毒的抵抗力

病毒受理化因素的作用而失去感染性，称为病毒的灭活。

（一）物理因素

1. 温度 多数病毒耐冷不耐热，故病毒标本常在干冰温度（－70℃）和液氮温度（－196℃）条件下进行保存。多数病毒加热 55～60℃ 几分钟至十几分钟即被灭活，乙肝病毒除外。

2. 射线 γ射线、X射线和紫外线都能灭活病毒。

3. pH 大多数病毒在 pH 5～9 较稳定，而在 pH 5 以下或 pH 9 以上的强酸或强碱条件下可被灭活。

考点： 理化因素对病毒的影响

（二）化学因素

1. 脂溶剂 乙醚、氯仿等脂溶剂能灭活有包膜的病毒。

2. 化学消毒剂 甲醛能破坏病毒的感染性而对其免疫原性影响不大，故常用于制备灭活疫苗。1%～5%苯酚溶液、过氧化氢、高锰酸钾、含氯石灰、碘和碘化物、70%乙醇溶液能使大多数病毒灭活；过氧乙酸、次氯酸盐等对肝炎病毒有较好的消毒作用。

3. 抗生素与中草药 病毒对抗生素不敏感，但对干扰素敏感。中草药如板蓝根、大青叶、大黄、贯众等对病毒的增殖有一定的抑制作用。

六、病毒的变异

病毒与其他生物一样具有遗传性与变异性。病毒的变异可表现在多个方面，在医学实践中有重要意义的主要有两种。

（一）抗原变异

大多数病毒的抗原较稳定，部分病毒的抗原易发生变异而引发病毒性疾病的流行，如流感病毒的血凝素（HA）和神经氨酸酶（NA）易发生变异，多次造成流感的爆发流行。

（二）毒力变异

病毒的致病性降低或增加，称为毒力变异。常利用病毒毒力由强变弱的变异株制备减毒活疫苗，如甲肝减毒活疫苗。

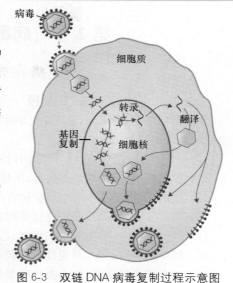

图 6-3 双链 DNA 病毒复制过程示意图

第2节　病毒的致病性与免疫性

一、病毒的感染方式和类型

（一）病毒的感染方式和途径

病毒的感染是指病毒侵入机体、在易感细胞内复制增殖并与机体相互作用的过程。病毒的感染方式和途径如下。

1. 水平传播　指病毒在个体之间的传播。

（1）经呼吸道传播：如流感病毒、风疹病毒。

（2）经消化道传播：如甲型肝炎病毒、脊髓灰质炎病毒。

（3）经皮肤传播：如狂犬病毒经动物咬伤、乙脑病毒经蚊的叮咬从皮肤侵入机体。

（4）性传播：如人类免疫缺陷病毒、乙型肝炎病毒。

（5）经血液传播：如人类免疫缺陷病毒、乙型肝炎病毒经输血感染机体。

（6）经多种途径传播：如人类免疫缺陷病毒、乙型肝炎病毒。这两种病毒都可以通过血液传播、性接触传播和垂直传播的多种途径引起感染。

2. 垂直传播　指存在于母体的病毒经胎盘或产道由亲代传播给子代的方式，如人类免疫缺陷病毒、乙型肝炎病毒、风疹病毒的传播等。此外，产后哺乳和密切接触感染，病毒基因直接感染生殖细胞并经生殖细胞遗传（先天感染）也被列入垂直传播的范畴。垂直传播可致流产、早产、死胎或先天畸形等严重后果。

（二）感染类型

多数病毒感染机体后，在宿主细胞内复制、增殖，产生有感染性的子代病毒，使机体表现出不同的临床类型，根据有无症状可分为隐性感染和显性感染。

1. 隐性感染　病毒侵入机体后不引起临床症状的感染类型称为隐性感染。隐性感染者虽未表现出明显的临床症状，但可向外界播散病毒而成为重要的传染源。病毒的隐性感染可刺激机体产生免疫力。

考点：病毒的感染的类型

2. 显性感染　病毒侵入机体致使机体出现明显的临床症状的感染类型称为显性感染。根据症状出现的早晚和持续时间的长短又分为下列几种。

（1）急性感染：一般潜伏期短、发病急，病程数日至数周，病愈后机体内不再有病毒存在且常获得特异性免疫。如流行性感冒、甲型肝炎等。

（2）持续性感染：一般病程较长，病毒可在体内持续存在数月至数年甚至数十年，病毒的持续感染者是重要的传染源。按病程可分3种。

1）慢性感染：经显性或隐性感染后病毒未被完全清除，可持续增殖，症状时有时无，病程长达数月、数年或数十年。如慢性乙型肝炎。

2）潜伏感染：急性或慢性感染后，病毒长期存在于特定细胞中，不增殖、无症状。在某些条件下病毒被激活、增殖，继而引起急性发作。如单纯疱疹病毒、水痘-带状疱疹病毒。

3）迟发感染：又称慢发病毒感染。病毒感染后，潜伏期很长（数年至数十年），一旦发病出现症状，多为亚急性、进行性，最终导致死亡。如人类免疫缺陷病毒（HIV）感染引起的获得性免疫缺陷综合征（AIDS）。

4）急性病毒感染的迟发并发症：病毒急性感染后1年或数年发生致死性的病毒病，如麻疹缺陷病毒引起的亚急性硬化性全脑炎就是儿童期感染麻疹病毒而到青春期才出现中枢神经系统症状。

潜伏感染与口唇疱疹

患者,女,23岁,因经常在口唇黏膜处出现水疱而就诊。患者发热时口唇周围常起针头大小成群的疱疹,自觉有轻度瘙痒和烧灼感,1周左右可自愈,发作时常伴有口腔溃疡、咽炎、舌炎等。反复发作多年。

案例 6-1 分析

根据临床表现为单纯疱疹病毒-Ⅰ型感染。病毒原发感染后,少数病毒不能被清除而潜伏在三叉神经节或颈上神经节内,病毒既不增殖也不破坏细胞,与宿主细胞处于暂时平衡状态。当机体内外因素发生明显变化(如发热、劳累过度、日晒、高度紧张、月经等)时免疫力下降,病毒被再度激活而大量增殖,沿传出神经在其分布支配的皮肤黏膜上再次导致急性发作,口唇疱疹可反复发作。

二、病毒致病机制

（一）直接损害宿主细胞

病毒损害宿主细胞的方式因病毒种类不同而异。

1. 杀细胞效应　即病毒在宿主细胞内增殖引起细胞溶解死亡。病毒增殖时,利用宿主细胞内的物质合成病毒蛋白质,从而干扰宿主细胞蛋白质的合成和核酸代谢,导致细胞死亡。也可引起宿主细胞溶酶体膜功能改变,释放溶酶体酶,导致细胞自溶。

2. 细胞膜改变　非溶细胞性病毒在宿主细胞内增殖后虽不引起细胞溶解死亡,但能引起宿主细胞膜改变。如:①引起感染细胞与未感染细胞融合,病毒从感染细胞进入邻近正常细胞,形成多核巨细胞。②细胞膜出现新抗原,引起免疫病理损伤。③细胞膜通透性异常。

3. 形成包涵体　某些病毒在宿主细胞内增殖后,在细胞质或细胞核内形成在光镜下可见的圆形或椭圆形、嗜酸性或嗜碱性的斑块状结构,称为包涵体。包涵体破坏细胞的结构和功能,有时引起细胞的死亡。包涵体是细胞被病毒感染的指标,不同病毒所形成的包涵体特征各异,故检查病毒的包涵体可辅助诊断某些病毒性疾病。如狂犬病病毒的内基小体。

考点: 包涵体的意义

4. 基因整合与细胞转化　某些病毒 DNA 或片段整合到宿主细胞 DNA 中,使宿主细胞遗传性改变,甚至发生恶性转化,成为肿瘤细胞;或某些病毒的基因及其代谢产物启动细胞癌基因而致细胞癌变。

5. 细胞凋亡　是由基因控制的程序性死亡过程。某些病毒,如人类免疫缺陷病毒感染 CD4$^+$ T 细胞后,通过信号传导作用,激活细胞凋亡基因,使细胞发生凋亡,导致 CD4$^+$ T 细胞数量减少。

（二）引起免疫病理损伤

有些病毒感染后使宿主细胞膜上的抗原改变,出现特异性新抗原,可刺激机体产生相应的抗体和致敏 T 细胞,从而引起免疫病理应答,出现Ⅱ型、Ⅲ型和Ⅳ型超敏反应,导致组织细胞损伤和破坏。

三、抗病毒免疫

抗病毒免疫由非特异性免疫和特异性免疫组成。

（一）非特异性免疫

在抗病毒感染的非特异性免疫中起主要作用的包括干扰素和 NK 细胞。

1. 干扰素的作用　干扰素(IFN)是在病毒或干扰素诱生剂作用下由宿主细胞产生的一

组具有高度活性的多功能糖蛋白。干扰素主要由人的白细胞、成纤维细胞和 T 细胞产生,分别称 α、β 和 γ 干扰素。干扰素具有广谱抗病毒作用,但是干扰素不能直接灭活病毒,而是通过诱导受染细胞产生抗病毒蛋白质来抑制多种病毒的增殖(图 6-4)。此外干扰素还有抗肿瘤和免疫调节作用。

考点: 干扰素概念及其抗病毒机制

> **护考链接**
>
> 干扰素的抗病毒作用是
>
> A. 抑制或中和病毒的致病作用　B. 阻止病毒吸附　C. 诱导细胞产生抗病毒蛋白
>
> D. 直接灭活病毒　E. 抑制病毒释放
>
> **分析:** 临床上干扰素用于治疗病毒感染性疾病,干扰素不直接杀灭病毒,不作用于病毒复制过程的各环节。干扰素作用于宿主细胞,使之产生抗病毒蛋白发挥抗病毒作用。干扰素的作用是间接性的。

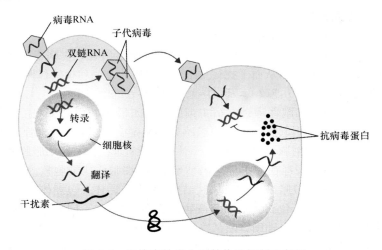

图 6-4　干扰素的产生及其作用机制示意图

2. NK 细胞　源于骨髓,存在于淋巴器官和外周组织中,其主要功能有分泌细胞因子如穿孔素、IFN-γ 等调节特异性免疫反应,防御感染和溶解破坏肿瘤细胞等。由于 NK 细胞在特异性免疫应答之前发挥作用,不需要抗原提呈,不依赖抗体,杀伤效应不受 MHC 限制,可直接杀伤靶细胞(某些被病毒感染的宿主细胞和某些肿瘤细胞),因此,NK 细胞的抗病毒免疫具有时间早、范围广、作用强等特点。

(二)特异性免疫

病毒抗原具有较强的免疫原性,病毒感染能诱导机体产生特异性免疫应答,有助于机体的恢复及防御再感染,对机体有保护作用。

1. 体液免疫的保护作用　抗病毒抗体,主要为 IgM、IgG,能与胞外游离的相应病毒结合,从而消除病毒的感染能力,但它们对胞内的病毒无作用。sIgA 存在于黏膜表面,在抵抗同型呼吸道病毒和肠道病毒的再感染中起主要作用。

2. 细胞免疫的保护作用　对胞内病毒主要依赖细胞免疫发挥作用。参与细胞免疫的主要有 CD8+ Tc 细胞的直接杀伤作用、CD4+ Th1 细胞释放细胞因子以及巨噬细胞和 NK 细胞等发挥作用。

第3节 病毒感染的检查方法和防治原则

一、病毒感染的微生物学检查

（一）标本的采取与送检

病毒感染检查结果的成败关键在于标本的正确采集与合理送检。由于发病早期容易检出病毒，故应及早采集标本。根据不同的病毒性疾病采集不同的标本，通常包括鼻咽分泌液、痰液、粪便、血液、脑脊液等；血清学检查的标本应取急性期和恢复期双份血清（即在发病初期和病后2～3周各采1份）送检。采集标本后应立即送检，若不能立即送检，可将标本置于冰瓶或将标本置于50%甘油氯化钠溶液中保存快速送检，若为污染标本，可加适量抗生素处理后从速送检。

考点： 标本采集的具体要求

（二）形态学检查

1. 光学显微镜检查　仅用于病毒包涵体的检查及某些大病毒颗粒（痘类病毒）的检查。

2. 电子显微镜检查　用电镜观察病毒的形态、结构有助于早期诊断；也可将病毒标本与特异性抗体混合后使病毒凝集成团，再用电镜观察即免疫电镜法，可提高病毒的检出率。

（三）免疫学检查

应用抗原抗体反应的原理，用已知病毒抗原检测患者血清中的相应抗体，以诊断某些病毒性疾病或进行流行病学调查；也可用已知抗体检测未知病毒抗原，以鉴定病毒或快速诊断病毒性疾病。常用方法有血凝抑制试验、酶联免疫吸附试验（ELISA）、免疫荧光技术、放射免疫法；除以上方法外还有补体结合试验、免疫电泳、反向间接血凝试验等。

（四）病毒核酸的检测

常用的方法有核酸分子杂交技术、聚合酶链反应（PCR）。广泛用于临床病毒性疾病的诊断，具有特异性强、灵敏度高等优点。

（五）病毒的分离培养

由于病毒只能在活的易感细胞内才能复制增殖，所以培养病毒必须提供活的细胞。常用方法有动物接种、鸡胚接种和组织培养等。

二、病毒性疾病的防治原则

病毒是严格细胞内寄生的，因此，抗病毒药物进入机体后必须渗透到细胞内才能作用于病毒，而且必须对病毒有选择性抑制作用但对宿主细胞或机体无害，这也导致目前对病毒性疾病的药物治疗效果远不如对细菌感染性疾病的疗效，因此对病毒的预防十分重要。

（一）特异性预防

1. 人工自动免疫　接种病毒疫苗可以特异性预防病毒性疾病。目前常用的疫苗有减毒活疫苗、灭活疫苗、基因工程疫苗、亚单位疫苗等。

（1）减毒活疫苗：常用的有脊髓灰质炎疫苗、腮腺炎疫苗、麻疹疫苗、风疹疫苗及甲型肝炎疫苗等。

（2）灭活疫苗：常用的有乙型脑炎疫苗、狂犬病疫苗、森林脑炎疫苗等。

（3）基因工程疫苗：常用的有乙型肝炎疫苗。

2. 人工被动免疫　注射人免疫球蛋白制剂可用于某些病毒性疾病的紧急预防。常用的生物制剂有抗病毒血清、胎盘丙种球蛋白、人血清免疫球蛋白、转移因子等。

（二）药物和生物制剂治疗

1. 化学疗剂　由于病毒只能在细胞内复制、增殖，故对病毒有效的化学疗剂多数对机体细胞有一定损害作用，因此尚不能广泛应用于临床。目前疗效较好、毒副作用较小的药物有碘苷（疱疹净）、阿昔洛韦、拉米夫定、阿糖腺苷等。

2. 干扰素及干扰素诱生剂　干扰素有广谱抗病毒作用且毒性小，对某些病毒性疾病的治疗有较好的效果。目前广泛用于治疗乙型肝炎、疱疹性角膜炎、疱疹性脑炎、艾滋病等。干扰素诱生剂如聚肌胞对乙型肝炎等有一定疗效。

3. 中草药　常用的有大青叶、板蓝根、金银花、贯众等对某些病毒性疾病有一定作用，有待于进一步研发。

链接

朊粒——比病毒还要简单的致病因子

朊粒，也称朊病毒。是一种只含有蛋白质而无核酸的分子生物。朊粒可引起人类及家畜患有中枢神经系统退化性病变，其潜伏期长，致死率达100%。如人的库鲁病和克雅病、家畜的疯牛病和羊瘙痒症。WHO将朊粒所致疾病和艾滋病并列为世纪之交危害人类的顽疾。朊粒是一个超出传统生物学和经典病毒学的全新概念。这种蛋白质感染因子能够自我复制是对"生物中心法则"的有力挑战。

小结

病毒是一类个体微小、结构简单、只含单一核酸（DNA/RNA）、必须在活细胞内寄生并以复制方式增殖的非细胞型微生物。测量单位是纳米（nm）。

病毒的结构：病毒主要由核酸和蛋白质组成。核酸构成病毒的核心，外面由蛋白质组成衣壳，成为核衣壳。核衣壳是最简单的病毒。有些病毒还有包膜。

病毒的致病机制：主要通过直接损伤受感染的细胞和免疫病理损伤导致组织或器官病变。

病毒的传播方式与途径：包括水平传播和垂直传播。垂直感染对优生的危害严重，可引起死胎、流产、先天畸形或发育障碍等。

病毒感染的结局有：急性感染和持续性感染。持续性感染又包括：慢性感染、潜伏感染、迟发感染和急性病毒感染的迟发并发症。其中持续性感染多见，对人类健康的危害严重。

病毒性疾病有效的预防措施是人工主动免疫和人工被动免疫。病毒性疾病尚无特效药物，使用干扰素可以诱导宿主细胞产生抗病毒蛋白抑制多种病毒的增殖。

自测题

一、名词解释

1. 病毒　2. 包涵体　3. 垂直传播　4. 持续性感染　5. 干扰素

二、填空题

1. 病毒的基本结构由＿＿＿和＿＿＿组成，某些病毒在基本结构外面还有一层＿＿＿结构。

2. 病毒的化学组成主要有＿＿＿＿、＿＿＿＿和＿＿＿＿。

3. 病毒的增殖周期包括＿＿＿＿＿、＿＿＿＿、＿＿＿＿＿、＿＿＿＿、＿＿＿＿和＿＿＿＿6个步骤。

4. 病毒的感染方式有＿＿＿＿和＿＿＿＿。病毒持续性感染的类型有＿＿＿＿、＿＿＿＿和＿＿＿＿。

5. 病毒对机体的致病作用包括＿＿＿＿和＿＿＿＿两个方面。

三、单选题

1. 引起人类传染病最多的病原体是（　　）

A. 细菌　　　B. 衣原体　　　C. 病毒

D. 支原体　　　E. 真菌

2. 测量病毒大小的单位是（　　）

A. m　B. cm　C. mm　D. nm　E. μm

3. 病毒的增殖方式是（　　）

A. 复制方式　　　B. 二分裂方式

C. 芽生方式　　　D. 裂殖方式

E. 减数分裂繁殖

4. 干扰素的作用机制是（　　）

A. 干扰病毒的吸附作用

B. 干扰病毒的穿入作用

C. 直接杀灭病毒

D. 诱导宿主细胞产生抗病毒蛋白质

E. 直接干扰病毒 RNA 的转录

5. 在病毒增殖周期中不存在的一个环节是（　　）

A. 吸附与穿入　　　B. 脱壳

C. 生物合成　　　D. 组装

E. 孢子形成与释放

6. 病毒严格在活细胞内寄生，原因是（　　）

A. 体积太小

B. 人工培养营养不足

C. 对外界环境抵抗力弱

D. 缺乏完整的酶系统及细胞器

E. 以上都不是

7. 对病毒的描述不正确的是（　　）

A. 体积微小　　　B. 结构简单

C. 含单一核酸　　　D. 在活细胞内生长

E. 对抗生素敏感

8. 不用于防治病毒性疾病的制剂（或药物）是（　　）

A. 减毒活疫苗　　　B. 丙种球蛋白

C. 干扰素　　　D. 阿昔洛伟

E. 抗生素

9. 病毒性标本的采取与送检过程中错误的一项是（　　）

A. 及早采取标本

B. 污染标本要加入阿糖腺苷处理

C. 标本采取后应立即送检

D. 血清学检查应取急性期和恢复期双份血清

E. 可置于 50％甘油氯化钠溶液中送检

10. 病毒性疾病的特异性预防方法常用（　　）

A. 化学药物　　　B. 抗生素

C. 干扰素　　　D. 疫苗

E. 丙种球蛋白

四、简答题

1. 简述病毒的结构及功能。

2. 列举病毒的感染类型。

3. 简述病毒的防治原则。

（赵　萍）

第7章

常见病毒

临床常见的病毒有呼吸道病毒、肠道病毒、肝炎病毒、人类免疫缺陷病毒、虫媒病毒、疱疹病毒、出血热病毒、狂犬病毒等。由这些病毒引起的病毒性疾病的特点包括：①流行广泛。如流感病毒曾引起多次世界性流感大流行。②传染性强。如SARS冠状病毒引起的严重急性呼吸综合征（SARS），是一种烈性传染病，传染性极强。③病死率高。如狂犬病病毒引起的狂犬病，病死率几乎100％。④可引起肿瘤。如人乳头瘤病毒的感染与宫颈癌的发生关系密切。此外有些病毒与自身免疫病的发生有关。近年来还不断发现新病毒引起的人类疾病，目前病毒性疾病尚缺乏有效的治疗药物，因此，病毒感染的防治已成为人类关注的热点与面临的严峻挑战。

第1节 呼吸道病毒

呼吸道病毒是指以呼吸道为侵入门户，引起呼吸道局部感染或呼吸道以外组织器官病变的病毒。据统计，90％以上急性呼吸道感染是由病毒所引起。常见的呼吸道病毒有流感病毒、麻疹病毒、腮腺炎病毒、冠状病毒、风疹病毒、腺病毒等。多数呼吸道病毒具有发病急、传播快、流行广泛、易继发细菌性感染等特点。

一、流行性感冒病毒

流行性感冒病毒简称流感病毒，是流行性感冒（简称流感）的病原体。分为甲（A）、乙（B）、丙（C）3型。甲型流感病毒可引起人类和动物（猪、马、禽类等）的感染，是人类流感最重要的病原体，常引起大流行，甚至世界大流行。发生于1918～1919年的流感世界大流行，导致世界人口（当时20亿）50％被感染，死亡人数至少有2000万，多于第一次世界大战死亡的人数。乙型流感病毒呈局部小流行，丙型流感病毒仅引起散发流行，主要侵犯婴幼儿。

（一）生物学特性

1. 形态与结构　流感病毒（图7-1和图7-2）呈球形或丝状，直径为80～120nm，有包膜的RNA病毒，由核衣壳和包膜组成。

（1）核衣壳：位于病毒体的核心，呈螺旋对称，由分节段的RNA和包绕其周围的核蛋白（NP）组成。

（2）包膜：为两层结构：①内层为基质蛋白（MP），具有保护病毒核心和维持病毒外形的作用。②外层为来自宿主细胞的脂质双层膜。

考点：流感病毒的形态结构

（3）流感病毒包膜上镶嵌有两种糖蛋白刺突：血凝素（HA）和神经氨酸酶（NA），构成流感病毒的表面抗原。①HA能吸附宿主细胞，与感染性有关，具有较强的免疫原性，刺激机体产生具有中和作用的抗体。②NA参与成熟病毒从细胞膜上解离释放，促进细胞外集聚病毒的扩散。也具有较强的免疫原性，刺激机体产生相应的抗体。HA与NA抗原极不稳定，易发生变异。

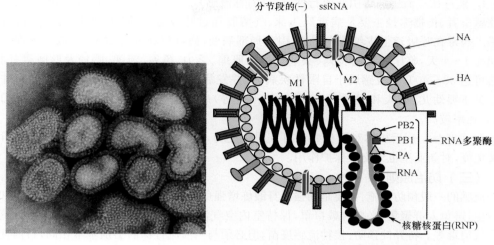

分节段的(−) ssRNA

NA

HA

M1　M2

1 2 3 4 5 6 7 8

PB2

PB1 ── RNA多聚酶

PA

RNA

核糖核蛋白(RNP)

图 7-1　流感病毒电镜下形态　　　　图 7-2　流感病毒结构示意图

2. 分型与变异　根据 NP 和 MP 的免疫原性不同,将流感病毒分为甲、乙、丙 3 型。甲型流感病毒根据其表面 HA 和 NA 免疫原性的不同,可分为若干亚型,乙型、丙型流感病毒至今尚未发现亚型。

甲型流感病毒表面抗原 HA 和 NA 易发生变异,HA 变异更快。流感病毒的抗原变异有两种形式:①抗原漂移。变异幅度小,即亚型内变异,属于量变,引起小规模的流感流行;②抗原转变。变异幅度大,属于质变,导致新亚型的出现。由于人群对新亚型尚未建立免疫力,故新亚型常引起流感的大流行,甚至世界性流行。甲型流感病毒已经历过数次重大变异情况见表 7-1。

考点: 流感病毒变异对流感流行的影响

表 7-1　甲型流感病毒抗原变异与流感流行年份

病毒亚型	甲$_0$(原甲)型	甲$_1$(亚甲)型	甲$_2$(亚洲甲)型	甲$_3$(香港)型	甲$_1$(新甲)型
抗原类型	H_0N_1	H_1N_1	H_2N_2	H_3N_2	H_1N_1 H_3N_2
流行年份	1918~1946	1946~1957	1957~1968	1968~1977	1977 以后

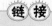链接

变异高手

2009 年 3 月,在墨西哥暴发了"人感染猪流感"疫情,并迅速在全世界蔓延。WHO 初始将此型流感称为"人感染猪流感",后将其更名为"甲型 H1N1 流感"。全球已超过 130 个国家和地区正式报告甲型 H1N1 流感确诊病例,我国内地 31 个省市自治区累计报告有确诊病例。为什么此型流感病毒引起如此大规模的流行? 通过研究证实,此次流行的甲型 H1N1 流感病毒是一种新型变异病毒,是由人流感病毒、北美洲禽流感病毒以及北美洲、欧洲和亚洲猪流感病毒的杂交混合体,真可谓是一个变异高手。

3. 抵抗力　流感病毒抵抗力较弱,耐冷不耐热,56℃经过 30 分钟即可灭活;室温下传染性很快丧失,在 0~4℃能存活数周,−70℃以下可长期保存。对干燥、日光、紫外线、脂溶剂、氧化剂、酸等均敏感。

（二）致病性与免疫性

1. **致病性** 流感病毒引起流行性感冒（简称流感），多好发冬春季节。传染源为患者或隐性感染者，传播途径主要是病毒经飞沫、气溶胶通过呼吸道传播，传染性极强，人群普遍易感。病毒在呼吸道上皮细胞内增殖，引起局部病变，病毒仅在局部增殖，一般不入血。潜伏期为 1～4 天，临床表现为畏寒、头痛、发热、肌痛、乏力、鼻塞、流涕、咽痛及咳嗽等症状，发热可达 38～40℃。流感属于自限性疾病，无并发症的患者通常 5～7 天即可恢复。并发症多见于婴幼儿、老人和慢性病（心肺功能不全等）患者。一般为继发细菌感染引起的肺炎，病死率较高。

考点：流感的主要临床表现

2. **免疫性** 病后机体对同型病毒可获得免疫力，免疫力不持久。对不同型流感病毒无交叉免疫，对新亚型也无交叉保护作用。

（三）防治原则

流感的一般预防措施：主要是加强自身锻炼增强免疫力；在流行期间，注意公共卫生和个人卫生，避免人群聚集，必要时戴口罩，保持室内空气流通，公共场所可用乳酸或食醋熏蒸进行空气消毒等。特异性预防：接种流感疫苗，但必须与当前流行株的型别基本相同，目前使用的疫苗多为灭活疫苗。

考点：流感主要的预防措施

对于患者应早发现、早隔离、早治疗，流感的治疗以对症治疗和预防继发性细菌感染为主。奥司他韦（达菲）、盐酸金刚烷胺及其衍生物用于流感治疗，干扰素及中药板蓝根、大青叶等有一定疗效。

二、麻疹病毒

麻疹病毒是麻疹的病原体。麻疹是儿童常见的一种急性呼吸道传染病，因全身皮肤出现斑丘疹为临床特征称为麻疹。目前是发展中国家儿童死亡的一个主要原因，故 WHO 已将麻疹列为计划消灭的传染病之一。

（一）生物学特性

麻疹病毒呈球形，为有包膜的 RNA 病毒。核衣壳呈螺旋对称；病毒包膜表面有两种刺突，即血凝素（HA）和溶血素（HL）。麻疹病毒抗原较稳定，只有一个血清型，抵抗力较弱，对热、日光、紫外线、脂溶剂及一般消毒均敏感。

（二）致病性与免疫性

1. **致病性** 麻疹病毒引起麻疹，多好发冬春季节。人是麻疹病毒唯一自然宿主，传染源是急性期患者，传播途径主要是通过飞沫经呼吸道传播，也可经用品或密切接触传播；传染性极强，易感者主要为儿童，6 个月至 5 岁的婴幼儿发病率最高。麻疹病毒首先进入呼吸道黏膜上皮细胞增殖，继之侵入淋巴组织后入血，先后形成两次病毒血症，随之扩散至全身皮肤、黏膜，甚至中枢神经系统。临床表现为发热、畏光、流泪、眼结膜充血、流涕、咳嗽等症状，口腔黏膜出现中心灰白、周围红色的黏膜斑：Koplik 斑（柯氏斑），有助于早期诊断。随后全身皮肤相继出现红色斑丘疹，从颈部、躯干至四肢，为麻疹的典型症状，病程约一周。年幼体弱患儿易发生并发症，以肺炎最常见，是麻疹患儿死亡的主要原因；最严重的并发症是亚急性硬化性全脑炎（SSPE），属于麻疹病毒急性感染的迟发并发症，表现为大脑功能渐进性衰退，一般在 1～2 年内死亡。

考点：麻疹的易感人群、典型表现及并发症患儿,男,1岁。发热、流涕、咳嗽3天就诊,体温39.5℃,查体:耳后发际处可见红色斑丘疹,疹间皮肤正常,在第一白齿相对应的颊黏膜处可见灰白色黏膜斑。护士考虑该患儿为麻疹,最重要的体征是

A. 体温高热　B. 疹间皮肤正常　C. 皮疹为红色斑丘疹

D. 皮疹从耳后发际处开始出现　E. 在第一白齿相对应的颊黏膜处可见灰白色黏膜斑

分析: 高热是临床呼吸道感染性疾病常见的症状,皮肤出现红色皮疹可见麻疹、风疹、猩红热等疾病,而口腔出现灰白色黏膜斑是麻疹早期的典型体征。

2. **免疫性** 病后机体可获得牢固免疫力,一般不会再次感染。来自母体的抗体能保护婴儿,故6个月内婴儿不易感染。

(三)防治原则

预防麻疹的主要措施是隔离患者,对儿童接种麻疹减毒活疫苗进行特异性预防。对接触过麻疹患者的易感者,注射丙种球蛋白或胎盘球蛋白进行紧急预防,可防止发病或减轻症状。对患者以加强护理、对症治疗、预防感染为主。

考点:麻疹的主要预防措施

三、腮腺炎病毒

腮腺炎病毒是流行性腮腺炎的病原体。腮腺炎病毒呈球形,为有包膜的RNA病毒;抗原稳定,仅有一个血清型;抵抗力较弱。

1. **致病性与免疫性** 流行性腮腺炎多好发冬春季节,人是腮腺炎病毒唯一储存宿主,传染源是患者和病毒携带者,传播途径主要通过飞沫经呼吸道传播,学龄儿童和青少年为易感者。病毒在鼻或呼吸道上皮细胞中增殖,随后入血引起病毒血症,扩散至腮腺及其他器官,如胰腺、睾丸、卵巢、肾脏和中枢神经系统等。临床表现主要为一侧或双侧腮腺肿大、疼痛,伴发热、乏力、肌肉疼痛等,病程1~2周。青春期感染者,易并发睾丸炎或卵巢炎,少数患儿还可并发病毒性脑膜炎、脑炎,是导致男性不育和儿童获得性耳聋的常见病因。病后可获牢固的免疫力,6个月内婴儿因从母体获得抗体,故很少患腮腺炎。

考点:流行性腮腺炎的典型表现及并发症

2. **防治原则** 预防流行性腮腺炎的主要措施是隔离患者;接种腮腺炎减毒活疫苗进行特异性预防。目前尚无有效药物治疗,中草药有一定治疗效果。

四、冠状病毒和SARS冠状病毒

(一)冠状病毒

冠状病毒呈多形性,为有包膜的RNA病毒,因包膜上有间隔较宽、呈放射状排列的花冠状突起而得名(图7-3)。对理化因素的抵抗力较弱,37℃数小时丧失感染性,对脂溶剂、紫外线、酸及一般消毒剂均敏感。

冠状病毒感染呈世界分布,可感染各年龄组人群,引起普通感冒和咽喉炎;某些冠状病毒株还可引起成人腹泻或胃肠炎。多好发冬春季节,主要经飞沫传播,也可经口传播。病程一般为6~7天,病后免疫力不强,可

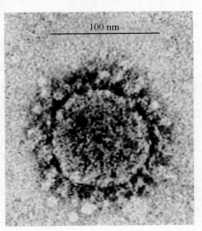

图7-3 冠状病毒形态电镜图

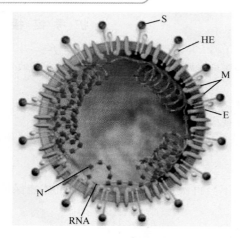

图 7-4　SARS 冠状病毒结构示意图
S:刺突糖蛋白;HE:血凝素糖蛋白;M:膜糖蛋白;
E:小包膜糖蛋白;N:核蛋白

发生再感染。

（二）SARS 冠状病毒

SARS 冠状病毒是严重急性呼吸综合征 (SARS) 的病原体。SARS 自 2002 年 11 月在我国广东佛山市首次报告病例后,迅速流行,涉及 32 个国家和地区,平均病死率达 11%。2003 年 4 月 16 日,WHO 正式宣布 SARS 的病原体是一种新型冠状病毒,称为 SARS 冠状病毒。其形态与普通冠状病毒相似,呈不规则形,有包膜。结构见图 7-4。对热的抵抗力较普通冠状病毒强,56℃30 分钟可被灭活,在粪便和尿中可存活 1～2 天,对脂溶剂、酸、普通消毒剂敏感。

SARS 的传染源主要是患者,传播途径以近距离飞沫传播为主,也可通过接触患者呼吸道分泌物经口、鼻、眼传播,以及粪—口等其他途径传播。

考点:SARS 冠状病毒的传播途径、典型表现 SARS 人群普遍易感,患者家庭成员和医护人员等密切接触者是本病高危人群。临床以发热为首发症状,体温高于 38℃,可伴有头痛、乏力、关节痛等,继而出现干咳、胸闷气短等症状,严重者出现呼吸困难和低氧血症、休克、弥散性血管内凝血(DIC)等,病死率高。病后免疫力不强,再感染仍可发生。

对 SARS 预防主要是严密隔离患者,严格消毒,注意个人卫生,切断传播途径,加强锻炼提高机体免疫力。目前尚无疫苗用于特异性预防,对患者的治疗主要采取支持疗法和对症治疗。

五、其他呼吸道病毒 △

其他呼吸道病毒的主要特征见表 7-2。

表 7-2　其他呼吸道病毒的主要特征

	风疹病毒	腺病毒	鼻病毒	呼吸道合胞病毒
形态与结构	球形	球形	球形	球形
	有包膜的 RNA 病毒	无包膜的 DNA 病毒	无包膜的 RNA 病毒	有包膜的 RNA 病毒
血清型	1 个血清型	49 个血清型	114 个血清型	1 个血清型
传播途径	呼吸道传播;垂直传播	呼吸道、胃肠道、眼结膜等传播	手为主要传播媒介,其次为飞沫传播;经鼻、口、眼进入体内	飞沫传播;经污染的手和物品传播
所致疾病	风疹,儿童多见;先天性风疹综合征(最严重的危害)	上呼吸道感染、肺炎、小儿胃肠炎、咽结膜热、流行性角膜炎等	普通感冒、支气管炎、支气管肺炎	婴幼儿细支气管炎和肺炎,较大儿童和成人为上呼吸道感染
免疫性	可获持久免疫力	同型获得持久免疫力	免疫力短暂	免疫力短暂
特异性预防	风疹减毒活疫苗	无理想疫苗	无疫苗	无疫苗

小结

　　呼吸道病毒是一大类以呼吸道为主要传播途径,引起呼吸道局部或呼吸道以外组织器官病变的病毒。多为有包膜 RNA 病毒,好发于冬春季节。流感病毒是流感的病原体,甲型流感病毒易发生抗原变异,可导致世界大流行。麻疹病毒是麻疹的病原体,易并发肺炎,甚至 SSPE。腮腺炎病毒引起流行性腮腺炎,并可累及睾丸或卵巢导致不育。冠状病毒主要引起普通感冒;SARS 冠状病毒是一种新型冠状病毒,引起严重急性呼吸综合征(SARS),传染性极强;风疹病毒是风疹的病原体,最严重的危害是导致先天性风疹综合征,引起胎儿畸形。多数呼吸道病毒主要以接种疫苗作为目前有效的预防措施。

自测题

一、名词解释

1. 抗原漂移　2. 抗原转变

二、填空题

1. 呼吸道病毒主要包括＿＿＿＿＿、＿＿＿＿＿、＿＿＿＿＿、＿＿＿＿＿、＿＿＿＿＿、＿＿＿＿＿等。

2. 流感病毒抗原变异有两种形式:＿＿＿＿＿和＿＿＿＿＿。

3. 风疹病毒最严重的危害是垂直传播导致＿＿＿＿＿。

三、单选题

1. 流行性感冒的病原体是(　　)
   A. 流感嗜血杆菌　　B. 麻疹病毒
   C. 风疹病毒　　　　D. 流感病毒
   E. 冠状病毒

2. 流感病毒抗原变异的重要意义在于(　　)
   A. 引起血凝现象　　B. 增强病毒的侵袭力
   C. 易于培养　　　　D. 免疫原性增强
   E. 导致新亚型出现造成流感大流行

3. 麻疹病毒除引起麻疹外,还可以感染中枢神经系统,成为下述哪一疾病?(　　)
   A. 流行性乙型脑炎
   B. 感染后脑炎
   C. 无菌性脑膜炎
   D. 亚急性硬化性全脑炎(SSPE)
   E. 流行性脑脊髓膜炎

4. 严重急性呼吸综合征由下列哪种病毒引起?(　　)
   A. 麻疹病毒　　　　B. 风疹病毒
   C. 冠状病毒　　　　D. 腺病毒
   E. SARS 冠状病毒

5. 儿童预防麻疹最有效的措施是(　　)

A. 接种麻疹病毒减毒活疫苗
B. 注射丙种球蛋白
C. 注射干扰素
D. 隔离
E. 注射抗生素

6. 关于腮腺炎病毒,下列哪项是错的?(　　)
   A. 传染源是患者
   B. 经飞沫传播
   C. 有时病毒侵犯性器官
   D. 隐性感染后免疫力不牢固
   E. 一侧或两侧腮腺肿大

7. 妇女怀孕期受感染引起的畸胎的病毒主要是(　　)
   A. 流感病毒　B. 腮腺炎病毒　C. 风疹病毒
   D. 冠状病毒　E. 麻疹病毒

8. 关于流感病毒的叙述,下列哪一项不正确?(　　)
   A. 经呼吸道传播
   B. 传染源主要为患者
   C. 流感有明显的全身症状
   D. 病后可获牢固免疫力,很少再感染
   E. 年老体弱者易并发肺炎

9. 关于麻疹的流行病学正确的是(　　)
   A. 以消化道传播为主
   B. 患者是唯一的传染源
   C. 病后可获暂时性免疫力
   D. 发病以夏季为主
   E. 恢复期患者存在携带病毒现象

10. 下列表现中对麻疹具有早期诊断意义的是(　　)
    A. 发热　　　　　B. 口腔黏膜斑
    C. 典型皮疹　　　D. 淋巴结肿大
    E. 检测麻疹 IgG 型抗体

11. 流感病毒最容易变异的结构是（　　）

    A. 甲型流感病毒的 RNA 多聚酶

    B. 甲型流感病毒的基质蛋白（MP）

    C. 乙型流感病毒的基质蛋白（MP）

    D. 甲型流感病毒的血凝素（HA）

    E. 甲型流感病毒的核蛋白（NP）

四、简答题

简述甲型流感病毒变异与流行的关系。

（刘　萍）

第 2 节　肠道病毒和轮状病毒

肠道病毒是一类经消化道感染，在肠道上皮细胞中增殖，并可通过血液侵犯其他器官，引起多种临床表现的病毒。目前将肠道病毒分为 67 个血清型，人类肠道病毒主要包括脊髓灰质炎病毒、柯萨奇病毒、埃可病毒、新型肠道病毒。

考点：肠道病毒的共同特征

肠道病毒的共同特征：①病毒呈球形，直径为 24～30nm，衣壳为 20 面体立体对称，为无包膜最小的 RNA 病毒。②在易感细胞中增殖，迅速产生细胞病变。③对理化因素的抵抗力较强，耐酸、乙醚和去垢剂。④主要经粪—口途径传播，临床表现多样化。病毒在肠道中增殖，却引起多种肠道外感染性疾病，如脊髓灰质炎、无菌性脑膜炎、心肌炎、手足口病等。

> **知识链接**
>
> **手足口病**
>
> 　　2008 年 3 月，安徽阜阳地区出现儿童手足口病，截至当年 5 月 1 日，累计报告 3321 病例，其中 22 例死亡，随后在北京、重庆、广东、湖北、湖南、云南等地均发现疫情。手足口病是一种全球性传染病，主要由肠道病毒 71 型（EV71）和 A 组柯萨奇病毒（CoxA）的某些血清型所致，多见 5 岁以下患者，以发热和手、足、口腔等部位出现皮疹或疱疹为主，少数患者出现心肌炎、肺炎、无菌性脑膜脑炎等严重并发症。发生在安徽阜阳的疫情由 EV71 感染引起，重症病例的比例较大，病死率较高。目前尚无疫苗和特效治疗药物。2008 年 5 月 2 日起，我国已将手足口病列入丙类传染病进行管理。

一、脊髓灰质炎病毒 △

脊髓灰质炎病毒（图 7-5）是脊髓灰质炎的病原体。脊髓灰质炎是一种急性传染性疾病，世界范围内流行。病毒侵犯脊髓前角运动神经细胞，导致弛缓性肢体麻痹，多见于儿童，故又称小儿麻痹症。2001 年 10 月，WHO 宣布我国已消灭脊髓灰质炎，但在非洲、中东和亚洲发展中国家仍有野毒株的存在，仍需继续加强疫苗接种，尽早实现全球消灭脊髓灰质炎的目标。

（一）生物学性状

脊髓灰质炎病毒具有典型的肠道病毒形态，根据其免疫原性不同分为Ⅰ、Ⅱ、Ⅲ三个血清型，三型之间无交叉免疫。抵抗力较强，在污水和粪便中可存活数月；在 pH 3～9 时稳定，耐胃酸、蛋白酶、胆汁；对热、干燥、紫外线敏感，56℃经过 30

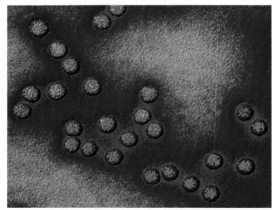

图 7-5　脊髓灰质炎病毒的形态电镜图

分钟可被灭活;高锰酸钾、过氧化氢、含氯石灰等也可使病毒灭活。

（二）致病性与免疫性

脊髓灰质炎病毒的传染源是患者或无症状带毒者,主要通过粪—口途径传播,多好发夏秋季节,儿童为主要易感者。病毒侵入机体后首先在咽喉部、扁桃体、肠黏膜及肠系膜淋巴结中增殖,90%以上感染者由于机体免疫力较强,表现为隐性感染或轻症感染,不出现症状或仅有轻微发热、咽痛、腹部不适等。约5%的感染者,病毒经淋巴释放入血引起病毒血症,发生顿挫感染,只出现发热、头痛、乏力、咽痛和呕吐等症状,并迅速恢复。1%~2%的感染者由于免疫力较低,病毒可突破血—脑屏障到达中枢神经系统,在脊髓前角运动神经细胞中增殖,引起细胞病变,轻者表现为暂时性肢体麻痹,重者表现为永久性弛缓性肢体麻痹,以四肢尤其是下肢多见,极少数患者可发生延髓麻痹,导致呼吸、心脏衰竭死亡。

考点:脊髓灰质炎病毒感染途径、致病特点

病毒感染后机体对同型病毒可获得持久的免疫力,以体液免疫为主。6个月内的婴儿可从母体获得被动免疫,很少发病。

（三）防治原则

防治措施:隔离患者、消毒排泄物、加强饮食卫生、保护水源;对婴幼儿和儿童进行疫苗接种是预防脊髓灰质炎最有效的措施。目前,我国使用脊髓灰质炎减毒活疫苗(IPV)糖丸,以口服方式接种。对未接种疫苗又与脊髓灰质炎患者密切接触者,可注射丙种球蛋白作紧急预防,以阻止或减轻症状。对患者主要采取对症治疗,恢复期根据患者的肢体萎缩、畸形等后遗症进行手术矫正。

考点:脊髓灰质炎的特异性预防

二、其他肠道病毒 △

其他肠道病毒的主要特征见表7-3。

表 7-3　其他肠道病毒的主要特征

	柯萨奇病毒	埃可病毒	新型肠道病毒
血清型	A组23个:1~22、24型 B组6个:1~6型	30个:1~7、9、11~27、29~33型	4个:68~71型
生物学性状	与脊髓灰质炎病毒相似	与脊髓灰质炎病毒相似	与脊髓灰质炎病毒相似
所致疾病	麻痹症、无菌性脑膜炎、流行性胸痛、心肌炎、普通感冒、疱疹性咽峡炎、手足口病等	麻痹症、无菌性脑膜炎、流行性胸痛、心肌炎、普通感冒等	麻痹症、无菌性脑膜炎、急性出血性结膜炎(俗称"红眼病")、手足口病等
免疫性	对同型病毒可获得免疫力	对同型病毒可获得免疫力	对同型病毒可获得免疫力
特异性预防	目前尚无疫苗	目前尚无疫苗	目前尚无疫苗

三、轮 状 病 毒 △

轮状病毒不属于肠道病毒,而是一种急性胃肠炎病毒。急性胃肠炎病毒包括轮状病毒、肠道腺病毒、杯状病毒和星状病毒,是引起人急性胃肠炎的一组病毒。

轮状病毒是引起婴幼儿急性腹泻(急性胃肠炎)的主要病原体。该病毒于1973年由澳大利亚学者首次发现。病毒呈球形,为无包膜的RNA病毒,双层衣壳,内衣壳的壳粒沿病毒核心边缘呈放射状排列,如车轮状而得名(图7-6)。病毒对理化因素有较强的抵抗力,耐酸碱、耐乙醚、氯仿。55℃30分钟可被灭活,但在室温下相对稳定,在粪便中可存活数天到数周。

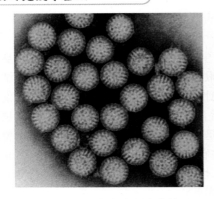

图 7-6 轮状病毒的形态电镜图

轮状病毒分为 7 个组,A~C 组引起人类腹泻。A 组轮状病毒感染最为常见,呈世界性分布,主要引起 6 个月~2 岁婴幼儿严重腹泻,占病毒性胃肠炎的 80% 以上。传染源是患者和无症状带毒者,传播途径主要为粪—口途径,多好发秋冬季节,我国常称为"秋季腹泻"。临床表现为突然发病,发热、水样腹泻、呕吐、腹痛等,一般为自限性,可完全恢复。重者可出现脱水、酸中毒而导致死亡。B 组轮状病毒引起成人腹泻,仅见于我国,多为自限性感染,病死率低;C 组轮状病毒感染的发病率低,多散发。轮状病毒感染后对同型可获免疫力,由于婴幼儿免疫系统发育尚不完全,抗体含量低,故病愈后还可重复感染。

目前预防轮状病毒感染以控制传染源,切断传播途径为主,可口服轮状病毒减毒活疫苗进行预防。对患者的治疗主要是对症治疗,及时补充水和电解质,纠正酸中毒,减少婴儿的病死率。

小结

肠道病毒是一类经粪—口途径传播,在肠道内增殖,侵入血液、神经组织及其他组织,引起多种临床表现的病毒。为无包膜最小的 RNA 病毒,抵抗力较强。肠道病毒主要有脊髓灰质炎病毒、柯萨奇病毒、埃可病毒、新型肠道病毒,其中脊髓灰质炎病毒是脊髓灰质炎的病原体,分为 3 个血清型,主要侵犯脊髓前角运动神经,导致肢体弛缓性麻痹,口服脊髓灰质炎减毒活疫苗是最有效的预防措施。轮状病毒是一种急性胃肠炎病毒,主要引起婴幼儿急性腹泻,多好发秋冬季节,常称为"秋季腹泻",是发展中国家婴幼儿死亡的主要原因之一。

自测题

一、填空题

1. 肠道病毒主要包括_____、_____、_____、_____等。

2. 肠道病毒的传播途径主要是_____。

3. 脊髓灰质炎减毒活疫苗的接种方法主要采用_____。

二、单选题

1. 小儿麻痹的病原体是( )
   A. 脊髓灰质炎病毒 　　 B. 柯萨奇病毒
   C. 埃可病毒 　　 D. 麻疹病毒
   E. EB 病毒

2. 脊髓灰质炎的特异性预防是( )
   A. 消灭苍蝇
   B. 隔离患者
   C. 注射丙种球蛋白
   D. 接种脊髓灰质炎减毒活疫苗

E. 以上都对

3. 脊髓灰质炎的传播途径是( )
   A. 以呼吸道吸入 　　 B. 经口感染
   C. 经媒介昆虫叮咬 　　 D. 皮肤接触感染
   E. 经伤口感染

4. 脊髓灰质炎病毒主要侵犯( )
   A. 三叉神经节 　　 B. 脑神经节
   C. 脊髓前角运动神经细胞 　　 D. 神经肌肉接头
   E. 海马回锥体细胞

5. 关于脊髓灰质炎病毒的致病性下列哪一项不正确?( )
   A. 传播方式主要是粪—口途径
   B. 可形成病毒血症
   C. 多表现为隐性感染
   D. 可侵犯中枢神经系统导致肢体痉挛性瘫痪
   E. 易感者多为 5 岁以下幼儿

6. 下列肠道病毒共性中,哪一项是错误的?（　　）

    A. 属于裸露的小 RNA 病毒

    B. 耐酸、耐乙醚

    C. 粪—口途径传播

    D. 只在肠道增殖并引起腹泻

    E. 临床表现多样化

7. 我国引起婴幼儿秋季腹泻的病毒主要是（　　）

    A. 脊髓灰质炎病毒　　B. 新型肠道病毒

    C. 柯萨奇病毒　　D. 埃可病毒

    E. 轮状病毒

三、简答题

列举肠道病毒的种类及所致疾病。

（刘　萍）

第 3 节　肝　炎　病　毒

考点：肝炎的病毒分型

　　肝炎病毒是指引起病毒性肝炎的病原体。目前公认的人类肝炎病毒有 5 种类型,包括甲型、乙型、丙型、丁型和戊型。这些病毒分属于不同的病毒科,均引起病毒性肝炎。另外,巨细胞病毒、EB 病毒、黄热病毒等也引起肝炎,但因属于其全身感染后的部分症状,故不列入肝炎病毒范畴。

　　病毒性肝炎传播较广,对健康危害较大。其中乙型、丙型肝炎病毒除引起急性肝炎外,常引起慢性肝炎和肝硬化,并与肝癌相关,严重危害人类的健康。

一、甲型肝炎病毒（HAV）

（一）生物学特性

　　病毒呈球形,直径 27~32nm,无包膜,为单股 RNA 型病毒,只有一个血清型（图 7-7）。对温度的抵抗力较强,可耐受 60℃ 1 小时,在干燥条件下 25℃ 可保持传染性 1 个月。加热 100℃ 5 分钟或常用消毒剂（乙醇、苯酚、含氯石灰、甲醛等）处理,可将其灭活。

（二）致病性与免疫性

　　甲型肝炎病毒是甲型肝炎的病原体,传染源主要是患者和隐性感染者,传播途径主要是粪—口途径。病毒通常由患者粪便排出体外,通过被污染的手、水、食物、食具等传染,严重时会引起甲型肝炎流行。

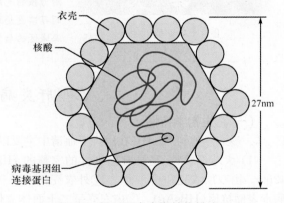

图 7-7　甲型肝炎病毒结构模式图

（图中标注：衣壳、核酸、病毒基因组连接蛋白、27nm）

考点：甲肝病毒的传播途径

　　病毒感染后的潜伏期为 15~50 天,病毒经消化道侵入人体后,先在肠黏膜和局部淋巴结中增殖,然后侵入血液形成病毒血症,最终侵入肝细胞而引起肝炎。临床表现以无黄疸型多见,患者出现发热、疲乏、食欲下降、肝大、肝区压痛及肝功能异常等。绝大多数完全恢复,无慢性病例或慢性病毒携带者。

　　显性或隐性感染后机体均可产生抗体,血中抗 HAV 的 IgM、IgG 及局部的 sIgA 均可阻止 HAV 的再感染,免疫力持久,特异性细胞免疫在消灭病毒、控制 HAV 感染中亦有重要作用。

考点：甲肝免疫性的具体内容

（三）微生物学检查和防治原则

考点：甲肝防治的具体内容

感染早期常检测患者血清中的抗-HAV（IgM 类），其出现早，消失快，是诊断 HAV 近期感染的重要指标。

为防止甲型肝炎的发生和流行，应重视保护水源，管理好粪便，加强饮食卫生管理，讲究个人卫生，饭前、便后要洗手。患者排泄物、食具、床单衣物等应认真消毒。

特异性预防使用的疫苗有两种，包括甲型肝炎减毒活疫苗、甲型肝炎纯化灭活疫苗。凡是对甲肝病毒易感者，年龄在 1 周岁以上的儿童和成人均应接种。对与甲肝患者密切接触者，1 周内肌内注射丙种球蛋白紧急预防，可防止发病或减轻临床症状。

链接

都是毛蚶惹的祸

1988 年年初，上海市暴发了甲肝大流行，患者出现发热、呕吐、畏食、乏力、脸色发黄等症状，患者不停地涌向医院，最后工厂和学校都摆满了病床……这场传染病持续了 3 个月，感染者 31 万多人，死亡 31 人。

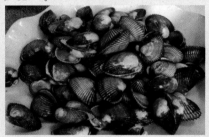

卫生防疫部门通过临床调查发现，85% 的甲肝患者在发病前都曾食用过毛蚶（图 7-8）。为了证实毛蚶的致病性，卫生科研人员赶赴毛蚶的原产地江苏启东。很快，他们在毛蚶体内找到了甲肝病毒，证实了毛蚶就是甲肝流行的罪魁祸首。

图 7-8　贝类毛蚶

那一年，启东海区环境受到了大量人畜粪便的污染，吸附力强的毛蚶将甲肝病毒聚集在体内，而上海人生食毛蚶的习惯更是让病毒轻而易举地进入消化道。再加之当时上海城区的居住环境较为拥挤，使病毒的传播更为迅速。

二、乙型肝炎病毒（HBV）

（一）生物学特性

1. 形态与结构　HBV 在感染者血清中主要以三种形式存在。

（1）大球形颗粒：是具有感染性的完整的 HBV 颗粒，也称 Dane 颗粒，呈球形，直径约 42nm。由双层衣壳和核心组成：①外衣壳相当于一般病毒的包膜，包括脂质双层和乙型肝炎病毒表面抗原（HBsAg）。②内衣壳呈二十面体立体对称结构，相当于一般病毒的核衣壳，含有乙型肝炎病毒核心抗原（HBcAg）。③核心含有双股环状非闭合的 DNA 分子和 DNA 多聚酶（图 7-9）。

（2）小球形颗粒：直径约 22nm，成分是 HBsAg，是由 HBV 在肝细胞内复制时过剩的 HBsAg 装配而成，不含病毒 DNA 及 DNA 聚合酶，因此无感染性。

考点：乙肝病毒具体的形态结构

（3）管状颗粒：直径约 22nm，长度 100～500nm，是由小球形颗粒串联而成，成分与小球形颗粒相同。

2. 抗原组成及产生的相应抗体

（1）HBsAg 和抗-HBs：HBsAg 即乙肝病毒表面抗原，存在于上述 3 种颗粒的表面，常在乙型肝炎患者的血清中检出，是判断 HBV 感染的主要指标之一。HBsAg 能刺激机体产生相应的抗体（抗-HBs），该抗体为中和抗体，对 HBV 有中和作用，能防御 HBV 感染，对机体有保护作用。

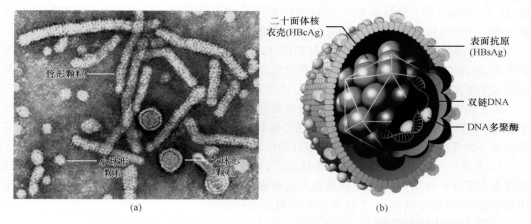

图 7-9　乙型肝炎病毒三种颗粒电镜照片(a)和乙型肝炎病毒(Dane 颗粒)结构模式图(b)

（2）HBcAg 和抗-HBc：HBcAg 即乙肝病毒核心抗原，HBcAg 主要存在于受染的肝细胞核内，血液中无游离的 HBcAg，故临床上一般不易检出。HBcAg 能刺激机体产生抗体（抗-HBc），为非保护性抗体。检测到抗-HBc IgM，提示 HBV 处于复制状态，是 HBV 近期感染标志之一，血液具有较强的传染性。

（3）HBeAg 和抗-HBe：HBeAg 即乙肝病毒 e 抗原，为可溶性蛋白质，游离存在于血中。其消长与病毒体及 DNA 多聚酶的消长基本一致，故该抗原的检出可作为 HBV 复制及血清具有传染性的一个指标。HBeAg 可刺激机体产生抗-HBe。抗-HBe 有一定的免疫保护作用，是病毒复制减少，传染性降低或预后良好的指标。**考点：**抗原、抗体种类及意义

3. 抵抗力　HBV 对外界环境的抵抗力较强。对干燥、紫外线、70％乙醇溶液等均有耐受性，因此乙醇不能用于消毒 HBV 污染的物品，60℃ 2 小时不被破坏。但煮沸 100℃ 10 分钟、高压蒸汽灭菌法、0.5％过氧乙酸、3％含氯石灰溶液、5％次氯酸钠和环氧乙烷等均可使 HBV 灭活。

（二）致病性与免疫性

1. 传染源　HBV 是乙型肝炎的病原体，传染源主要是患者和无症状的病毒携带者。乙型肝炎潜伏期较长（60～160 天），在潜伏期、急性期或慢性活动期患者及无症状携带者的血清都有传染性。**考点：**乙型肝炎主要的传播途径

2. 传播途径

（1）血液传播：是乙肝传播途径中最常见的一种。主要由输入污染的血液、血液制品，血液透析及污染的医疗器械通过注射、外科或牙科手术、内窥镜检查、纹身等途径传播。

（2）性接触传播：精液、阴道分泌物、月经血及唾液中均可含有病毒，HBV 可通过破损黏膜进入密切接触者的体内。

（3）母婴传播：又称垂直传播。人群中有 1/3～1/2 病毒携带者来自母婴传播。母体若为 HBV 携带者，孕期可经血液循环致胎儿宫内感染，分娩时可经产道感染新生儿，给婴儿哺乳也可感染婴儿。故乙型肝炎表现为以母体为核心的家庭聚集倾向。此外，生活密切接触传播也十分重要。感染者可通过日常生活密切接触（接吻、共用餐具、剃刀等）传播给其他人。

3. 致病机制　HBV 的致病机制主要是病毒感染后对机体产生的免疫病理损伤。

（1）细胞免疫及其介导的免疫病理损伤：① 特异性 Tc 细胞直接杀伤 HBV 感染的肝细

胞,这对于清除 HBV 是最重要的,但同时也损伤了许多肝细胞。②特异性 Th1 细胞分泌多种细胞因子发挥抗病毒效应,但同时也对肝细胞产生了直接或间接的损伤作用。

(2)体液免疫及其介导的免疫病理损伤:机体产生的抗-HBs 等抗体,一方面发挥免疫保护作用,清除细胞外病毒。另一方面与病毒抗原结合形成抗原抗体复合物,沉积于肾小球基底膜或关节滑膜等处,引起Ⅲ型超敏反应,产生乙型肝炎的肝外病变。

由于病毒侵入数量不同,机体免疫应答强弱的差异,导致乙型肝炎患者临床表现多样化:无症状 HBV 携带者、急性乙型肝炎、慢性乙型肝炎、重症乙型肝炎,并可引起肾小球肾炎、多发性关节炎等肝外病变。少数慢性乙型肝炎可转变为肝硬化或肝癌。

4. 免疫性　乙型肝炎病毒感染机体后,部分受染者体内可产生抗-HBs,为中和抗体,对机体有重要保护作用,主要是清除细胞外的病毒,可使机体免受 HBV 的再感染;而清除细胞内的病毒,则依赖细胞免疫、干扰素、NK 细胞的协同作用。

(三)微生物学检查

考点:"HBV
两对半"检
测分析结果

1. HBV 抗原抗体系统的检测　主要采用血清学方法检测,包括 HBsAg、抗-HBs、HBeAg、抗-HBe、抗-HBc 5 项,简称"乙肝五项"或"乙肝两对半"。检测结果需结合临床综合分析各项指标,方能做出明确诊断(表 7-4)

表 7-4　HBV 抗原抗体检测结果的临床分析

HBsAg	HBeAg	抗-HBs	抗-HBe	抗-HBc	结果分析
+	−	−	−	−	HBV 感染者或无症状携带者
+	−	−	−	+	急性或慢性乙型肝炎,或无症状携带者
+	+	−	−	+	急性或慢性乙型肝炎(传染性强,"大三阳")
+	−	−	+	+	急性感染趋向恢复或慢性肝炎("小三阳")
−	−	+	+	−/+	感染恢复期
−	−	+	−	−	既往感染或接种过乙肝疫苗,有免疫力

2. 血清 HBV-DNA 检测　常用 PCR 或核酸杂交技术进行检测。HBV-DNA 阳性表明血清中存在完整的 HBV 颗粒,HBV 正在复制,传染性强。

案例7-1

他要义务献血,为什么会被拒绝?

患者,男,来自偏远农村,城里一家公司录用了他。患者按公司要求在医院进行了体检,乙肝抗原抗体(两对半)检测结果均为阴性。找到工作之后的患者很快与公司里的女青年恋爱结婚。婚后不久,患者参加义务献血,被告知血液检验不合格,体内有乙肝病毒,不能献血。后来得知妻子及其父母都是乙肝病毒携带者。

血站的检验结果为:
①HBsAg:+。②HBsAb:−。③HBeAg:−。④HBeAb:+。⑤HBcAb:+。

问题:1. 根据检验结果,患者目前处于乙肝感染的何种状态?(提示:是大"三阳"还是"小三阳"?)
　　　2. 患者体内的乙肝病毒可能是从何种途径感染的?
　　　3. 能根据血站的检验结果认定患者是乙肝患者吗?还应进一步做哪项检查?
　　　4. 其妻子对乙肝病毒易感的原因是什么?

（四）防治原则

对于乙型肝炎的预防,应采用以切断传播途径为主的综合性措施。

1. 控制传播　严格筛选献血员,严格消毒医疗器械、患者的分泌物和排泄物,隔离患者,防止医源性传播;加强育龄妇女 HBsAg 的监测,阻断母婴传播;开展人群 HBsAg 的普查,加强对 HBsAg 携带者的检出和随访,严格控制传染源。

2. 人工自动免疫　接种乙肝疫苗是最有效的预防方法。接种对象为高危人群:新生儿、接触血液的医护人员、HBsAg 阳性的配偶和子女。

3. 人工被动免疫　对有接触 HBV 污染物的易感者,注射含高效价抗-HBs 的人血清免疫球蛋白(HBIg)进行紧急预防和用于阻断母婴传播。

4. 目前治疗乙型肝炎仍无特效药物,应用广谱抗病毒药物和具有调节免疫功能的药物综合治疗,可达到较好的治疗效果。常用药物如拉米夫啶(贺普丁)、阿糖腺苷、干扰素,以及清热解毒、活血化瘀的中草药等。

考点: 乙肝常用防治方法

三、其他肝炎病毒 △

其他几种肝炎病毒相对甲肝、乙肝病毒比较少见,将此类肝炎病毒归于表 7-5。

表 7-5　各种肝炎病毒的重要特性

比较项目	HAV	HBV	HCV	HDV	HEV
发现/命名年代	1973	1963	1989	1977	1989
核酸类型	RNA	DNA	RNA	RNA,只有核酸,属于缺陷病毒,衣壳为 HBsAg,与 HBV 伴随感染	RNA
传播途径	粪—口	血源、垂直、性接触	同乙肝	同乙肝	粪—口
无症状携带者	罕见	多见	多见	多见	罕见
慢性肝炎	—	+	+	+	—
肝癌	—	+	+		—
疫苗	有	有	无	无	无

肝炎病毒是一组嗜肝性病毒,引起以肝脏损害为主的病毒性肝炎。现已发现的肝炎病毒有5 种:HAV、HBV、HCV、HDV、HEV。

HAV 与 HEV 为 RNA 病毒,均由消化道传播,引起的肝炎多为急性肝炎。

HBV 为 DNA 病毒,传播途径多样,主要经血液、性行为、母婴垂直等进行传播,所致疾病为乙型肝炎,易转为慢性或无症状携带者,少数患者可演变为肝硬化,甚至肝癌。检测 HBV 抗原抗体系统具有诊断意义。

HCV 为 RNA 病毒,其传播途径、致病性和 HBV 相似,由于没有相应疫苗和疏于防范,我国丙型肝炎的报告表明患者人数呈逐年升高趋势。

HDV 是一种缺陷病毒,它必须依赖于 HBV 才能复制,因此其致病必须同时或先有 HBV 的感染,因而病情比单纯感染 HBV 的患者严重。目前对于甲型肝炎和乙型肝炎均有疫苗,能进行有效的预防。

自测题

一、名词解释

1. HBsAg 2. 抗-HBs 3. Dane 颗粒

二、填空题

1. 肝炎病毒主要有＿＿＿＿、＿＿＿＿、＿＿＿＿、＿＿＿＿、＿＿＿＿ 5 种类型。

2. 对于是否为乙肝病毒感染，主要采用血清学方法检测，主要包括＿＿＿＿、＿＿＿＿、＿＿＿＿、＿＿＿＿、＿＿＿＿ 5 项，简称"乙肝五项"或"乙肝两对半"。

三、单选题

1. 甲型肝炎病毒的致病性，下列哪项不正确？（　　　）
   A. 传染源主要是患者
   B. 粪—口途经传播
   C. 很少转化成慢性肝炎
   D. 患者粪便或血中长期携带病毒
   E. 易引起散发或暴发流行

2. 在乙肝病毒感染者血中不易检测到的是（　　　）
   A. HBsAg　　　B. HBcAg
   C. HBeAg　　　D. 抗-HBs

E. 抗-HBc

3. 如果在血清学检测时出现 HBsAg 一项阳性，则（　　　）
   A. 具有了对乙肝病毒的免疫力
   B. 无传染性
   C. 无症状携带者
   D. 需要立即注射乙肝疫苗
   E. 应结合肝功检查作出携带者或患者的诊断

4. 乙肝和丙肝的传播途经有（　　　）
   A. 经血液制品传播
   B. 经性接触传播
   C. 经母婴传播
   D. 经伤口传播
   E. 经以上途径皆可传播

四、简答题

结合 HBV 和 HCV 的传播途径，简述怎样预防乙型肝炎和丙型肝炎。

（潘晓军）

第 4 节　人类免疫缺陷病毒

人类免疫缺陷病毒（HIV）是获得性免疫缺陷综合征（AIDS，艾滋病）的病原体。HIV 于 1983 年被发现以来至今，已迅速蔓延至全世界。该病毒损伤人的免疫系统，引起致死性条件致病菌感染或引发肿瘤，严重威胁着人类的健康，被视为"20 世纪瘟疫"。WHO 将每年的 12 月 1 日定为"世界艾滋病日"，旨在提高公众对 HIV 病毒引起的艾滋病在全球传播的认识。

一、生物学特性

（一）形态结构

人类免疫缺陷病毒直径 100～120nm，形态呈球形，属于反转录病毒。

病毒结构最外层是包膜，系脂质双层蛋白膜，其上嵌有两种病毒特异性的糖蛋白 gp120 与 gp41，称为包膜糖蛋白或包膜蛋白。gp41 是跨膜蛋白，gp120 是包膜表面刺突并与 gp41 结合。向内是由两种蛋白质构成的半锥形衣壳。衣壳内含有病毒的 RNA 基因组、酶（反转录酶、整合酶、蛋白酶）（图 7-10，图 7-11）。

病毒表面的包膜蛋白 gp120 分子能与表面具有 CD4 分子的人体细胞特异性结合，因此能够特异性地吸附、穿入该细胞内，进行感染和增殖。由于此包膜蛋白易发生抗原漂移，极易变异，故使 HIV 容易逃避免疫系统的识别清除而潜伏体内，同时也给疫苗的研制带来极大困难。

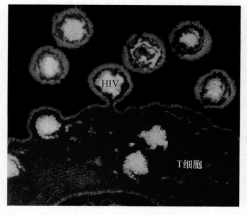

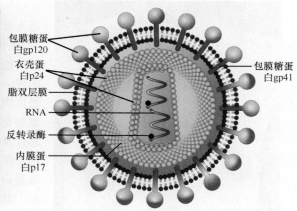
包膜糖蛋白gp120
衣壳蛋白p24
脂双层膜
RNA
反转录酶
内膜蛋白p17
包膜糖蛋白gp41

图 7-10　HIV 电镜形态图
电镜图显示 HIV 从 T 细胞中出芽释放

图 7-11　HIV 病毒的结构模式图

（二）抵抗力

考点：影响HIV 的理化因素

HIV 对理化因素的抵抗力较弱。56℃加热 30 分钟、0.2％次氯酸钠溶液、0.1％含氯石灰溶液、0.3％过氧化氢溶液、70％乙醇溶液、0.5％甲酚溶液处理 5 分钟均可灭活病毒,但其对紫外线不敏感。在室温(20～22℃)下合适的液体环境中可存活 7 天,所以,含有 HIV 的离体血液可以造成感染。冻干血制品中,须经 68℃72 小时才能保证灭活病毒。WHO 规定 HIV 消毒与彻底灭活必须煮沸(100℃)20 分钟或高压蒸汽灭菌 20 分钟。

二、致病性与免疫性

（一）传染源与传播途径

1. 传染源　是 AIDS 患者和 HIV 携带者,HIV 感染者的血液、精液、唾液、尿液、阴道分泌液、眼泪、乳汁中都分离出了 HIV。

2. 传播途径有 3 种

考点：AIDS 的传播途径

（1）性传播:通过异性间及同性之间的性接触而感染。

（2）血液传播:通过输入带有 HIV 的血液、血制品、器官或骨髓移植传播。静脉吸毒者共用不经消毒的注射器械,医疗器械消毒不严格可造成 HIV 的感染。

（3）母婴传播:包括经胎盘、产道或哺乳方式引起的传播。

在日常生活和工作中,与艾滋病病毒感染者或病人握手、拥抱、共同进餐等一般性接触不会感染艾滋病。

（二）致病机制与致病过程

1. 致病机制　HIV 感染和致病的主要特点是进入机体后选择性地感染 $CD4^+$ T 淋巴细胞、单核细胞、巨噬细胞、树突细胞和神经胶质细胞等,引起 $CD4^+$ T 细胞、单核-巨噬细胞死亡,功能受损,造成机体免疫功能下降。

2. HIV 致病过程和临床表现可分为四个时期　①原发感染:HIV 初次感染机体后大量增殖引起病毒血症。患者出现淋巴结肿大、发热、咽炎、肌肉疼痛等急性感染症状。②潜伏感染:原发感染数周后转入慢性或持续感染状态,病毒潜伏于细胞内,以较低水平增殖而不表现出临床症状。病毒的潜伏期可以很长,在人体内的潜伏期一般为半年至 10 年或更长(平均

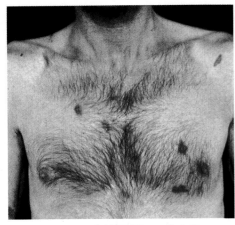

图 7-12　卡波西(Kaposi)肉瘤

6~8 年)。当机体受到某些因素的刺激而激发病毒大量增殖,从而引起 CD4$^+$ T 细胞数量不断减少,机体免疫功能尤其是细胞免疫功能受损,抗感染能力明显降低。③AIDS 相关综合征:患者出现一系列综合征,如淋巴结肿大、发热、乏力、慢性腹泻和神经症状。④典型 AIDS:出现严重细胞免疫缺陷,主要表现为免疫缺陷合并感染和恶性肿瘤。如结核分枝杆菌等细菌感染,卡氏肺孢子菌、白假丝酵母菌等真菌感染,EB 病毒和巨细胞病毒等病毒感染,并因感染无法控制而死亡。此外,又由于机体免疫监视功能低下,而并发各种恶性肿瘤,较常见的有恶性淋巴瘤、卡波西(Kaposi)肉瘤(图 7-12)等。

案例7-2

他得的是什么病?

　　患者,男,48 岁。1989 年因"肺炎"入院治疗,经过对症处理,好转出院。一个月后,又因"感冒继发肺炎"而入院。查体:体温 38~39℃,已持续 1 周,无明显诱因,乏力并伴有腹泻,后转入传染科治疗。转科不久,全身淋巴结肿大,背部出现皮肤 Kaposi 肉瘤,视力下降,后左眼失明,体重减轻。实验室检查:CD4$^+$ 细胞(<0.4×10^9/L),CD4/CD8 为 0.5(正常范围为 1.2~1.8)。6 个月后患者死亡。采集病史:患者生前于 1984 年被派往非洲工作,有不良性行为史,无输血或静脉吸毒史。

问题:1. 此患者有何种疾病? 为什么 CD$^+$ T 细胞数量显著减少?
　　　2. 本案例疾病的传播途径是什么?

三、微生物学检查

　　一般 HIV 感染 2~3 个月(或更长)后均可检出 HIV 抗体,但在检测出抗体之前,感染者已具有传染性。检测抗体对筛查和确认 HIV 感染非常重要。检测 HIV 抗体常用 ELISA 法作为 HIV 感染筛选方法,如连续两次阳性,再经过特异性高的免疫印迹试验(WB/IBT)及 RNA 结合蛋白免疫沉淀试验(RIP)证实即可确诊。

链接

何谓艾滋病的窗口期?

　　人体感染了艾滋病病毒后,一般需要 2 周时间才能逐渐产生病毒抗体。"窗口期"是指从人体感染艾滋病病毒后到外周血液中能够检测出病毒抗体的这段时间,一般为 2 周至 3 个月。在这段时间内,血液中检测不到病毒抗体,但是人体具有传染性。只有等到"窗口期"过后,血液中才会有足够数量的艾滋病毒抗体可以检测出来。但是不能忽视的是,不同个体对艾滋病毒的免疫反应不一,抗体出现的时间也不一致,尤其对近期具有高危行为的人,一次实验结果阴性不能轻易排除感染,应隔 2~3 个月再检查一次。

考点:AIDS 的预防措施

四、防治原则

　　预防艾滋病应采取综合措施切断传播途径:①加强卫生宣传教育工作,普及 AIDS 预防知识。②严格筛选献血员,加强对血液、血制品的检测与管理。③杜绝吸毒。④提倡安全性生活。⑤阻断母婴垂直传播。⑥严格医疗器械的消毒灭菌,防止医源性感染。⑦建立 HIV 感染的监测系统,加强对高危人群的监测。严格管理艾滋病患者和 HIV 感染者。⑧加强国境检疫。

对于 HIV 的治疗,尚无可以彻底治愈的有效药物。目前采用多种药物综合治疗,防止耐药性的产生,即通过3种或3种以上的抗病毒药物联合使用来治疗艾滋病,每一种药物针对艾滋病病毒增殖周期中的不同环节,从而达到抑制或杀灭艾滋病病毒的目的,此疗法又被形象地比喻为"鸡尾酒疗法"。可减少病毒复制,推迟发病、延长患者寿命。但目前这种治疗方法尚无法清除整合在 $CD4^+$ T 细胞染色体上的前病毒,因此不能彻底清除 HIV。

在特异性预防方面,HIV 疫苗目前仍处于临床试验阶段。

小结

　　HIV 是一种能攻击人体免疫系统的病毒,大量侵入和破坏 $CD4^+$ T 淋巴细胞。从而破坏人的免疫系统,造成人类获得性免疫缺陷,使人体丧失抵抗各种疾病的能力。

　　艾滋病病毒感染者及患者的血液、体液中含有大量病毒,可以通过血液、性接触、母婴等途经造成感染,而预防方法则是针对以上3个途经采取措施予以阻断。

　　被 HIV 感染后会有平均 7～10 年的潜伏期,发病前可以没有症状,但能将病毒传染给他人。当艾滋病病毒感染者的免疫系统受到严重破坏、不能维持最低的抗病能力时,感染者便发展成为艾滋病患者,最后死于严重的感染、肿瘤,病死率高。

　　检测抗体可以筛查和确认 HIV 感染。已有的抗病毒药物和治疗方法,能够抑制病毒复制,降低传播危险,延缓发病。至今还没有研制出有效预防艾滋病的疫苗。

自测题

一、填空题

1. HIV 的中文意思是_____。

2. HIV 感染后引起的一组相关症状,中文称之为_____。

3. HIV 的传播方式主要有_____、_____、_____。

二、单选题

1. HIV 致病的关键因素是(　　)

   A. HIV 基因可以和宿主基因整合

   B. HIV 易发生变异,逃避免疫系统的攻击

   C. 可合并各种肿瘤而致死

   D. 侵犯 $CD4^+$ T 细胞,造成严重的免疫缺陷

   E. 可发生各种严重感染而致死

2. HIV 的传播途径不包括(　　)

   A. 同性或异性间的性行为

   B. 吸毒者共用污染 HIV 的注射器

   C. 输血和器官移植

   D. 母婴垂直传播

   E. 日常生活中的一般性接触

3. 在艾滋病发病期,患者可以出现(　　)

   A. 发热、淋巴结肿大

   B. 卡氏肺孢子菌、白假丝酵母菌等真菌感染

   C. 慢性腹泻

   D. 皮肤黏膜或内脏的 Kaposi 肉瘤

   E. 以上症状都可能出现

4. 与 HIV 感染特点不符合的是(　　)

   A. 潜伏期长

   B. 引起严重的免疫系统损伤

   C. 发生各种肿瘤

   D. 可通过垂直传播造成胎儿感染

   E. 感染后常可获得牢固的免疫力

三、简答题

简述 HIV 所引起的疾病、传播途径及预防措施。

(潘晓军)

第5节 其他病毒

一、狂犬病病毒

狂犬病病毒是引起狂犬病的病原体。狂犬病又名恐水病,是人畜共患的自然疫源性传染病。目前尚无有效的治疗方法,一旦发病,几乎全部死亡,所以预防狂犬病的发生尤其重要。

我国是狂犬病流行较为严重的国家,2007年统计资料显示:中国狂犬病发病数全球第二,疫情最严重的5个省份分别是广西、贵州、四川、湖南和广东。

(一)生物学性状

狂犬病病毒呈弹头状,为有包膜的RNA病毒。狂犬病病毒具有嗜神经细胞性,病毒经伤口进入人体后,主要沿神经系统传播和扩散。病毒在易感动物或人的中枢神经细胞内增殖时,在胞浆内形成包涵体,称内基小体,在病理诊断上很有价值(图7-13,图7-14)。

病毒抵抗力不强,对热敏感,60℃持续30分钟或100℃持续2分钟即可灭活。易被强酸、强碱、乙醇、乙醚等灭活;肥皂水等去垢剂亦有灭活作用。

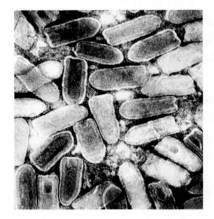

考点: 内基小体的意义

图7-13　狂犬病病毒电镜照片

(二)致病性

带有病毒的犬、猫是人发生狂犬病的主要传染来源。另外,狐、狼、蝙蝠等野生动物、家畜等也可发生狂犬病病毒的自然感染与传播,所以也可成为本病的传染源。

患病的动物通过咬伤、抓伤或密切接触等形式感染人类而引起狂犬病。人被狂犬咬伤,发病率为30%～60%。咬伤后能否发病,与受伤部位、损伤程度及病畜唾液中的病毒量有关。潜伏期通常为3～8周;短者10天,长者可达数年。

在潜伏期中感染者没有任何症状。患者在发病初期,会有发热、头痛、乏力、周身不适等症状,对痛、声、光等刺激较敏感,并有咽喉紧缩感,有些患者伤口部位及其附近还会有麻木或蚁走感。

考点: 狂犬病的临床发展过程

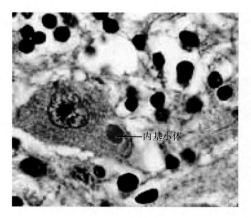

图7-14　内基小体

内基小体

发作期临床表现为神经兴奋度增高,如躁动不安,部分患者出现特殊的恐水症状,在饮水、见水、流水声或谈及饮水时,可引起严重咽喉肌痉挛、呼吸困难等,故称为"恐水症"。随后,部分患者出现精神失常、幻觉、谵妄等,病程很快进入麻痹期,患者的痉挛减少或停止,出现弛缓性瘫痪,神志不清,最终因呼吸麻痹和循环衰竭而死亡,很难救治,死亡率接近100%。

(三)防治原则

1.犬类管理　捕杀野犬,加强家犬管理,接种犬用狂犬疫苗,是预防狂犬病的主要措施。

2.人被动物咬伤后,应采取下列方法:

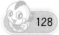

（1）伤口处理：立即以 20％肥皂水或 0.1％苯扎溴铵或清水彻底清洗。冲洗后涂以 75％乙醇或 2％～3％碘酒，且伤口不宜缝合。

（2）疫苗接种：因狂犬病潜伏期较长，及时接种狂犬病病毒灭活疫苗，可以预防发病或减轻症状。

考点： 狂犬病预防的具体要求

（3）被动免疫：用高效价抗狂犬病病毒血清于伤口周围及底部注射。本病目前缺乏有效的治疗手段。

二、虫媒病毒△

虫媒病毒是一群由吸血节肢动物为媒介而传播的病毒。病毒在节肢动物体内增殖，不出现症状，叮咬易感动物后造成传播。故节肢动物既是传播媒介，又是储存宿主。因昆虫生长的特点，其所致疾病有明显的季节性和地方性。目前发现至少有 100 多种虫媒病毒对人致病。

考点： 乙脑的传播途径及预防

我国常见的虫媒病毒有流行性乙型脑炎病毒、森林脑炎病毒、登革病毒等，详见表 7-6。

表 7-6　虫媒病毒的致病性与预防原则

	流行性乙型脑炎病毒	森林脑炎病毒	登革病毒
传播媒介	蚊	蜱	蚊
流行季节	夏秋季	春季	夏季
传染源	带病毒的猪等家畜、家禽	带病毒的兽类、鸟类	患者、灵长类动物
所致疾病	流行性乙型脑炎（乙脑）	森林脑炎	登革热
传染途径	带病毒蚊虫叮咬人体	带病毒的蜱叮咬人体	带病毒蚊虫叮咬人体
临床表现	高热、头痛、惊厥、昏迷	高热、头痛、昏睡	发热、肌肉关节疼痛、出血
预防原则	防蚊、灭蚊，接种乙脑疫苗	防蜱、灭蜱，接种灭活疫苗	防蚊、灭蚊，尚无疫苗

三、出血热病毒△

出血热病毒是一类不同种属的多种病毒的总称，引起以发热、出血为主要临床特征的自然疫源性传染病。我国出血热病毒主要病原体有汉坦病毒（肾病综合征出血热病毒）、克里米亚-刚果出血热病毒（新疆出血热病毒）、登革热病毒等，详见表 7-7。

表 7-7　出血热病毒的致病性与预防原则

	汉坦病毒	克里米亚—刚果出血热病毒
传播媒介	鼠	蜱
所致疾病	肾综合征出血热	克里米亚—刚果出血热（新疆出血热）
传染途径	病毒通过鼠的分泌物、排泄物经呼吸、消化道进入或直接接触感染动物	带病毒的蜱叮咬人体
临床表现	高热、出血、肾脏损害	高热、疼痛、出血
预防原则	防鼠、灭鼠，接种灭活疫苗	防蜱、灭蜱，接种灭活疫苗

四、疱疹病毒△

疱疹病毒是一组有包膜的中等大小的病毒。已发现 100 多种，与人类感染有关的疱疹病毒主要有单纯疱疹病毒、水痘-带状疱疹病毒、巨细胞病毒、EB病毒等,详见表7-8。

五、人乳头瘤病毒 △

人乳头瘤病毒为DNA型无包膜病毒,现已发现100多个型。人类是其唯一自然宿主。其致病性与防治原则见表7-8。

表7-8 疱疹病毒、人乳头瘤病毒的致病性与防治原则

	传染途径	所致疾病	潜伏感染部位	防治
单纯疱疹病毒1型	直接密切接触、呼吸道、垂直感染	疱疹性齿龈口腔炎、唇疱疹、角膜炎、胎儿畸形等	三叉神经节和颈上神经节	阿昔洛韦、脱氧鸟苷、干扰素
单纯疱疹病毒2型	性接触	生殖器疱疹、新生儿疱疹	骶神经节	同上
水痘-带状疱疹病毒	呼吸道、直接接触	原发:水痘(儿童),皮肤出现丘疹、水疱疹 再发:带状疱疹(成人),沿神经走向分布,呈带状的疱疹	脊髓后根神经节或颅神经节	减毒活疫苗、阿昔洛韦、阿糖腺苷、干扰素
EB病毒	唾液、血液	传染性单核细胞增多症、与非洲儿童淋巴瘤、鼻咽癌相关	B淋巴细胞	阿昔洛韦、干扰素
巨细胞病毒	垂直传播、接触、呼吸道、输血等	先天性畸形、单核细胞增多症、肝炎	腮腺、乳腺、肾、白细胞	阿昔洛韦、更昔洛韦
人乳头瘤病毒	直接接触、性接触	跖疣、寻常疣、扁平疣、尖锐湿疣,与宫颈癌相关		冷冻或电烙除疣接种宫颈癌疫苗

小结

　　狂犬病毒通过发病的犬科动物咬伤的伤口造成感染,经由神经纤维感染至中枢神经系统,经过潜伏期后发作时引起中枢神经系统病理性损伤。临床表现为兴奋性增高、躁动不安、吞咽、饮水或闻水声时喉头肌发生痉挛,病死率高,又称"恐水病"。预防的主要措施是加强犬类管理,人被病兽咬伤后,伤口彻底清创,并用疫苗和抗病毒血清预防。

自测题

一、填空题

1. 人患狂犬病主要是被_____的动物咬伤所致。

2. 水痘-带状疱疹病毒原发感染引起_____,再发感染引起_____,病毒可潜伏感染在_____。

二、单选题

1. 可引起出血热的病毒是(　　)
   A. EB病毒　　　　B. 巨细胞病毒

C. 汉坦病毒　　　　D. 人乳头瘤病毒

E. 疱疹病毒

2. 单纯疱疹病毒Ⅰ型可引起(　　)
   A. 生殖器疱疹
   B. 水痘和带状疱疹
   C. 齿龈炎、唇疱疹
   D. 出血热
   E. 传染性单核细胞增多症

3. 人乳头瘤病毒可引起(　　)

A. 生殖器疱疹

B. 水痘和带状疱疹

C. 齿龈炎、唇疱疹

D. 尖锐湿疣

E. 登革热

4. 被狂犬咬伤后，最正确的处理措施是(　　)

A. 注射狂犬病毒免疫血清＋抗病毒药物

B. 注射大剂量丙种球蛋白＋抗病毒药物

C. 清创＋抗生素

D. 清创＋接种疫苗＋注射狂犬病病毒免疫血清

E. 清创＋注射狂犬病病毒免疫血清

5. 狂犬疫苗的接种对象是(　　)

A. 儿童　　　　　　　B. 犬

C. 被下落不明的犬咬伤者

D. A＋B＋C　　　　　E. B＋C

6. 内基小体是哪种病毒在神经细胞内的包涵体?
(　　)

A. 单纯疱疹病毒　　　B. 人乳头瘤病毒

C. 狂犬病病毒　　　　D. 汉坦病毒

E. 登革病毒

7. 与鼻咽癌有关的病毒是(　　)

A. 人乳头瘤病毒　　　B. 巨细胞病毒

C. 鼻病毒　　　　　　D. EB 病毒

E. 森林脑炎病毒

8. 狂犬病典型的症状是(　　)

A. 发热　　　　　　　B. 腹泻

C. 咳嗽　　　　　　　D. 躁动不安

E. 恐水

9. 下列组合哪项是错误的?(　　)

A. 克里米亚-刚果出血热病毒-肾综合症出血热

B. 森林脑炎病毒-蜱叮咬人感染

C. 单纯疱疹病毒 2 型-生殖器疱疹

D. 巨细胞病毒-多种途径传染

E. 流行性乙型脑炎病毒-带病毒的猪等家畜、家禽是传染源

10. 接种宫颈癌疫苗预防下列哪种病毒感染(　　)

A. 登革病毒　　　　　B. 单纯疱疹病毒 2 型

C. 汉坦病毒　　　　　D. 巨细胞病毒

E. 人乳头瘤病毒

三、简答题

1. 列举流行性乙型脑炎病毒的传播媒介、所致疾病、传染途径与预防原则。

2. 列举汉坦病毒的传播媒介、所致疾病、传染途径与预防原则。

3. 狂犬病发作时病人会出现哪些临床表现? 如何预防狂犬病?

(潘晓军)

第8章

其他微生物

　　在自然界中的原核细胞型微生物,除细菌外,还包括"四体",即螺旋体、立克次体、衣原体、支原体和放线菌。这些病原体各自有其独特的形态、繁殖方式、致病特点。真菌是真核细胞型微生物,大多数有益于人类,如酿酒、制酱、制造抗生素及提供中草药药源(如灵芝、茯苓、冬虫夏草等)。只有少数真菌引起人类的疾病。

第1节　螺　旋　体

考点:螺旋体的概念　　螺旋体是一类细长、柔软、弯曲呈螺旋状、运动活泼的原核细胞型微生物。螺旋体在自然界和动物体内广泛存在,种类很多,对人和动物有致病性的有 3 个属:①疏螺旋体属,如回归热螺旋体。②密螺旋体属,如梅毒螺旋体。③钩端螺旋体属,如钩端螺旋体。

一、钩端螺旋体

　　钩端螺旋体,简称钩体,是引起人及动物钩体病的病原体。

(一)生物学性状

　　菌体纤细,长短不一,螺旋细密而规则,一端或两端弯曲呈钩状,常使菌体呈"C"、"S"等形状[图 8-1(a)和图 8-1(b)]。在暗视野显微镜下可见形如细小闪亮的珍珠串,运动活泼[图 8-1(a)]。常用 Fontana 镀银染色法将菌体染成棕褐色。营养要求较高,常用柯氏培养基培养。对热和酸均敏感,60℃持续 1 分钟即死亡;对常用消毒剂敏感;对青霉素、金霉素敏感。但在中性的湿土和水中可存活数月。

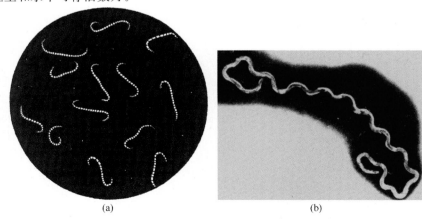

(a)　　　　　　(b)

图 8-1　钩端螺旋体形态图

(a)暗视野显微镜下的钩端螺旋体;(b)钩端螺旋体形态电镜图

（二）致病性和免疫性

致病物质是钩体产生的溶血素、细胞毒因子和内毒素样物质。

钩体病为人畜共患传染病,在夏、秋季节不少农村地区有该病流行。鼠类、猪为主要传染源和储存宿主。动物感染后不发病,但钩体在肾脏中长期繁殖,并随尿液不断排出,污染水源和土壤。人在参加田间劳作、防洪等接触疫水、疫土时,钩体经完整或破损的皮肤、黏膜进入机体而感染。

临床上患者可出现畏寒发热、头痛、腰痛、腓肠肌痛、眼结膜充血等症状。由于钩体的毒力、数量不同以及机体免疫力强弱不同,病程发展和症状轻重差异很大,临床常见的为流感伤寒型、黄疸出血型、肺出血型、脑膜脑炎型等。孕妇感染钩体后,也可通过胎盘感染胎儿导致流产。病后或隐性感染后,可获得对同型钩体的持久免疫力,以体液免疫为主。

考点:钩体病的传染源和储存宿主

（三）微生物学检查

发病 1 周内取血,第 2 周以后取尿,脑膜脑炎型则取脑脊液进行检查。

用暗视野镜显微镜检查活体或用镀银染色,必要时做分离培养及动物接种。

用 ELISA 或显微镜凝集试验检查患者血清抗体进行诊断。

> **链 接**
>
> **钩体病临床诊断的助记顺口溜**
>
> 寒热"三痛"爬不起,拒绝检查腓肠肌;
> 眼红出血淋巴肿,流行多在夏秋季。

考点:螺旋体的形态检查法

（四）防治原则

主要是搞好防鼠、灭鼠工作,加强对带菌家畜的管理,保护好水源。钩体病发展快,对曾有接触疫水的人出现感冒样症状时,要早诊、早治,以防发展成危重的肺大出血型。易感人群可进行多价钩体死疫苗接种,治疗首选青霉素。

二、梅毒螺旋体

梅毒螺旋体是引起人类梅毒的病原体。梅毒是性传播疾病中危害性较严重的一种。

（一）生物学性状

菌体细长,两端尖直,螺旋致密而规则[图 8-2(a)],运动活泼。Fontana 镀银染色法染成棕褐色[图 8-2(b)]。人工培养较困难且易失去毒力。抵抗力极弱,对冷、热、干燥均敏感,血液中 4℃持续 3 天即失去感染性,故在血库冷藏 3 天以上的血液无传染梅毒的危险。对一般消毒剂和砷、汞制剂敏感,对青霉素、四环素、红霉素等敏感。

考点:梅毒螺旋体的抵抗力

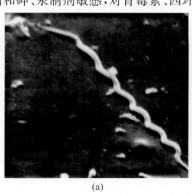
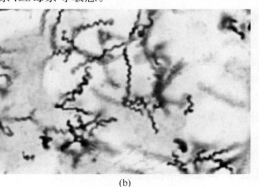

(a)　　　　　　　　　　　　(b)

图 8-2　梅毒螺旋体形态图

(a)梅毒螺旋体形态电镜图;(b)梅毒螺旋体光镜形态图(镀银染色法)

（二）致病性和免疫性

致病物质是梅毒螺旋体表面的黏多糖、内毒素样物质等。

人是梅毒螺旋体的唯一宿主。病原体通过性接触传播引起获得性梅毒，即后天梅毒；或是从母体通过胎盘传给胎儿，引起先天性梅毒，又称胎传梅毒。后天梅毒的病程可分三期。

1. 一期梅毒　感染约3周后，常在患者外生殖器出现无痛性硬结及溃疡，称硬下疳［图8-3（a）］，其溃疡渗出物含有大量梅毒螺旋体，传染性极强。硬下疳常可自然愈合，经2～3个月无症状期后进入第二期。

2. 二期梅毒　患者全身淋巴结肿大，全身皮肤黏膜出现褐红色皮疹，密集不融合，称梅毒疹［图8-3-（b）］。在梅毒疹及淋巴结中有大量螺旋体。经5年或更久的反复发作，进入第三期。

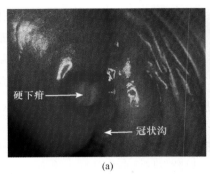
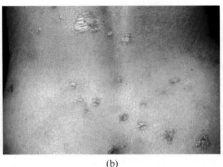

硬下疳 →
← 冠状沟

(a)　　　　　　　　　　(b)

图8-3　梅毒患者典型症状

（a）冠状沟处硬下疳；（b）梅毒疹

3. 三期梅毒　此期表现为皮肤黏膜的溃疡性损害或内脏器官的肉芽肿样病变（梅毒瘤）。重者经10～15年后引起心血管及中枢神经系统损害，导致动脉瘤、脊髓痨及全身麻痹等，危及生命。此期病灶中不易找到梅毒螺旋体，传染性小。

考点：梅毒的传播途径和疾病发展

孕妇如患梅毒，病原体可经胎盘进入胎儿血液引起全身感染，常导致流产、早产或死胎；或生出活的梅毒儿，呈现锯齿形牙、间质性角膜炎、先天性耳聋等症状。

梅毒的免疫是有菌免疫，以细胞免疫为主。

护考链接

患者，男，36岁，3个月前生殖器冠状沟有不痛溃疡，自愈。近1个月来颈、腋淋巴结肿大，四肢躯干出现红色斑丘疹，曾治疗但病情反复。检查：全身皮肤黏膜皮疹，掌跖见硬性脓疱带鳞屑，生殖器无皮损。该患者可能患的疾病是

A. 单纯疱疹　B. 梅毒　C. 过敏性皮炎　D. 湿疹　E. 带状疱疹

分析：梅毒硬下疳出现后9～12周进展为二期梅毒，以皮肤黏膜损害为主，掌跖处皮损诊断意义更大。

（三）微生物学检查法

一期梅毒患者取硬下疳渗出物，二期梅毒患者取皮疹、脓疱病灶组织渗出液，直接在暗视野显微镜下观察或镀银染色后镜检。

诊断梅毒的血清学试验，一般在发病2周以上出现阳性。

（四）防治原则

预防的主要措施是加强卫生宣传教育和社会管理，目前尚无疫苗预防。对患者应早诊、早治，青霉素为首选药。

第 2 节　立克次体

立克次体是一类以节肢动物（虱、蚤、蜱、恙螨）为传播媒介严格细胞内寄生的原核细胞型微生物。对人致病的立克次体多为人畜共患的病原体。

立克次体多为球杆状，以二分裂方式增殖，Giemsa 染色法染色呈紫色或蓝色［图 8-4(a)］，专性细胞内寄生［图 8-4(b)］，抵抗力较弱，在 56℃ 持续 30 分钟或 0.5％ 苯酚溶液及 75％ 乙醇溶液中数分钟即可杀灭。在干燥虱粪中能保持传染性半年左右。对四环素和氯霉素敏感。

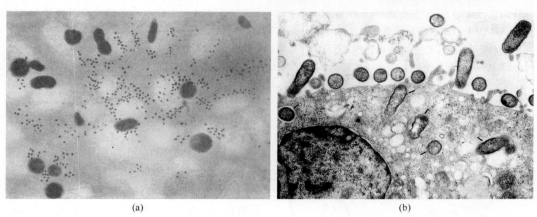

(a)　　　　　　　　　　　　　　　　(b)

图 8-4　立克次体形态图

(a)普氏立克次体形态光镜图(Giemsa 染色)；(b)细胞内寄生的立克次体电镜图

致病物质是内毒素和磷脂酶 A。立克次体主要通过虱、蚤、螨、蜱等节肢动物的叮咬及其粪便传播，对人致病的主要有普氏立克次体、莫氏立克次体、恙虫病立克次体。其传播媒介和致病特点见表 8-1。

表 8-1　主要致病性立克次体的致病特点

病原体	传播方式	所致疾病	临床表现
普氏立克次体	人虱叮咬	流行性斑疹伤寒	高热、肌肉痛、皮疹，伴神经系统、心血管系统或其他实质脏器损害的症状
莫氏立克次体	鼠蚤叮咬	地方性斑疹伤寒	与流行性斑疹伤寒相似，但症状较轻，病程较短
恙虫病立克次体	恙螨幼虫叮咬	恙虫病	高热、叮咬部位有焦痂、皮疹，全身淋巴结肿大，心血管系统以及肝、脾、肺等有损害症状

考点: 立克次体病的传播媒介

立克次体病后多可获得持久的免疫力，以细胞免疫为主。

用已知变形杆菌的某些菌株代替立克次体作抗原，与患者血清做定量凝集反应，测定患者血清中相应的抗体及其含量，这种交叉凝集试验称为外斐反应，可辅助诊断立克次体病。

考点：外斐
反应的临床
意义

预防立克次体病的关键是灭虱、灭蚤、灭鼠、灭螨。注意个人卫生,改进环境卫生,加强防护。斑疹伤寒可接种精制鼠肺疫苗进行特异性预防,免疫力维持1年左右。治疗用氯霉素、四环素等。

第3节　衣　原　体

衣原体是一类严格细胞内寄生、并有独特发育周期的原核细胞型微生物。对人致病的有沙眼衣原体、肺炎衣原体、鹦鹉热衣原体。本节主要介绍沙眼衣原体。

链接

衣原体之父——汤飞凡

汤飞凡是中国第一代微生物学家。1955年,他采用鸡胚卵黄囊接种法首次分离出沙眼衣原体TE8(T表示沙眼,E表示鸡卵,8即第8次试验)。为了证明该病原体能在人的眼睛里引起沙眼,在1957年除夕,他将TE8接种进自己的左眼,造成了典型的沙眼,并且为了观察全部病程,坚持了40多天才接受治疗,无可置疑地证明了TE8对人类的致病性。汤飞凡为人类战胜沙眼做出了巨大的贡献,并成为世界上发现重要病原体的第一个中国人,被誉为"衣原体之父"。

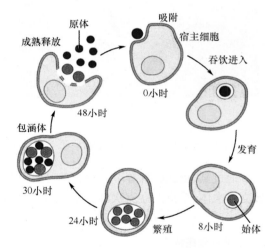

图8-5　衣原体的生活周期示意图

一、生物学性状

衣原体有独特的发育周期(图8-5)。光镜下可观察到两种形态,即原体和始体。原体小而致密呈球形,Giemsa染色呈紫红色,无繁殖能力,有高度感染性。始体大而疏松,Giemsa染色呈深蓝或暗红色,有繁殖能力,无感染性。原体吸附易感细胞,经细胞吞饮作用进入细胞内,由宿主细胞包围原体形成空泡,在空泡内原体发育为始体。始体以二分裂方式繁殖,产生大量子代原体并聚集形成不同形态的包涵体。子代原体成熟后释放出来,再感染新的易感细胞,开始新一轮的发育周期。

沙眼衣原体抵抗力较弱,60℃仅能存活5～10分钟,2%甲酚溶液作用5分钟则失去活性,用0.1%甲醛溶液或0.5%苯酚溶液经24小时可被杀死。对四环素、氯霉素和红霉素等敏感。

二、致病性与免疫性

致病物质是外膜蛋白、毒性代谢产物和内毒素样物质。沙眼衣原体引起的疾病主要有以下4种。

1. 沙眼　通过眼-眼或眼-手-眼传播。发病缓慢,表现为流泪、黏液脓性分泌物、结膜充血、滤泡增生、乳头增生,最终结膜瘢痕、眼睑内翻、倒睫、角膜血管翳引起角膜损害、失明。沙眼是致盲的首位病因。

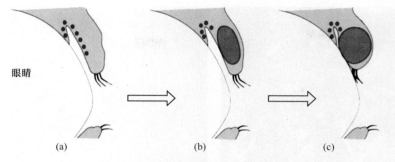

眼睛

(a)　　　　(b)　　　　(c)

考点：沙眼的传播途径和疾病发展

图 8-6　沙眼的病理过程示意图

(a)衣原体感染眼结膜上皮细胞引起炎症；(b)结膜充血、滤泡增生；(c)结膜瘢痕致眼睑内翻、倒睫

2. 包涵体结膜炎　新生儿经产道感染，引起急性化脓性结膜炎，能自愈。成人可因两性接触、手—眼途径或来自污染的游泳池水，引起滤泡性结膜炎，一般经数周或数月痊愈，无后遗症。

3. 泌尿生殖道感染　经性接触传播，由沙眼生物变种引起。可引起非淋病性尿道炎、附睾炎、宫颈炎、输卵管炎及不育症。

4. 性病淋巴肉芽肿　由沙眼生物变种引起。通过两性接触传播，是一种性传播疾病。可侵犯腹股沟淋巴，也可累及会阴、肛门、直肠及盆腔淋巴结，发生化脓性炎症和慢性肉芽肿。感染后可诱发体液和细胞免疫，但免疫力不强。

三、防 治 原 则

注意个人卫生，避免直接或间接接触传染，是预防沙眼的重要措施。治疗可用利福平、氯霉素、红霉素。

第 4 节　支 原 体 △

支原体是一类缺乏细胞壁、能在无生命培养基上生长繁殖的最小的原核细胞型微生物。可通过滤菌器，常给细胞培养工作带来污染的麻烦。

一、生 物 学 特 性

支原体无细胞壁，形态多样可呈球形、丝状(图 8-7)，在含 $10\%\sim20\%$ 人或动物血清培养基中生长缓慢，菌落微小，呈典型的"油煎蛋样"菌落，核心部分较厚，向下长入培养基中，周边为一层薄的透明颗粒区(图 8-8)。对热、干燥的抵抗力弱，容易被脂溶剂及苯酚、甲醛灭活。对二性霉素 B、红霉素等敏感。

二、致 病 性 与 免 疫 性

支原体在呼吸道或泌尿生殖道上皮细胞黏附并定居后，通过获取细胞膜上的脂质与胆固醇、释放神经毒素、过氧化氢等引起细胞损伤。

支原体在自然界分布广泛，种类多，与人类感染有关的主要是肺炎支原体和溶脲脲原体(解脲脲原体)。

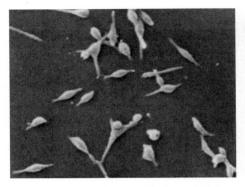
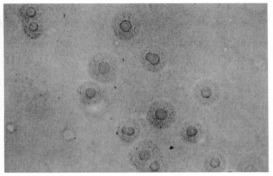

图 8-7　支原体形态电镜图　　　　图 8-8　支原体的"油煎蛋样"菌落

1. 肺炎支原体　引起间质性肺炎,有时并发支气管肺炎,称为原发性非典型性肺炎。传染源是患者或带菌者,主要经飞沫传染,多发生于夏末秋初,青少年多见。临床表现为头痛、咽痛、发热、咳嗽、淋巴结肿大等,重者可出现心血管、中枢神经系统症状。呼吸道分泌的slgA对再感染有一定防御作用。治疗可选用红霉素、氯霉素等。

考点:致病性支原体的种类

2. 溶脲脲原体　通过性接触传播,引起非淋菌性尿道炎、男性不育症。预防主要是防止不洁性生活。治疗首选阿奇霉素,也可用罗红霉素、多西环素等。

案例8-1

非淋菌性尿道炎

患者,男,28岁。近1周常有浆液或黏液脓性分泌物从尿道口流出,排尿时淋漓不尽,有放射状疼痛。追问病史承认有多个性伴侣。检查:尿道分泌物涂片革兰染色镜检和细菌培养无淋菌,尿液离心沉淀后培养检出支原体。

案例 8-1 分析

非淋菌性尿道炎主要由衣原体、支原体引起。本病目前在欧美国家已超过淋病跃居性传播疾病首位,我国病例亦日益增多。患者如因症状不明显或不愿正视,不检查治疗,任其发展可引起附睾炎、前列腺炎、盆腔炎、宫颈炎、输卵管炎及不育症等。

第 5 节　放　线　菌 △

放线菌是一类丝状、呈分支生长的单细胞原核细胞型微生物。介于细菌和真菌之间,因其菌落呈放射状而得名。种类繁多,绝大多数放线菌为有益菌,至今已报道过的近万种抗生素中,约70%由放线菌产生。

放线菌革兰染色阳性,菌丝细长有分支[图 8-9(a)]。有细胞壁,其化学成分近似细菌。在血琼脂平板上 37℃培养 4~6 天后,可形成灰白色或淡黄色的小菌落,不溶血。菌落表面光滑圆形或呈干燥、蜡样、绒状。

对人致病的放线菌主要有衣氏放线菌和星形诺卡菌,衣氏放线菌常寄生于人和动物口腔、上呼吸道、胃肠道和泌尿生殖道,属正常菌群。在人体抵抗力减弱、口腔卫生不良、拔牙或外伤时引起内源性感染,导致软组织的化脓性炎症。感染多呈慢性无痛性过程,并常伴有多发性瘘管形成,瘘管排出的脓液中可找到肉眼可见的黄色小颗粒,称为硫磺样颗粒[图 8-9

（b）]，实为放线菌在组织中形成的菌落。将颗粒压片镜检，呈菊花状[图 8-9（c）]，作为放线菌病辅助诊断的指标。

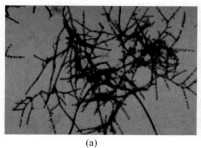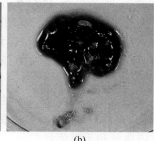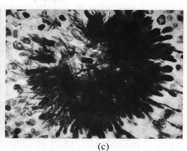

（a）　　　　　　　　　　（b）　　　　　　　　　　（c）

图 8-9　放线菌形态图

（a）放线菌形态；（b）从患者病灶中取出的脓液内可见大小不等的硫黄样颗粒；（c）硫黄样颗粒用玻片制成压片并染色后镜检，可见大量向四周排列成放射状的放线菌菌丝，呈菊花状；菌丝末端有胶质样物质组成鞘包围，且膨大成棒状体

机体对放线菌的免疫主要靠细胞免疫。

注意口腔卫生，预防牙病发生和牙病及早治疗是预防放线菌病的主要方法。对放线菌患者的治疗可采取外科手术切除脓肿瘘管，同时用大剂量青霉素或磺胺药做较长时间治疗。

（秦静英）

第 6 节　真　菌

真菌是一类不分根茎叶、不含叶绿素，具有典型细胞核和完整细胞器的真核细胞型微生物。真菌在自然界分布广泛，种类繁多，有 10 万余种。绝大多数真菌对人类不仅无害，甚至有益，如用于酿酒、制醋、生产抗生素、酶制剂等。与人类疾病有关的真菌约 300 余种。近年来，条件性真菌感染明显上升，这与滥用抗生素引起菌群失调，长期应用激素、免疫抑制剂、抗癌药物，患艾滋病等导致机体免疫功能低下有关，应引起注意。

一、生物学性状

知识链接

弗莱明与青霉素

英国微生物学家亚历山大·弗莱明在 20 岁时靠叔父留给他的 250 英镑进入医学院学习，毕业后留在圣玛利医院细菌室工作。

大多数科学家认为，应保持实验台清洁，及时处理用过的东西，以保证试验数据的准确性。弗莱明却有另一种习惯，他似乎很难扔掉那些陈旧的培养物，每次扔掉前总要非常仔细地观察，企图发现一些有趣的现象。1928 年的一天，弗莱明意外地发现一个平皿被真菌污染，在真菌的周围没有葡萄球菌生长。这引起了他的极大兴趣，立即设计了一系列试验，证明这种真菌是特异青霉菌（点青霉菌），把青霉菌产生的这种杀菌物命名为青霉素。1940 年恩斯特·钱恩和德国霍华德·弗罗里提纯出了青霉素，为人类与各种传染病的斗争带来了福音。1944 年，弗莱明、弗罗里、钱恩被授予诺贝尔奖。

（一）形态与结构

真菌按形态可分为单细胞和多细胞真菌两类。

1. **单细胞真菌** 呈圆形或卵圆形,如酵母菌,以出芽方式繁殖,其芽生孢子成熟后,脱离母细胞又成为一个新的个体。对人致病的有白假丝酵母菌(图8-13)和新生隐球菌(图8-14)。

2. **多细胞真菌** 又称丝状菌或霉菌,由菌丝和孢子组成,如皮肤癣菌。各种丝状菌长出的菌丝和孢子形态不同,是鉴别真菌的重要标志(图8-10,图8-11)。

考点： 真菌的具体形态

(1) 菌丝:真菌的孢子在适宜的环境条件下长出芽管,逐渐延长呈丝状,称菌丝。菌丝又可长出许多分枝并交织成团称菌丝体。生长在培养基上的菌丝,如深入到培养基中,吸取营养,称营养菌丝;露出于培养基表面,则称气中菌丝;气中菌丝中能产生孢子的称生殖菌丝。按其结构中是否有横隔可分为有隔菌丝和无隔菌丝。

菌丝有多种形态,如鹿角状、球拍状、螺旋状、结节状、梳状等(图8-10)。

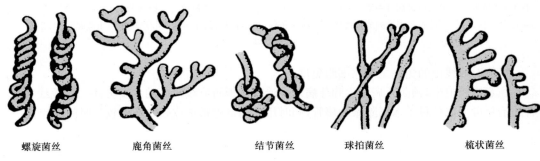

螺旋菌丝　　　　鹿角菌丝　　　　结节菌丝　　　　球拍菌丝　　　　梳状菌丝

图 8-10　真菌的菌丝

(2) 孢子:是真菌的繁殖结构,可分有性孢子与无性孢子两类。有性孢子由两个细胞融合形成,无性孢子是菌丝上的细胞分化生成。致病性真菌多为无性孢子如分生孢子、叶状孢子、孢子囊孢子(图8-11)。

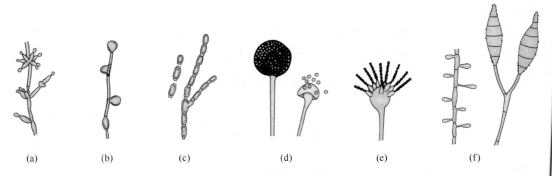

(a)　　　(b)　　　(c)　　　(d)　　　(e)　　　(f)

图 8-11　真菌的无性孢子

(a)芽生孢子;(b)厚膜孢子;(c)关节孢子;(d)孢子囊孢子(毛霉);(e)小分生孢子(曲霉);(f)小分生孢子(左)和
大分生孢子(右)—小孢子癣菌既可以产生小分生孢子也可以产生大分生孢子

（二）培养特性

真菌营养要求不高,常用沙保培养基(含4％葡萄糖、1％蛋白胨、2％琼脂、0.5％NaCl)培养,最适 pH 4.0～6.0;需较高的湿度与氧,浅部真菌最适温度为 22～28℃,但深部真菌则以

37℃为宜。真菌以出芽、形成菌丝、产生孢子及菌丝断裂等方式进行繁殖。多数病原性真菌生长缓慢,丝状菌需 1～4 周,酵母型真菌则 1～2 天即可形成肉眼可见的菌落。

真菌菌落可分为两类。

1. 酵母型菌落　是单细胞真菌的菌落形式,与一般细菌菌落相似,光滑湿润,柔软致密,如新生隐球菌的菌落。有些单细胞真菌如白假丝酵母菌出芽后,芽管延长形成假菌丝,伸入培养基内,外观与酵母型菌落相似,称类酵母型菌落。

2. 丝状型菌落　是多细胞真菌的菌落形式,由疏松的菌丝体组成。菌落呈棉絮状,绒毛状或粉末状,菌落可呈现不同的颜色(图 8-12)。丝状型菌落的这些特征,有助于真菌鉴别。

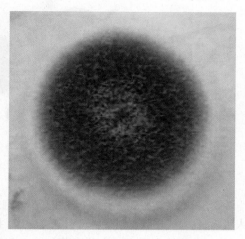

图 8-12　真菌丝状型菌落

（三）抵抗力

真菌对干燥、日光、紫外线及一般消毒剂有较强的抵抗力。但对热抵抗力不强,60℃经 1 小时菌丝与孢子均被杀死。对 2% 苯酚溶液、2.5% 碘酊溶液、1% 升汞溶液及 10% 甲醛溶液等较敏感,对常用的抗生素均不敏感。灰黄霉素、制霉菌素、二性霉素 B、克霉唑、酮康唑、伊曲康唑等对多种真菌有较强的抑制作用。

二、致病性与免疫性

（一）致病性

链 接

真菌的毒力

真菌对人体具有一定的毒力,如白假丝酵母菌,具有黏附人体细胞的能力;新生隐球菌、荚膜组织胞浆菌等有抗吞噬作用;白假丝酵母菌、黄曲霉菌的细胞壁糖蛋白有内毒素样活性,能引起组织化脓性反应和休克等。

真菌可通过以下几种形式致病。

1. 致病性真菌感染　多为外源性真菌感染,可引起皮肤、皮下和全身各组织器官病变。如皮肤癣菌易在角质层内繁殖,通过机械刺激和代谢产物作用,引起局部炎症病变,如体癣、头癣、甲癣等。皮肤癣菌经直接或间接接触传播。深部真菌被吞噬细胞吞噬,在

考点:常见的致病性真菌的种类

细胞内繁殖,引起组织慢性肉芽肿性炎症及组织坏死。

2. 条件致病性真菌感染　主要为内源性真菌感染:①白假丝酵母菌(白色念珠菌),为革兰阳性,卵圆形,大小不一,有假菌丝的单细胞真菌(图 8-13)。这类真菌在正常情况下不致病,但在长期使用广谱抗生素、激素、免疫抑制剂或放射治疗后造成菌群失调或机体免疫力下降的情况下,则可造成感染,如白假丝酵母菌引起的鹅口疮、阴道炎、甲沟炎、肺炎、脑膜炎等。②新生隐球菌(又称新型隐球菌,溶组织酵母菌),为革兰阳性,圆形,有宽大荚膜的单细胞真菌(图 8-14)。常用墨汁染色观察其形态。该菌一般是外源性感染,主要传染源是鸽子。人因吸入鸽粪污染的空气而感染,主要引起肺炎或慢性脑膜炎等。

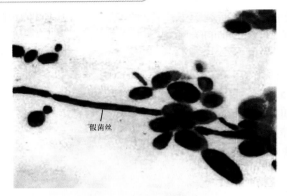

图 8-13　白假丝酵母菌形态图

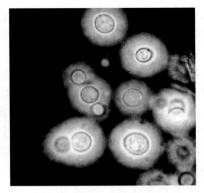

图 8-14　新生隐球菌形态图

注:墨汁负染色,可见菌体外周有一层肥厚的
菜膜和芽生繁殖

3. 真菌超敏反应性疾病　各种真菌的孢子及其代谢产物污染空气、食物和水源,过敏体质的人吸入、食入或皮肤黏膜接触可引起荨麻疹、接触性皮炎、支气管哮喘等各种超敏反应性疾病。

4. 真菌性中毒症　有些真菌如镰刀菌等在粮食或饲料上生长产生毒素,人、畜误食后可导致急性或慢性中毒。黄曲霉菌可产生黄曲霉毒素,人进食该毒素污染的食物,如发霉的花生、玉米及大米等,可引起中毒性肝炎和肝硬化。

5. 真菌毒素与肿瘤　动物试验已证实多种真菌毒素与肿瘤有关。其中研究得最多的是黄曲霉毒素,其毒性很强,小剂量即有致癌作用,可引起原发性肝癌。

（二）免疫性

1. 非特异性免疫　人体对真菌有较强的天然免疫力。主要包括皮肤黏膜的机械屏障、分泌作用、正常菌群的拮抗作用、吞噬细胞的吞噬作用和体液中杀真菌物质的作用,如皮脂腺分泌的不饱和脂肪酸有抗真菌作用。学龄前儿童皮脂腺发育尚未完善,故易患头癣。

2. 特异性免疫　真菌感染的恢复主要靠细胞免疫。真菌感染也能刺激机体产生抗体,但抗体的抗真菌作用尚难肯定。

三、微生物学检查

（一）标本采集与镜检

1. 对各种癣症患者取其皮屑、指(趾)甲屑或病发放于玻片上,滴加 10％氢氧化钾,微加热后镜检,若观察到菌丝或孢子即有诊断意义。

2. 对疑似白假丝酵母菌感染者可取阴道分泌物、痰、脑脊液等标本做涂片,染色后镜检。镜下可见菌体呈圆形或卵圆形,革兰染色阳性。菌体以出芽繁殖芽生孢子,孢子伸长成芽管不与母菌体脱离,发育成假菌丝。在玉米粉培养基上可长出厚膜孢子。假菌丝和厚膜孢子有助于鉴定。

3. 对疑似新生隐球菌感染者可取痰、脑脊液等标本经墨汁负染后镜检,镜下可见黑色的背景中有圆形或卵圆形的透亮菌体,外包一层肥厚透明的荚膜。

（二）分离培养

直接镜检不能确诊时,可用沙保培养基培养、观察,以进一步鉴定。

四、防治原则

真菌性疾病目前尚无特异性预防方法。皮肤癣菌感染的预防主要是注意皮肤卫生,保持皮肤清洁、干燥;保持皮肤黏膜完整性;避免直接或间接与患者接触,以切断传播途径。预防深部真菌感染,首先要除去诱因,合理使用抗生素。

考点:真菌感染的防治原则

体表癣病治疗以局部治疗为主,可用克霉唑软膏、5%硫黄软膏等外用药。疗效不佳或深部真菌感染的治疗常用药物如二性霉素 B、制霉菌素等。

重要致病性真菌形态结构特点与致病性见表 8-2。

表 8-2　重要致病性真菌形态结构特点与致病性

名称	形态结构	致病性
皮肤癣菌	多细胞真菌	主要侵犯皮肤、毛发、指(趾)甲,引起癣病。如体癣、头癣等。
白假丝酵母菌(白色念珠菌)	单细胞真菌有假菌丝及厚膜孢子	内源性条件致病性真菌。多在免疫力下降或菌群失调等情况下引起皮肤黏膜、内脏器官感染,如鹅口疮、阴道炎等。
新生隐球菌	单细胞真菌有厚荚膜	主要经呼吸道感染,引起肺或脑急性、亚急性或慢性感染。
黄曲霉菌	多细胞真菌	污染花生、玉米、大米等,产生黄曲霉毒素,被人误食后可引起中毒性肝炎、肝硬化、肝癌等。

案例8-2

鹅口疮与艾滋病

患者,男,40 岁。主诉舌部及颊黏膜出现白斑 7 个月。病史中曾有多个性伴侣。查体:舌及颊黏膜充血发红,可见大小不等的白色膜状斑块,略高于黏膜表面,不易擦去。刮片后镜下可见大量真菌孢子及菌丝。接种于沙保培养基 3 天后出现酵母样菌落。镜检可见圆形或卵圆形孢子,革兰阳性,有假菌丝,鉴定为白假丝酵母菌。血清学检查:抗 HIV(+)。诊断:鹅口疮、艾滋病。

案例 8-2 分析

白假丝酵母菌常存在于人的皮肤、上呼吸道、阴道和肠道,为条件致病性真菌,当机体出现菌群失调或免疫功能下降时,可引起各部位的感染。此患者抗 HIV(+),有艾滋病,机体免疫力低下,导致白假丝酵母菌感染口腔黏膜,其状如鹅口,称为鹅口疮。是艾滋病患者典型的临床表现之一。

(韩日新)

螺旋体细长、柔软,弯曲呈螺旋状,运动活泼。钩端螺旋体引起人畜共患钩体病,梅毒螺旋体引起后天梅毒和胎传梅毒。

立克次体严格细胞内寄生。立克次体病以虱、蚤、恙螨、蜱等节肢动物为传播媒介。

衣原体有独特发育周期,沙眼衣原体及其生物变种可引起沙眼、包涵体结膜炎、泌尿生殖道感染、性传播疾病淋巴肉芽肿等,沙眼是致盲的首位病因。

支原体能在无生命培养基上生长繁殖,是最小的原核细胞型微生物。肺炎支原体引起原发性非典型性肺炎。溶脲脲原体通过性接触传播引起非淋菌性尿道炎。

放线菌介于细菌和真菌之间,多种抗生素由放线菌产生。衣氏放线菌属条件致病菌,可引起软组织慢性炎症。

真菌是不含叶绿素、不分根茎叶的真核细胞型微生物,可分为单细胞(酵母菌)和多细胞(霉菌)两大类,后者由菌丝和孢子组成。常用沙保弱培养基培养,致病真菌主要以芽生、裂殖等无性方式繁殖,对常用抗生素不敏感。

小结

病原性真菌分浅部真菌和深部真菌。前者又称皮肤丝状菌(皮肤癣菌),引起各种癣症。后者白假丝酵母菌多为内源性感染侵犯皮肤、黏膜和内脏等,新生隐球菌主要经呼吸道感染引起慢性脑膜炎等,黄曲霉菌可产生黄曲霉毒素,可引起中毒性肝炎,并有致癌作用。

自测题

一、名词解释

1. 螺旋体 2. 立克次体 3. 衣原体 4. 支原体
5. 放线菌 6. 真菌

二、填空题

1. 对人有致病作用的螺旋体有_____、_____和_____等。

2. 钩端螺旋体主要传染源和储存宿主是_____和_____,引起_____病。

3. 梅毒螺旋体是_____的病原体,通过_____或_____传播。

4. 梅毒螺旋体抵抗力极弱,对_____、_____、_____均很敏感。

5. 流行性斑疹伤寒的病原体是_____,其传播媒介是_____;地方性斑疹伤寒的病原体是_____,其传播媒介是_____;恙虫病的病原体是_____,传播媒介是_____。

6. 衣原体有特殊的生活周期,有_____和_____两种形式,其中有感染性的是_____,无感染性但有繁殖能力的是_____。

7. 致盲的第一位病因是_____,该病主要传播方式是_____和_____。

8. 肺炎支原体主要通过_____传播,引起_____疾病;溶脲脲原体主要引起_____病。

9. 能在人工培养基上生长的最小原核细胞型生物是_____。

10. 细胞内寄生的原核细胞型微生物有_____和_____。

11. 常见深部感染的真菌有_____、_____等。

三、单选题

1. 暗视野显微镜常用于检测以下哪种病原体?(　　)
   A. 立克次体　　B. 病毒　　C. 支原体
   D. 衣原体　　E. 螺旋体

2. 钩端螺旋体的传播方式是(　　)
   A. 呼吸道途径
   B. 接触鼠、猪尿污染的水及土壤
   C. 皮肤伤口感染芽胞
   D. 犬咬伤
   E. 性接触

3. 检测钩端螺旋体最常用的染色方法是(　　)
   A. 革兰染色　　B. 抗酸染色
   C. 负染色　　D. 镀银染色
   E. Giemsa染色

4. 梅毒的传染源是(　　)
   A. 猫　B. 人　C. 鼠　D. 蚤　E. 蚊

5. 关于梅毒螺旋体叙述错误的是(　　)
   A. 患者是梅毒唯一传染源
   B. 主要通过性接触传播,也可通过胎盘传给胎儿
   C. 螺旋致密而规则
   D. 对干燥、热、冷均不敏感
   E. 对青霉素敏感

6. Ⅰ期梅毒患者,检查梅毒螺旋体的最适标本是(　　)
   A. 血液　　B. 尿液
   C. 硬下疳渗出液　D. 局部淋巴结抽出液
   E. 梅毒疹渗出液

7. 恙虫病的传播媒介是(　　)
   A. 人虱　　B. 鼠蚤
   C. 恙螨　　D. 硬蜱
   E. 按蚊

8. 引起流行性斑疹伤寒的微生物是(　　)
   A. 钩端螺旋体　　B. 支原体
   C. 衣原体　　D. 普氏立克次体
   E. 放线菌

9. 外斐反应用于检查哪种微生物?(　　)
   A. 放线菌　　B. 支原体
   C. 细菌　　D. 真菌
   E. 立克次体

10. 具有特殊发育周期的是(　　)

A. 支原体　　　　B. 衣原体

C. 立克次体　　　D. 螺旋体

E. 病毒

11. 衣原体发育周期中具有繁殖能力的是（　　）

A. 原体　　　　　B. 包涵体

C. 始体　　　　　D. 中介体

E. 核糖体

12. 沙眼由哪种微生物引起？（　　）

A. 病毒　　　　　B. 支原体

C. 衣原体　　　　D. 立克次体

E. 螺旋体

13. 引起非淋菌性尿道炎最常见的病原体是（　　）

A. 立克次体　　　B. 衣原体

C. 淋球菌　　　　D. 钩端螺旋体

E. 白假丝酵母菌

14. 下列无细胞壁的微生物是（　　）

A. 衣原体　　　　B. 支原体

C. 细菌　　　　　D. 真菌

E. 螺旋体

15. 引起原发性非典型性肺炎的是（　　）

A. 立克次体　　　B. 支原体

C. 衣原体　　　　D. 螺旋体

E. 病毒

16. 硫黄样颗粒是以下哪种微生物感染形成的？

（　　）

A. 放线菌　　　　B. 立克次体

C. 螺旋体　　　　D. 衣原体

E. 支原体

17. 黄曲霉毒素可引起（　　）

A. 原发性肝癌

B. 真菌性感染

C. 条件性真菌感染

D. 皮肤癣症

E. 真菌超敏反应性疾病

18. 皮肤癣菌感染为（　　）

A. 原发性肝癌

B. 各种癣症

C. 鹅口疮

D. 真菌超敏反应性疾病

E. 真菌中毒症

19. 白假丝酵母菌可引起哪种疾病（　　）

A. 阴道炎　　　　　　B. 肺炎

C. 脑膜炎　　　　　　D. 鹅口疮

E. 以上都可

20. 下列哪种菌有宽大荚膜，常用墨汁负染色法观

察？（　　）

A. 白假丝酵母菌　　　B. 新生隐球菌

C. 皮肤癣菌　　　　　D. 肺炎球菌

E. 脑膜炎球菌

四、简答题

1. 叙述梅毒的传播方式、病程及防治原则。

2. 简述沙眼的传播途径及防治原则。

3. 简述致病性支原体的传播方式及所致疾病。

4. 真菌的生物学特性有哪些主要特点？

5. 致病性真菌有哪几种？主要引起哪些疾病？

（秦静英　韩日新）

第 9 章

人体寄生虫学概述

有一种体形微小的生物,他们在生命的某种阶段以人的身体作为生存环境,具有"潜伏"在人体内和寄居在体表的独特本领,对人的身体造成伤害,使人患上各种不同的疾病,他们就是人体寄生虫。寄生虫病不仅给人类健康带来极大危害,也会给家庭和社会造成沉重的经济负担,现在已经是引起各国普遍关注的公共卫生问题。

人体寄生虫学是研究人体寄生虫的形态结构、生活史、致病性、实验诊断、流行规律和防治原则的一门科学。人体寄生虫包括医学原虫、医学蠕虫和医学节肢动物。人体寄生虫学作为病原生物学的重要内容,几乎涉及预防医学和临床医学各学科。我们学习人体寄生虫学的目的是为了控制或消灭寄生虫病,防制和消灭传播疾病的节肢动物,以保障身体健康。

第1节 寄生现象与生活史

一、寄 生 现 象

考点:寄生虫学史常见的概念

1. **寄生生活(简称寄生)** 指两种生物共同生活在一起,一方获利,另一方受害。营寄生生活的两种生物既可以永久性也可以暂时性地在一起,如人体与人体寄生虫。

2. **寄生虫** 指营寄生生活中获利的低等动物称为寄生虫;寄生在人体的寄生虫称人体寄生虫。按寄生部位的不同,可将寄生虫分为体内寄生虫和体外寄生虫,如寄生于小肠内的蛔虫和寄生于体表的蚊。

3. **宿主** 指被寄生虫寄生并遭受其损害的人或动物。寄生虫不同发育阶段所寄生的宿主主要包括:

(1)终宿主:指寄生虫的成虫或有性生殖阶段所寄生的宿主。如华支睾吸虫成虫寄生在人体,人即是华支睾吸虫的终宿主。

(2)中间宿主:指寄生虫的幼虫或无性生殖阶段所寄生的宿主。有的寄生虫在发育过程中需要两个或两个以上的中间宿主,按其寄生的顺序依次称为第一、第二中间宿主。如华支睾吸虫幼虫先寄生在豆螺、沼螺,而后寄生在淡水鱼、虾。因此,豆螺、沼螺是华支睾吸虫的第一中间宿主,而淡水鱼、虾是其第二中间宿主。

(3)保虫宿主:有些寄生虫除寄生人体外,还可寄生某些脊椎动物体内,这些动物是人体寄生虫病的重要传染源,称为保虫宿主。如华支睾吸虫成虫除寄生人体外,还可寄生在猫、狗体内。因此,猫、狗即为华支睾吸虫的保虫宿主。

二、寄生虫生活史及感染阶段

1. **寄生虫生活史** 指寄生虫完成一代生长、发育、繁殖的全过程及其所需的外界环境条件。寄生虫的生活史具有多样性,有的比较简单,有的比较复杂。一般包括感染人体、体内移行、定位寄生、排离人体、外界发育等5个阶段。

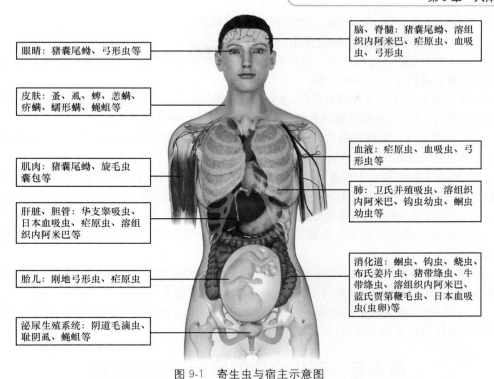

眼睛：猪囊尾蚴、弓形虫等

脑、脊髓：猪囊尾蚴、溶组织内阿米巴、疟原虫、血吸虫、弓形虫

皮肤：蚤、虱、蜱、恙螨、疥螨、蠕形螨、蝇蛆等

肌肉：猪囊尾蚴、旋毛虫囊包等

血液：疟原虫、血吸虫、弓形虫等

肝脏、胆管：华支睾吸虫、日本血吸虫、疟原虫、溶组织内阿米巴等

肺：卫氏并殖吸虫、溶组织内阿米巴、钩虫幼虫、蛔虫幼虫等

胎儿：刚地弓形虫、疟原虫

消化道：蛔虫、钩虫、蛲虫、布氏姜片虫、猪带绦虫、牛带绦虫、溶组织内阿米巴、蓝氏贾第鞭毛虫、日本血吸虫(虫卵)等

泌尿生殖系统：阴道毛滴虫、耻阴虱、蝇蛆等

图 9-1　寄生虫与宿主示意图

①不同种类的寄生虫可以在宿主体内或体表不同部位寄生。②某些种类不同的寄生虫也可以在宿主体内同一部位或同一系统寄生

2. 感染阶段　指寄生虫的生活史中具有感染人体能力的发育阶段。如血吸虫生活史中有虫卵、毛蚴、母胞蚴、子胞蚴、尾蚴、童虫和成虫等发育阶段，但只有尾蚴才能够感染人体，因此血吸虫的感染阶段是尾蚴。

第 2 节　寄生虫与宿主的关系

寄生虫与宿主之间的关系，包括寄生虫对宿主的致病作用和宿主对寄生虫的防御抗损伤作用，其结果取决于两者的强弱。如果宿主的防御功能强，就可将寄生虫杀灭；如果寄生虫与宿主之间形成一种平衡状态，寄生虫便可在宿主体内存活，宿主不出现明显的临床症状，称为带虫状态；如果宿主的抵抗力弱或寄生虫致病力强，就会导致宿主出现明显的临床症状，称为寄生虫病。

（一）寄生虫对宿主的致病作用

1. 夺取营养　寄生虫在宿主体内寄生，需从宿主处获取营养，以满足其生长、发育和繁殖的需要。如寄生在人体肠道内的蛔虫和绦虫，以人体消化或半消化的食物为食，引起宿主营养不良；钩虫和血吸虫以宿主的血液为食，可引起宿主贫血。

2. 机械性损伤　寄生虫在入侵、移行、定居、发育、繁殖的过程中均会对宿主造成损伤、压迫或阻塞。如蛔虫大量寄生可引起肠梗阻；猪囊尾蚴压迫脑组织可引起癫痫等。

3. 毒性作用与免疫损伤　寄生虫的分泌物、排泄物以及死亡虫体的分解产物对宿主均有毒性作用，可引起组织损伤或免疫病理反应。如钩虫成虫分泌的抗凝素，能使受损的肠组织伤口流血不止；痢疾阿米巴原虫分泌溶组织酶，破坏组织，引起肠壁溃疡；棘球蚴的囊液可

考点：寄生虫对宿主的作用

147

引发I型超敏反应,严重者可引起过敏性休克,甚至死亡。

(二)宿主对寄生虫的免疫作用

宿主对寄生虫的入侵可产生一系列的防御反应,主要通过非特异性免疫和特异性免疫反应,抑制、杀伤或消灭入侵的寄生虫。

1. 非特异性免疫 又称固有免疫,主要包括皮肤、黏膜、血-脑屏障及胎盘屏障的作用,消化液的杀灭消化作用、吞噬细胞的吞噬作用、补体系统的防御作用等。

2. 特异性免疫 又称适应性免疫,是人体免疫系统被寄生虫抗原刺激后引发的对该寄生虫抗原的免疫应答。其类型如下。

(1)消除性免疫:指宿主被寄生虫感染后,能完全清除寄生虫,并对再感染产生完全免疫力,如皮肤型黑热病患者痊愈之后对同种利什曼原虫的再感染有完全抵抗力。消除性免疫类型少见。

(2)非消除性免疫:在寄生虫感染中是一种常见的免疫类型,指感染寄生虫后,人体产生特异性免疫,但不能使体内寄生虫被完全清除,只能在一定程度上抵抗再感染,包括带虫免疫和伴随免疫。

1)带虫免疫:体内有原虫寄生时,机体对同种寄生虫的再感染产生免疫力,一旦用药物清除体内残余的寄生虫后,已获得的免疫力也随之减弱或消失,如疟疾原虫感染免疫。

2)伴随免疫:机体感染蠕虫后所产生的免疫力仅对其童虫的再次入侵具有免疫力,但对已经寄生在体内的成虫无作用,如抗血吸虫感染免疫。

第3节　寄生虫病的流行与防治原则

(一)寄生虫病流行的基本环节

寄生虫病在一个地区流行,应具备以下3个基本环节。

1. 传染源 包括寄生虫病患者、带虫者和保虫宿主。

2. 传播途径 指寄生虫从传染源传播到易感宿主的全过程。包括以下途径:经口感染、经皮肤感染、接触感染、经媒介昆虫感染、垂直感染、输血感染、自身重复感染等。

3. 易感人群 指对寄生虫缺乏免疫力或免疫力低下的人群。一般而言,人对寄生虫普遍易感。易感性与年龄有关,儿童的易感性一般高于成年人。

考点:寄生虫病流行的三个环节

除上述3个基本环节外,寄生虫病的流行还受自然因素(地理环境、气候条件)、生物因素(中间宿主、媒介昆虫)、社会因素(社会制度、经济状况、文化教育、医疗水平、生活习惯等)的影响。因此,寄生虫病的流行具有地方性、季节性、自然疫源性等特点。

> **链接**
>
> ## 我国五大寄生虫病现状
>
> 20世纪50年代,在我国流行的五大寄生虫病:疟疾、血吸虫病、黑热病、钩虫病和丝虫病。经过半个多世纪的防治,流行地区不断缩小,患者不断减少,取得了举世瞩目的成就。但由于各地区交往日益频繁,人口大量流动,媒介昆虫广泛存在,不良饮食习惯的人数增加,耐药性寄生虫不断增加,使得局部地区寄生虫病的流行仍较严重。如血吸虫病在部分地区疫情有所回升,钉螺分布面积扩大。丝虫病虽已基本消灭,但传染源仍未能完全控制。2004年完成的全国人体重要寄生虫病现状调查结果表明:黑热病在少数地区每年仍有新病例发生。输入性疟疾病例呈上升趋势,耐药性疟疾不断扩散。全国钩虫平均感染率达6.12%,感染人数为3930万人。因此,控制和消灭寄生虫病仍是我们广大医务工作者一项长期而艰巨的任务。

（二）寄生虫病的防治原则

我国地域广阔,寄生虫种类繁多,要想达到有效防治的目的,必须了解各种寄生虫的生活史及寄生虫病的流行病学规律,制定综合防治措施。

1. 消灭传染源　在流行地区普查普治患者和带虫者,适当处理保虫宿主,是控制和消灭传染源的有效措施。此外,做好流动人口的监测,控制流行区传染源的输入和扩散。

2. 切断传播途径　加强粪便和水源管理,搞好环境和个人卫生,控制和消灭中间宿主和媒介昆虫,是切断传播途径的重要手段。

3. 保护易感人群　对易感人群进行广泛的健康教育,改变不良的饮食习惯和行为生活方式,提高防病的自我保护意识,必要时可使用药物进行预防,可达到有效保护易感人群的目的。**考点:** 常用的防治原则

小结

人体寄生虫属低等动物,可寄生于人或动物的体内或体表引起寄生虫病。营寄生生活的低等动物称为寄生虫。被寄生虫寄生的人或动物称为宿主,包括终宿主、中间宿主、保虫宿主。寄生虫完成一代生长、发育和繁殖的全过程及其所需的外界环境称为生活史。在寄生虫的生活史中具有感染人体能力的发育阶段称为感染阶段。寄生虫通过夺取营养、机械损伤、毒性和超敏反应损伤宿主,宿主通过特异性免疫与非特异性免疫抵御或清除入侵的寄生虫。寄生虫病要在一个地区流行应具备 3 个环节:传染源、传播途径、易感人群。寄生虫病防治应围绕 3 个基本环节,采取控制传染源、切断传播途径和保护易感人群的综合性防治措施。

自测题

一、名词解释

1. 寄生虫　2. 宿主　3. 中间宿主
4. 终宿主　5. 生活史　6. 感染阶段

二、填空题

1. 寄生虫对宿主的致病作用是＿＿＿＿＿、＿＿＿＿＿和＿＿＿＿＿。

2. 寄生虫病流行的 3 个基本环节是＿＿＿＿、＿＿＿＿和＿＿＿＿。

三、单选题

1. 寄生的正确含义是(　　)
   A. 双方均获利　　　B. 一方得利,一方受害
   C. 双方均有害　　　D. 双方既无利也无害
   E. 以上都不是

2. 寄生虫成虫或有性生殖阶段所寄生的宿主称为(　　)
   A. 终宿主　　　　　B. 第一中间宿主
   C. 第二中间宿主　　D. 保虫宿主
   E. 带虫者

3. 人体寄生虫的传染源包括(　　)
   A. 患者和带虫者　　B. 隐性感染者
   C. 医学节肢动物　　D. 健康带菌者
   E. 患者、带虫者、保虫宿主

4. 寄生虫病的流行特点是(　　)
   A. 季节性　　　　　B. 地方性
   C. 自然疫源性　　　D. 以上均是
   E. 以上均不是

5. 我国五大寄生虫是(　　)
   A. 疟疾、血吸虫病、丝虫病、黑热病、钩虫病
   B. 钩虫病、疟疾、血吸虫病、丝虫病、蛔虫病
   C. 疟疾、血吸虫病、丝虫病、黑热病、蛲虫病
   D. 蛔虫病、丝虫病、黑热病、钩虫病、蛲虫病
   E. 以上都不是

四、简答题

1. 简述寄生虫病流行必须具备哪些环节。
2. 简述寄生虫病的常见感染途径。
3. 简述如何防治寄生虫病?

（孔　靖）

第10章

医 学 蠕 虫

2005年卫生部公布的寄生虫病调查结果显示:全国31个省共检查35万余人,蠕虫总感染率为21.74%。与1990年第一次全国调查结果相比,钩虫、蛔虫、鞭虫等线虫的感染人数显著减少,感染率下降了63.65%。但食源性寄生虫(带绦虫病、囊虫病、旋毛虫病)的感染率在部分省明显上升,华支睾吸虫的感染率上升了75%,带绦虫感染率上升了52.47%。包虫病在西部地区流行仍较严重,B超检查包虫病患病率为1.08%,病例主要分布在西部的四川、青海、西藏、甘肃、新疆等省区的牧区和半农半牧区。

因此,蠕虫引起的寄生虫病仍然是严重危害我国人民健康的公共卫生问题之一。

医学蠕虫是一类寄生于人体的软体多细胞无脊椎动物,借肌肉伸缩而蠕动。根据形态特征,蠕虫主要分为线虫、吸虫和绦虫。三类蠕虫的性状比较见表10-1。

表10-1　三类蠕虫的比较及其主要种类

名称	成虫形态体征	生殖器官	生活史	主要种类
线虫	圆柱状,无吸盘,体不分节	雌雄异体	不需中间宿主	蛔虫、钩虫、蛲虫
吸虫	扁而短,有吸盘,体不分节	多数雌雄同体	需中间宿主	肝吸虫、肺吸虫、血吸虫
绦虫	扁而长,有吸盘,体分节	雌雄同体	需中间宿主	猪带绦虫、牛带绦虫

根据医学蠕虫生活史中是否需要中间宿主,将其分为两类,即土源性蠕虫和生物源性蠕虫。前者生活史中不需要中间宿主,为直接发育型,虫卵在外界环境中直接发育到感染阶段,侵入人体发育为成虫。后者生活史中需要中间宿主,为间接发育型。虫卵或幼虫必须经中间宿主体内发育至感染阶段,侵入人体发育为成虫。

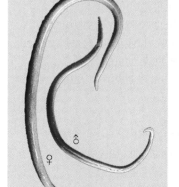

图 10-1　蛔虫成虫

第1节　线　　虫

一、似蚓蛔线虫(蛔虫)

似蚓蛔线虫简称蛔虫,成虫寄生于小肠可引起蛔虫病。农村感染率高于城市,儿童高于成人。

(一)形态

1. 成虫　形似蚯蚓,活时粉红色或呈乳脂色,死后呈灰白色。体表光滑有细环纹和两条白色的侧线。雌虫粗长约30cm,尾端尖直;雄虫较细短约20cm,尾部向腹面卷曲(图10-1)。

2. 虫卵　分受精卵、未受精卵和脱蛋白质膜卵(图 10-2)。受精卵呈宽椭圆形、棕黄色,大小约 $60\mu m \times 45\mu m$,卵壳厚而透明,卵壳外被有波浪状,深棕色的蛋白质膜,卵壳内含一个大而圆的卵细胞,其两端有新月形空隙。未受精卵呈长椭圆形、棕黄色,大小约 $90\mu m \times 40\mu m$,卵壳及蛋白质膜均比受精卵薄,卵壳内含许多大小不等的屈光颗粒。受精卵和未受精卵的蛋白质膜有时均可脱落(称为脱蛋白质膜卵)而呈无色透明。

考点:受精卵特点

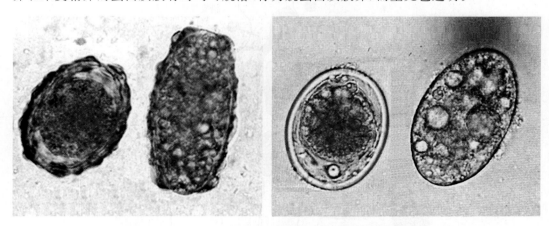

图 10-2　蛔虫受精卵和未受精卵(左)及其脱蛋白膜卵(右)

(二)生活史

1. 在体外发育阶段　虫卵随粪便排出体外,在潮湿、隐蔽、氧气充分的泥土中,在适宜温度(21～30℃)下,约经 3 周,发育为含幼虫的感染期虫卵,即为感染阶段。

2. 在体内发育阶段　感染期虫卵被人误食后,幼虫在小肠内孵出,侵入肠黏膜和黏膜下层,进入静脉或淋巴管,随血流经肝、右心,到达肺部,穿破肺泡上的毛细血管,进入肺泡腔。然后,幼虫沿支气管、气管逆行至咽部,被吞咽后经食管、胃到小肠发育为成虫。成虫寄生于人体小肠内,以肠内容物为食,雌雄交配后产卵。自食入感染期虫卵到成虫产卵需 60～75 天,成虫寿命 1 年左右(图 10-3)。

考点:体内迁移的过程

(三)致病性

1. 幼虫致病性　幼虫在体内移行时,因机械性损伤、蜕皮、虫体自身及代谢产物作用,临床表现为发热、咳嗽、血痰等,即蛔蚴性肺炎。

2. 成虫致病性　成虫寄生于人体小肠,夺取营养,损伤肠黏膜,可引起营养不良、肠炎等。临床表现为食欲缺乏、脐周疼痛、恶心、呕吐,儿童感染可出现发育障碍。

3. 蛔虫并发症　蛔虫具有钻孔习惯,人体发热、食入刺激性食物、驱虫不当时,可钻入胆道、胰管、阑尾、腹腔等,引起胆道蛔虫症(图 10-4)、蛔虫性胰腺炎、阑尾炎、肠穿孔、腹膜炎等。

(四)实验室诊断

粪便或呕吐物中查到成虫或虫卵,即可确诊。一般采用粪便直接涂片法检查虫卵。若用沉淀集卵法或饱和盐水浮聚法检出率更高。

(五)防治原则

1. 加强卫生知识宣传教育,注意饮食卫生。

2. 加强粪便管理和粪便无害化处理。

3. 常用驱虫药物为阿苯达唑、左旋咪唑、甲苯达唑等。

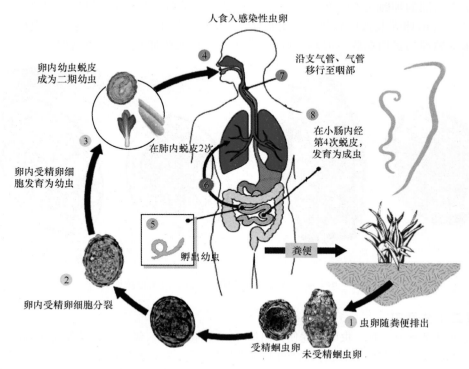

图 10-3　蛔虫生活史示意图

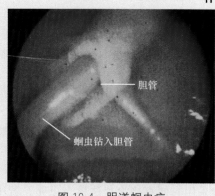

案例10-1

什么钻入了他的胆道?

患儿,男,13 岁,家住农村。因发热,右上腹痛,伴恶心、呕吐 2 天来院诊治。病史:平时有进食瓜、果不洗涤等不良卫生习惯。常有脐周痛,排便偶见圆形虫体排出。查体:体温 38℃,痛苦面容。眼结膜、皮肤略黄染,腹部柔软,剑突下有压痛。解痉镇痛治疗后,进行十二指肠引流。引流液检查蛔虫卵(＋＋)。粪便检查蛔虫卵(＋＋)。诊断:胆道蛔虫症。

问题:1. 粪便、十二指肠引流液中可能会有哪三种蛔虫卵? 各有何形态结构特点? 需要哪些辅助诊断?

2. 蛔虫成虫常寄生在什么部位? 为什么会钻入胆道?

图 10-4　胆道蛔虫症

二、钩　　虫

在我国寄生于人体的钩虫主要有十二指肠钩口线虫和美洲板口线虫两种,简称十二指肠钩虫和美洲钩虫。寄生于人体小肠,引起钩虫病。

（一）形态

1. 成虫　虫体长约 1cm，略弯曲。虫体活时为肉红色，死后呈灰白色。虫体前端有口囊，其两侧有头腺，能分泌抗凝素。口囊腹面有钩齿或板齿。雌虫较大，尾尖直。雄虫略小，尾部膨大成交合伞。十二指肠钩虫比美洲钩虫略大，口囊内有两对钩齿，虫体外形为"C"形。美洲钩虫口囊内有一对板齿，虫体外形为"S"形（图 10-5）。

考点：两种成虫的形态特点

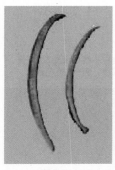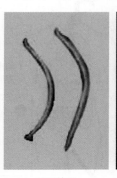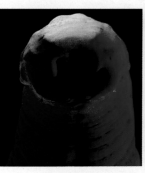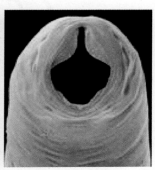

| 十二指肠钩虫 | 美洲钩虫 | 十二指肠钩虫口囊 | 美洲钩虫口囊 |

图 10-5　钩虫成虫及口囊形态图

2. 虫卵　两种钩虫卵形态相似，椭圆形、无色透明，大小约 $60\mu m \times 40\mu m$，内有 4～8 个卵细胞，卵细胞与卵壳之间有明显的空隙（图 10-6）。

（二）生活史（两种钩虫生活史基本相同）

1. 在体外发育阶段　虫卵随粪便排出体外，在温度适宜的土壤中孵出幼虫，称为第一期杆状蚴，再经过第二期杆状蚴，最后发育至丝状蚴，即为感染阶段。

2. 在体内发育阶段　丝状蚴在土壤中与人体皮肤接触时钻入皮下，进入血管或淋巴管内，随血液

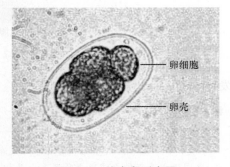

卵细胞

卵壳

图 10-6　钩虫卵形态图

考点：体内迁移的过程

循环至右心、肺，穿过肺泡毛细血管壁进入肺泡腔。沿支气管、气管上行至咽部，随吞咽进入食管、胃至小肠发育为成虫。成虫寄生于小肠上段，借钩齿或板齿吸附在肠黏膜上，以血液、组织液及肠黏膜为食。雌雄交配产卵。从丝状蚴侵入皮肤到发育成虫产卵需 5～7 周，成虫寿命 3～5 年（图 10-7）。

（三）致病性

1. 幼虫致病性　丝状蚴从毛囊、汗腺口、皮肤薄嫩或破损处钻入，因机械损伤及异物刺激，可引起局部皮肤奇痒、灼痛、丘疹，称为钩蚴性皮炎，俗称粪毒、着土痒等。大量幼虫经肺移行时可引起肺内点状出血及炎性病变，出现咳嗽、痰中带血、发热甚至哮喘等症状，称为钩蚴性肺炎。

2. 成虫致病性　慢性缺铁性贫血是钩虫的主要致病作用。因成虫吸附肠黏膜、吸食血液，并经常更换吸附部位，且头腺分泌抗凝血物质导致原吸附伤口不断渗血，患者长期慢性失血，导致体内铁元素和蛋白质丢失，患者表现为皮肤黏膜苍白、头晕、乏力、心悸气短等症状，少数患者喜食生米、泥土、煤渣等物，称为异嗜症。严重者可出现贫血性心脏病，儿童可出现

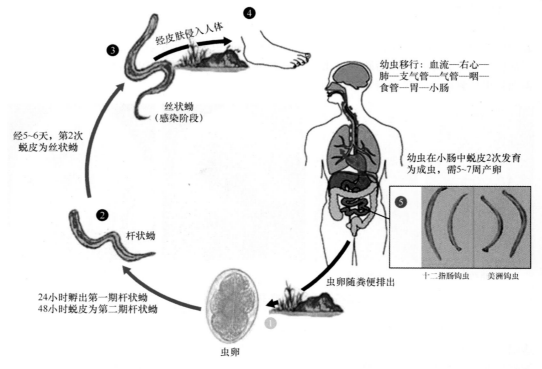

经皮肤侵入人体

④

③

丝状蚴
（感染阶段）

经5~6天，第2次
蜕皮为丝状蚴

幼虫移行：血流—右心—
肺—支气管—气管—咽—
食管—胃—小肠

②

杆状蚴

幼虫在小肠中蜕皮2次发育
为成虫，需5~7周产卵

⑤

24小时孵出第一期杆状蚴
48小时蜕皮为第二期杆状蚴

虫卵随粪便排出

十二指肠钩虫   美洲钩虫

①

虫卵

图 10-7　钩虫生活史示意图

发育障碍，妇女出现闭经流产等。

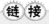链接

钩虫——名副其实的"吸血鬼"

　　每条十二指肠钩虫可造成患者每天失血 0.14~0.40ml，美洲钩虫为 0.012~0.09ml。据 Stoll 估算，我国近 4 千万钩虫病患者每天失血量相当于 8 万多人的总血量，因此说，钩虫是名副其实的"吸血鬼"。由于钩虫患者不断失血，导致体内缺铁，血红蛋白合成发生障碍，出现低血红蛋白小细胞性贫血或缺铁性贫血。

（四）实验室诊断

用饱和盐水浮聚法，显微镜下查到虫卵即可确诊。

（五）防治原则

考点：钩虫
的防治方法

1. 注意个人防护，流行季节减少皮肤直接接触泥土的机会，防止感染。

2. 加强粪便管理，用堆肥法发酵粪便。

3. 普查普治患者，常用药物有噻嘧啶、左旋咪唑、甲苯达唑等；可采用透热疗法，即将患肢浸泡于 53℃水中 20 分钟，治疗钩蚴性皮炎。

三、蠕形住肠线虫（蛲虫）

　　蛲虫寄生于人体回盲部，引起蛲虫病。城市高于农村，儿童高于成人，尤以集体机构的儿童感染率为高。

（一）形态

1. 成虫　细小乳白色,呈白线头状,长约 1cm,雌虫大于雄虫。雌虫尾端尖直,雄虫尾部向腹面卷曲(图 10-8)。

2. 虫卵　无色透明,为不对称椭圆形,一侧扁平,另一侧略凸,呈柿核形。大小约 55 μm × 25μm,卵壳厚,内含一条幼虫(图 10-9)。

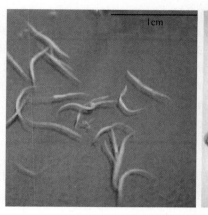
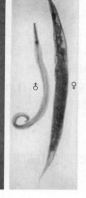

图 10-8　蛲虫成虫形态图

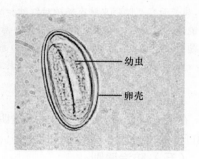

幼虫
卵壳

图 10-9　蛲虫卵形态图

（二）生活史

1. 在体外发育阶段　虫卵经 6 小时发育为感染期虫卵,是感染阶段。

2. 在体内发育阶段　此卵经口或随呼吸吸入再到达消化道,在十二指肠内孵出幼虫,下行至回盲部发育为成虫。雌雄交配后,雄虫死亡,雌虫下行至直肠。当人入睡后,爬到肛周产卵。从误食虫卵到发育为成虫产卵需 2～4 周,雌虫寿命一般 2～4 周(图 10-10)。

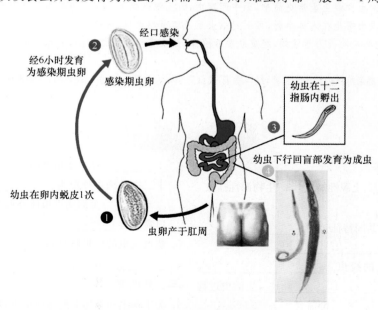

图 10-10　蛲虫生活史示意图

考点：蛲虫引起疾病的特点

（三）致病性

肛周奇痒是蛲虫病的主要症状。患儿肛周及会阴部因奇痒而抓破后引起炎症。患儿有烦躁不安、夜间啼哭、磨牙、食欲减退等症状。雌虫若钻入尿道、阴道、子宫等处异位寄生，可引起相应部位炎症。

案例10-2

一个夜间惊醒哭闹的女孩

患儿，女，6岁。因食欲减退、消瘦、夜间磨牙及时有惊醒哭闹等症状由其母陪同来院就诊。病史：夜间惊醒后有时用手抓肛门，大便有时发现白色线头状小虫排出，会爬动。平时入托幼儿园。查体：消瘦，痛苦面容。肛周皮肤有抓破后红肿和陈旧性斑痕。于清晨排便前用透明胶纸肛拭法粘贴肛周数次后镜检见蛲虫卵。给予驱虫药后治愈。后随访，其母述说其夜间惊醒哭闹症状及手抓肛门行为消失。

问题：1. 患儿为何夜间惊醒哭闹（夜惊）并有手挠肛门行为？

2. 为预防蛲虫病，你对她及她入托的幼儿园有什么建议？

（四）实验室检查

在清晨排便前，用棉拭子法或透明胶纸法在肛周取材检查虫卵。如发现患儿睡后用手抓挠肛门时，即可查看肛门有无成虫。

（五）防治原则

考点：防儿童蛲虫病的方法

1. 注意个人卫生，培养儿童良好的卫生习惯。

2. 集体普查普治患者、带虫者，常用药物有甲苯达唑、阿苯达唑等。也可用蛲虫膏或甲紫等涂于肛门，有止痒杀虫作用。

小结

线虫成虫形态为线状或圆柱状；雌雄异体；雌虫大于雄虫，雌虫的尾部尖直，雄虫的尾部向腹部卷曲；消化系统完整；虫卵无卵盖。

蛔虫、钩虫和蛲虫生活史简单，无中间宿主，为土源性蠕虫。蛔虫的感染阶段为感染期虫卵，经口感染，成虫寄生在人体小肠，可引起蛔虫症及胆道蛔虫症，肠梗阻等。

钩虫的感染阶段为丝状蚴，经皮肤黏膜感染，成虫寄生在人体小肠，引起钩虫病，主要表现为缺铁性贫血。

蛲虫的感染阶段为感染期虫卵，经口感染，成虫寄生在人体回盲部，引起蛲虫病，主要表现为肛周奇痒。

自测题

一、名词解释

1. 医学蠕虫　2. 土源性蠕虫　3. 生物源性蠕虫

二、填空题

1. 线虫成虫的共同特征包括_____，_____，_____，_____，_____。

2. 在肠道寄生的线虫_____，_____，_____，_____，生活史过程不需要_____都需要_____。

3. 三种蛔虫卵是_____、_____、_____，其中受精卵的特点是_____。

4. 十二指肠钩虫外形为_____，口囊内有_____；美洲钩虫体外形为_____，口囊内有_____。

5. 蛲虫成虫的外形特征似_____状，长约_____cm。

三、单选题

1. 关于蛔虫的叙述下列哪项是错误的？（　　　）

A. 幼虫可致肺炎

D. 感染阶段是受精卵

C. 幼虫在体内移行

D. 感染方式为经口感染

E. 成虫有钻孔习性

2. 蛔虫感染最常见的并发症是(　　)

  A. 营养不良

  B. 幼虫移行造成的组织损伤

  C. 幼虫引起的超敏反应

  D. 胆道蛔虫症

  E. 缺铁性贫血

3. 钩虫的感染阶段是(　　)

  A. 含蚴卵　　　　B. 感染期卵

  C. 丝状蚴　　　　D. 杆状蚴

  E. 成虫

4. 钩虫感染人体的主要途径是(　　)

  A. 经口感染　　　B. 经皮肤感染

  C. 经输血感染　　D. 经蚊子叮咬传染

E. 经蚤叮咬传播

5. 蛲虫雌虫的产卵部位通常在(　　)

  A. 直肠　　　　　B. 回盲部

  C. 小肠　　　　　D. 肛周

  E. 结肠

6. 蛲虫的主要感染阶段是(　　)

  A. 感染性幼虫　　B. 感染期虫卵

  C. 成虫　　　　　D. 丝状蚴

  E. 杆状蚴

四、简答题

1. 归纳比较蛔虫、钩虫、蛲虫的生活史异同点、所致疾病及防治方法。

2. 钩虫患者的主要临床表现是什么,为什么?

(吴育珊)

第 2 节　吸　　虫

吸虫种类繁多,在我国寄生人体的吸虫主要有华支睾吸虫、卫氏并殖吸虫和日本裂体吸虫。

一、华支睾吸虫(肝吸虫)

华支睾吸虫简称肝吸虫,成虫寄生于人体的肝胆管内引起华支睾吸虫病,简称肝吸虫病。

(一)形态

1. 成虫　形似葵花子仁,半透明,雌雄同体,睾丸两个呈分支状。子宫管状,盘曲卵巢与腹吸盘之间[图 10-11(a)]。

2. 虫卵　形似芝麻粒,黄褐色,大小约 $29\mu m \times 17\mu m$;有卵盖、肩峰,后端有一疣状突起[图 10-11(b)],卵内含一毛蚴,为蠕虫卵中最小的。

(二)生活史

1. 在中间宿主体内的发育　含卵粪便污染水,被第一中间宿主豆螺、沼螺(图 10-12)吞食,在螺体孵出毛蚴,毛蚴经无性生殖产生大量尾蚴。尾蚴从螺体逸出入水,进入第二中间宿主淡水鱼、虾(图 10-12)皮下、肌肉等处,发育为囊蚴,囊蚴是感染阶段。

2. 在终宿主体内的发育　人食入含活囊蚴的鱼、虾,囊蚴在十二指肠内脱囊为童虫,进入肝胆管及胆囊内发育为成虫(图 10-12)。成虫寿命 20～30 年。

> **链接**
>
> **为什么叫"华支睾吸虫"?**
>
> 本虫因最早于 1874 年在印度加尔各达一华侨尸体的胆管内发现,而且虫体内有 1 对前后排列的分支状睾丸,因此得名。

考点: 成虫和卵的形态特点

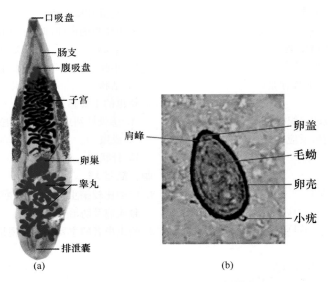

图 10-11　华支睾吸虫成虫和虫卵形态图

(a)成虫结构;(b)虫卵结构

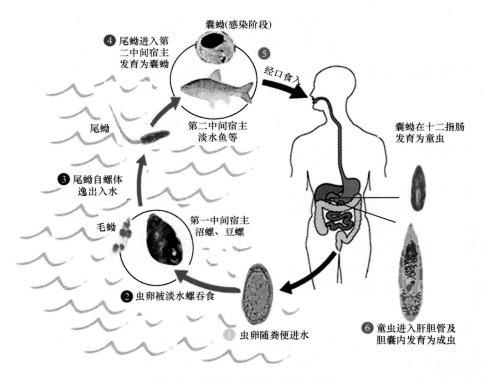

图 10-12　华支睾吸虫的生活史示意图

（三）致病作用

引起肝吸虫病,患者可出现消化道症状和阻塞性黄疸,若继发感染可引起胆囊炎、胆管炎,晚期患者常出现肝硬化。

（四）实验室检查

取粪便离心沉淀或十二指肠引流液检查虫卵。

（五）防治原则

不生食鱼、虾;加强粪便管理;普查普治,治疗药物有吡喹酮、呋喃丙胺等。

考点:防治肝吸虫病的方法

二、卫氏并殖吸虫（肺吸虫）△

卫氏并殖吸虫简称肺吸虫,成虫主要寄生于肺部引起肺吸虫病。

（一）形态

1. 成虫　形似半粒黄豆,有口、腹吸盘。雌雄同体,由于雌、雄生殖器官均并列,故名并殖吸虫[图 10-13（a）]。

2. 虫卵　呈椭圆形,金黄色,大小约 $100\mu m \times 54\mu m$,卵盖大而明显,常稍倾斜,卵壳厚薄不一。内含一个卵细胞和十多个卵黄细胞[图 10-13（b）]。

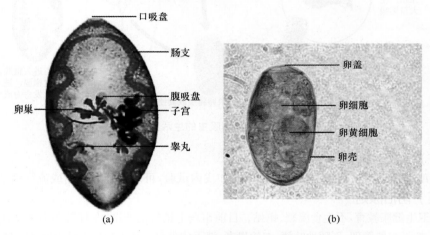

口吸盘　肠支　腹吸盘　子宫　睾丸　卵巢

卵盖　卵细胞　卵黄细胞　卵壳

(a)　(b)

图 10-13　卫氏并殖吸虫成虫和虫卵形态图
(a)成虫;(b)虫卵

（二）生活史

1. 在中间宿主体内的发育　成虫寄居在人或猫、犬的肺脏内,虫卵随痰或粪便排出,入水孵出毛蚴。毛蚴侵入第一中间宿主川卷螺体内(图 10-14),经无性生殖后产生大量尾蚴;尾蚴自螺体逸入水中,侵入第二中间宿主溪蟹、蝲蛄(图 10-14)肌肉内发育为囊蚴,即为感染阶段。

2. 在终宿主人体内的发育　人食入含囊蚴的溪蟹、蝲蛄后,囊内幼虫在肠道内脱囊发育为童虫,童虫穿过肠壁进入腹腔,穿过横膈,进入肺,发育为成虫(图 10-14)。童虫也可侵入其他器官引起异位寄生,如皮下、肝、脑、脊髓等处。成虫寿命一般为 5～6 年,长者可达 20 年。

（三）致病作用

卫氏并殖吸虫可引起肺吸虫病。童虫在体内移行引起出血、炎症、粘连;成虫在肺部形成囊肿。患者表现为胸痛、咳嗽、咳血痰等,异位寄生时,可引起相应病变和症状。

考点:肺吸虫的中间宿主

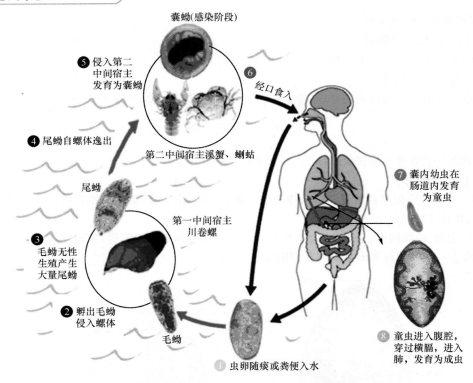

囊蚴(感染阶段)

❺ 侵入第二
中间宿主
发育为囊蚴

❻
经口食入

❹ 尾蚴自螺体逸出

第二中间宿主溪蟹、蝲蛄

尾蚴

第一中间宿主
川卷螺

❼ 囊内幼虫在
肠道内发育
为童虫

❸ 毛蚴无性
生殖产生
大量尾蚴

❷ 孵出毛蚴
侵入螺体

毛蚴

❶ 虫卵随痰或粪便入水

❽ 童虫进入腹腔，
穿过横膈，进入
肺，发育为成虫

图 10-14　卫氏并殖吸虫的生活史示意图

（四）实验室检查

取痰或粪便标本检出虫卵。免疫学诊断如皮内试验，可用于辅助诊断或流行病学调查。

（五）防治原则

开展卫生健康教育，不生食溪蟹、蝲蛄。目前市场上销售的所谓"龙虾"，即为蝲蛄，应长时间煮熟再吃；加强粪便管理，不随地吐痰；查治患者，消灭传染源。常用药物为吡喹酮、硫双酚。

三、日本裂体吸虫（日本血吸虫）

日本裂体吸虫简称日本血吸虫，成虫寄生于人肠系膜下静脉内，可致血吸虫病。

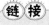 链接

血吸虫——毛泽东笔下的"瘟神"

血吸虫病对我国的危害严重，经初步调查，1949 年患者为 1200 万人，疫区遍布长江以南所有省份。由于血吸虫病的严重流行，有许多村庄和农户被毁灭，成为"无人村"、"寡妇村"。新中国成立后，党和政府对血吸虫病防治工作十分重视。1955 年 11 月 17 日，毛泽东同志发出"一定要消灭血吸虫病"的伟大指示。国内成立防治血吸虫病领导小组，经过全党、全国人民的艰苦奋战，1958 年 6 月 30 日，《人民日报》报道了疫区余江县消灭血吸虫病的消息，毛主席看后，浮想联翩，夜不能寐，欣然命笔，写下了《送瘟神》的光辉诗篇。

（一）形态

1. 成虫　雌雄异体，呈圆柱状，口腹吸盘位于虫体前部。雄虫虫体向腹面卷曲形成抱雌沟，雄

虫雌虫常呈合抱状态[图 10-15(a)]。

2. 虫卵　椭圆形,淡黄色,大小约 $86\mu m \times 65\mu m$,卵壳薄,无卵盖,卵前部一侧有一小棘。成熟卵内含一毛蚴,毛蚴和卵壳间有分泌物[图 10-15(b)]。

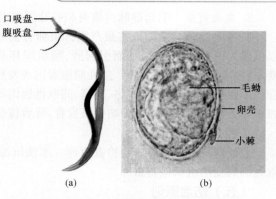

图 10-15　日本血吸虫成虫和虫卵形态图
(a)成虫雌雄合抱;(b)虫卵

考点:血吸虫的生活史过程

（二）生活史

1. 在中间宿主体内的发育　虫卵随粪便排出,在清水中毛蚴孵出,侵入中间宿主钉螺(图 10-16)体内,经过无性生殖阶段,产生大量尾蚴,尾蚴为感染阶段。尾蚴自螺体逸入水中,在水面漂浮游动。

2. 在终宿主人体内的发育　当人接触含尾蚴的疫水时,尾蚴与人接触,主动钻入皮下发育为童虫,童虫入血经肺循环、体循环到达全身各处,但只有到门静脉系统的才能发育为成虫,成虫在肠系膜下静脉内定居。雌虫移行到肠黏膜下层的静脉末梢内产卵,虫卵随静脉血流沉积于肝及结肠肠壁组织内,发育为含毛蚴卵,卵内毛蚴分泌溶组织物质,引起肠壁组织坏死,虫卵随坏死组织溃入肠腔,随粪便排出(图 10-16)。成虫寿命可达数十年。

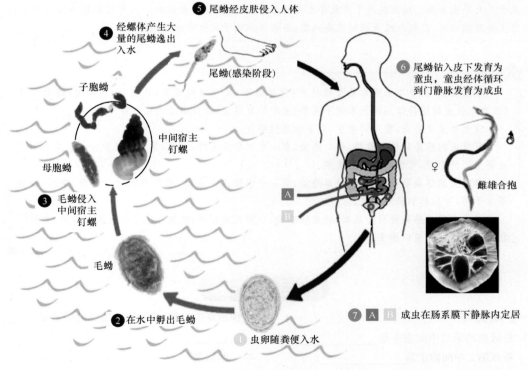

图 10-16　日本血吸虫的生活史示意图

考点:血吸虫引起疾病的具体内容

（三）致病作用

1. 幼虫致病　尾蚴侵入皮肤引起尾蚴性皮炎。童虫肺移行引起肺部炎症。

2. 成虫致病　引起静脉内膜炎和静脉周围炎。

3. 虫卵致病　虫卵危害最严重。虫卵分泌物刺激宿主发生Ⅳ型超敏反应性炎症,形成以虫卵为中心的肉芽肿,继而引起肝、肠组织坏死,形成嗜酸性脓肿。以后发展为纤维样病变,是血吸虫病的主要病变。急性期患者出现发热、肝大、黏液血便、腹痛等;慢性期多数病例症状不明显,部分患者有发热、腹痛、间歇性腹泻等;晚期患者出现肝硬化、门静脉高压、巨脾、腹水等。儿童重度感染可影响生长发育,导致侏儒症。

（四）实验室检查

急性期患者取黏液血便检查虫卵。水洗沉淀毛蚴孵化法检出率高。慢性期和晚期患者取直肠病变活组织检查虫卵。

（五）防治原则

查螺、灭螺是切断传播途径的关键,普查普治患者、保虫宿主,加强粪便管理,做好个人防护。常用药物有吡喹酮等。

护考链接

所致疾病属于五大寄生虫病之一,以虫卵为主要致病作用的蠕虫是

A. 钩虫　　　　　　　B. 似蚓蛔线虫　　　　　C. 华支睾吸虫

D. 卫氏并殖吸虫　　　E. 日本裂体吸虫

分析:似蚓蛔线虫、华支睾吸虫和卫氏并殖吸虫这3种蠕虫成虫起着主要致病作用,所致疾病不属于五大寄生虫病。钩虫病属于五大寄生虫病之一,但主要是成虫致病。只有日本裂体吸虫以虫卵为主要致病作用,引起血吸虫病的主要病变,血吸虫病属于五大寄生虫病之一。

小结

吸虫成虫(除日本血吸虫呈圆柱状外)背腹扁平,呈叶状或舌状;均有口、腹吸盘;雌雄同体(日本血吸虫雌雄异体);消化系统不完整;虫卵均有卵盖(除日本血吸虫虫卵外)。

吸虫生活史复杂,需中间宿主,为生物源性蠕虫。

肝吸虫的感染阶段为囊蚴,经口感染,第一中间宿主豆螺、沼螺,第二中间宿主淡水鱼、虾,成虫寄生于肝胆管,可引起阻塞性黄疸。

肺吸虫的感染阶段为囊蚴,经口感染,第一中间宿主川卷螺,第二中间宿主溪蟹、蝲蛄,成虫寄生于肺,可引起胸肺等病变。

日本血吸虫感染阶段为尾蚴,经皮肤感染,中间宿主钉螺,成虫寄生于肠系膜下静脉,虫卵沉积可引起肝肠等组织病变。

 自测题

一、填空题

1. 肝吸虫的第二中间宿主是_____,肺吸虫第二中间宿主是_____。

2. 肝吸虫成虫形似_____,虫卵形似_____,为蠕虫卵中_____。

3. 日本血吸虫病的感染方式是_____,寄生于人体的_____。

4. 预防血吸虫病,切断传播途径的关键是_____。

二、单选题

1. 关于肝吸虫虫卵,下列哪项是错误的?(　　　)

　　A. 有卵盖

　　B. 内含1个卵细胞和多个卵黄细胞

　　C. 卵盖边缘隆起呈肩峰状

D. 外形似芝麻粒

E. 后端有一疣状突起

2. 人类感染肺吸虫是由于（　　）

 A. 误食含活囊蚴的蝲蛄

 B. 误食含活囊蚴的鱼、虾

 C. 误食含虫卵的溪蟹

 D. 误食含虫卵的鱼虾

 E. 误食含活囊蚴的水生植物

3. 日本血吸虫的中间宿主是（　　）

 A. 扁卷螺　　　　B. 川卷螺

 C. 钉螺　　　　　D. 豆螺

E. 沼螺

4. 日本血吸虫发育各阶段中,致病最严重的阶段是（　　）

 A. 尾蚴　　　　　B. 虫卵

 C. 成虫　　　　　D. 童虫

 E. 毛蚴

三、简答题

简述血吸虫虫卵的致病作用。

（吴育珊）

第3节　绦　　虫

 绦虫属于扁形动物门的绦虫纲,均营寄生生活。寄生人体的绦虫主要有链状带绦虫、肥胖带绦虫、细粒棘球绦虫等。

 绦虫的虫体呈带状,背腹扁平、分节,雌雄同体,无消化道。虫体分头节、颈节、链体3部分。头节上有吸盘或吸槽,颈节可产生节片,链体又分为幼节、成节、孕节。虫卵形态相似,镜下不易区分。绦虫的生活史复杂,均需要中间宿主。

一、链状带绦虫

 链状带绦虫又称猪带绦虫、猪肉绦虫。成虫寄生于人体小肠内,引起猪带绦虫病;幼虫寄生于猪或人的肌肉等组织内,引起猪囊尾蚴病。

（一）形态

1. **成虫**　①乳白色,状如长带,薄而半透明,长2～4m(图10-18a)。②头节呈圆球形,直径约为1mm,上有4个吸盘。顶端突起称为顶突,其上有2圈小钩。吸盘和小钩是虫体的附着器官(图10-17c)。③颈节紧接头节之后,短而细,有产生节片的功能。④链体分为幼节、成节和孕节,其中孕节内其他器官均退化,只有充满虫卵的子宫向两侧分支,每侧7～13支(图10-17d)。

考点: 猪带绦虫成虫的形态

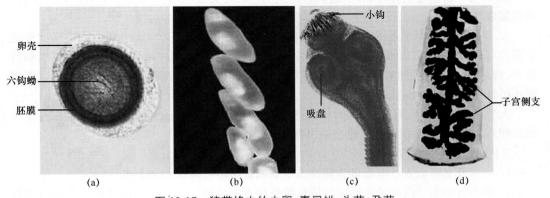

卵壳

六钩蚴

胚膜

小钩

吸盘

子宫侧支

(a)　　　　　　(b)　　　　　　(c)　　　　　　(d)

图10-17　猪带绦虫的虫卵、囊尾蚴、头节、孕节

2. **幼虫**　称囊尾蚴,为白色半透明的囊状物,囊内充满液体。囊壁内有一米粒大小的白点,即凹陷在囊内的头节,其构造与成虫头节相同(图10-17b)。

3. 虫卵 圆球形,棕黄色,卵壳薄,易破碎脱落。卵壳内有较厚的胚膜,上有放射状条纹,内含1个六钩蚴(图10-17a)

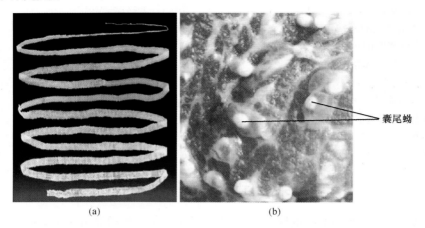

(a)　　　　　　　　　　　(b)

图 10-18　猪带绦虫的成虫(a)、幼虫(米猪肉)(b)

(二) 生活史

1. 在人体内的发育 囊尾蚴是感染阶段,当人食入生的或未煮熟的含活囊尾蚴的猪肉后,囊尾蚴在小肠受胆汁刺激头节翻出,固着在肠黏膜上,从颈节不断生长出节片,经2~3个月发育为成虫。成虫在人体内寿命可达25年以上。人是猪带绦虫的终宿主。

2. 在猪体内的发育 在人体内的绦虫孕节和虫卵随人的粪便排出,污染周围环境,被猪吞食后,虫卵在消化液作用下孵出六钩蚴,钻入肠壁,随血液到达猪体内各处,在肌肉中经60~70天发育为囊尾蚴。囊尾蚴主要寄生于皮下、肌肉、脑、眼等部位。被囊尾蚴寄生的猪肉俗称"米猪肉"、"豆猪肉"(图10-18b),所以,猪是猪带绦虫的中间宿主。人如果误食入绦虫卵,卵在人体内发育为囊尾蚴,使人患囊尾蚴病(即囊虫病)。因此,猪带绦虫的虫卵也是感染阶段。囊尾蚴在人体的寿命3~5年,不能继续发育为成虫。这时人也成为猪带绦虫的中间宿主(图10-19)。

(三) 致病作用

1. 成虫 寄生于人体小肠,引起猪带绦虫病。轻者无症状,重者有腹痛、腹泻、消化不良、消瘦等表现。

2. 囊尾蚴 寄生于人体内各组织、器官内,引起囊尾蚴病,又称囊虫病。危害程度和寄生部位有关:皮下及肌肉囊尾蚴病可引起皮下结节;脑囊尾蚴病可引起头痛、头晕、呕吐、精神障碍、痴呆、癫痫等;眼囊尾蚴病可引起视力障碍、玻璃体混浊、继发青光眼,甚至失明。囊尾蚴还可寄生于心脏,引起心肌病变。

人感染虫卵的方式有3种:①自体内感染(肠胃的逆蠕动);②自体外感染(误食自身排出的虫卵);③异体感染(误食他人排出的虫卵)。

(四) 实验室检查

1. 猪带绦虫病检查 取患者粪便检出孕节或虫卵即可确诊带绦虫病。

2. 囊虫病检查 内脏囊虫病主要依靠免疫学方法诊断。皮下囊虫结节可进行活组织检查,脑内囊虫病可用计算机层析成像(CT)或磁共振成像(MRI)辅助诊断。

(五) 防治原则

注意个人卫生和饮食卫生,不吃生肉或未煮熟的猪肉。饭前便后洗手,以防误食虫卵。

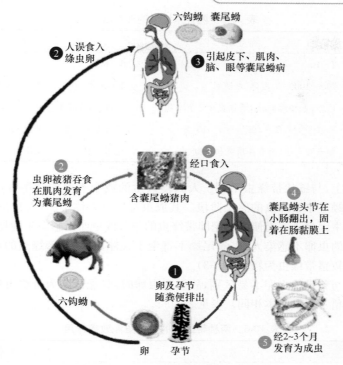

六钩蚴　囊尾蚴

❷ 人误食入
绦虫卵

❸ 引起皮下、肌肉、
脑、眼等囊尾蚴病

❷ 虫卵被猪吞食
在肌肉发育
为囊尾蚴

❸ 经口食入

含囊尾蚴猪肉

❹ 囊尾蚴头节在
小肠翻出，固
着在肠黏膜上

❶ 卵及孕节
随粪便排出

六钩蚴

卵　　孕节

❺ 经2~3个月
发育为成虫

图 10-19　猪带绦虫生活史

切生熟肉的刀和砧板要分开使用。养猪要圈养，加强生猪检疫，严禁出售"米猪肉"。积极治疗患者，减少传染源。

常用南瓜子、槟榔合并硫酸镁驱虫，吡喹酮、阿苯达唑既可驱虫也可用于治疗囊尾蚴病。驱虫时在粪便中检出头节是驱虫有效的标志。

二、肥胖带绦虫 △

肥胖带绦虫又称牛带绦虫，成虫与链状带绦虫的成虫相比有区别，但其囊尾蚴、虫卵与链状带绦虫的相似，不易区别。详见图 10-20、表 10-2、表 10-3。

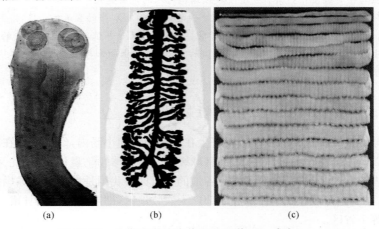

(a)　　　　　(b)　　　　　(c)

图 10-20　牛带绦虫的头节(a)、孕节(b)、成虫(c)

表 10-2　两种带绦虫的形态区别

区别点	猪带绦虫	牛带绦虫
成虫长	2～4m	4～8m
节片	700～1000 节,较薄、略透明	1000～2000 节,较厚、不透明
头节	球形,直径约 1mm,具顶突和 2 圈小钩	呈方形,直径 1.5～2.0mm,无顶突及小钩
孕节	子宫分支不整齐,每侧为 7～13 支	子宫分支较整齐,每侧 15～30 支
囊尾蚴	如米粒大小,头节具顶突和小钩	比米粒稍大,头节无顶突及小钩

　　在其生活史上,与链状带绦虫不同。人因食入生的或未煮熟的含牛囊尾蚴的牛肉而感染,因此,牛囊尾蚴是牛带绦虫的感染阶段。其成虫寄生于人体小肠,人只是其终宿主,人只患牛带绦虫病。牛因食入人粪便中的肥胖带绦虫的孕节或虫卵而感染牛囊尾蚴病,牛是中间宿主。牛带绦虫的虫卵不感染人,牛囊尾蚴不寄生于人体,是与猪带绦虫的重要区别。所以其对人的危害远较猪带绦虫为轻(表 10-3)。

　　牛带绦虫卵与猪带绦虫卵不易区别,故发现虫卵时,只能诊断为带绦虫病。牛带绦虫病的诊断和防治与猪带绦虫基本相同。参见表 10-3。

表 10-3　两种带绦虫的生活史和致病作用

区别点	猪带绦虫	牛带绦虫
感染阶段	囊尾蚴、虫卵	囊尾蚴
寄生部位	成虫在小肠,囊尾蚴在组织、器官内	小肠上段
终宿主	人	人
中间宿主	猪、人	牛
感染方式	食入含活囊尾蚴的猪肉、食入猪带绦虫卵	食入含活囊尾蚴的牛肉
所致疾病	猪带绦虫病、猪囊尾蚴病	牛带绦虫病

护考链接

猪带绦虫与牛带绦虫下列哪种发育阶段或结构对人的危害更大?
A. 猪带绦虫虫卵　B. 牛带绦虫成虫　C. 猪的囊尾蚴　D. 牛的囊尾蚴　E. 猪带绦虫孕节
分析:猪的囊尾蚴可以寄生在人的重要器官,如脑、心、眼等部位,引起病变。牛的囊尾蚴不寄生在人体。绦虫成虫只寄生在肠道,主要引起胃肠道的症状。虫卵和孕节(含虫卵)本身不致病,必须发育成囊尾蚴或成虫才致病。

三、细粒棘球绦虫 △

　　细粒棘球绦虫又称包生绦虫。成虫寄生在犬科动物的小肠内,幼虫寄生在羊、牛、马等多种食草动物以及人的身体各组织中,引起棘球蚴病。因棘球蚴呈囊包状,因此又称为包虫病。该病是一种人畜共患病,广泛分布于世界各地的畜牧区。我国是世界上棘球蚴病流行最严重的国家之一,主要流行区在我国西部和北部广大农牧地区,即新疆、青海、甘肃、宁夏、西藏、内蒙古和四川等 7 省区。

（一）形态

1. 成虫　成虫个体微小,是绦虫中最短的虫种之一,长 2～7mm,头节、幼节、成节和孕节各 1 节,头节有顶突和 4 个吸盘。由于寄生在终宿主的肠道内而难以见到(图 10-21)。

2. 虫卵　与猪带绦虫、牛带绦虫卵相似,在光镜下难以区别。

3. 棘球蚴　即幼虫,呈单房性囊,包虫的称谓由此而来。由囊壁和囊内含物组成。前者包括角皮层和生发层,后者包括生发囊、原头蚴、囊液等,有的还有次代囊。囊壁外有宿主的纤维组织包绕。随寄生时间长短、寄生部位和宿主不同,直径从几毫米到数十厘米不等。(图 10-22)

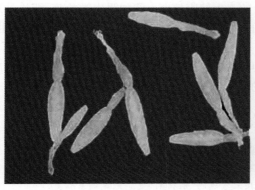

图 10-21　细粒棘球绦虫成虫

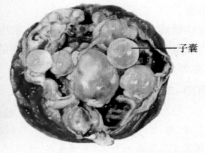

子囊

图 10-22　棘球蚴

（二）生活史

细粒棘球绦虫的终宿主是犬、狼、狐等犬科动物,中间宿主是羊、牛、骆驼、猪和鹿等偶蹄类,偶可感染灵长类和人。感染阶段是细粒棘球绦虫卵。

考点: 引起人包虫病的具体过程

1. 在终宿主犬科动物体内的发育　含有棘球蚴的羊、牛等动物的内脏被终宿主犬、狼吞食后,囊内原头蚴散出,在终宿主小肠内发育为成虫。成虫寄生在终宿主小肠,孕节或虫卵随宿主粪便排出。孕节有较强的活动能力,可蠕动爬行,使虫卵污染动物皮毛和周围环境。

2. 在中间宿主羊、牛、人等体内的发育　当中间宿主吞食了虫卵和孕节后,六钩蚴在其肠内孵出并钻入肠壁,经血循环至肝、肺等器官,经 3～5 个月发育成为棘球蚴。棘球蚴在人体内可发现于几乎所有部位,最多见的部位是肝,肺次之,此外是腹腔以及原发在肝再向各器官转移。

（三）致病作用

棘球蚴对人体的危害以机械损害为主,由于棘球蚴的不断生长,压迫周围组织、器官,引起组织细胞萎缩、坏死和器官功能性障碍,引起棘球蚴病(包虫病)。

一旦棘球蚴囊破裂,散出的原头蚴在中间宿主体内播散可形成新的棘球蚴。囊液大量溢出还可引起过敏反应,如进入血循环可引起严重的过敏性休克,甚至死亡。

（四）实验室检查

询问病史,了解患者是否来自流行区,以及与犬、羊等动物和皮毛接触史对诊断有一定参考价值。

X线、B超、CT等影像学检查有助于对棘球蚴病的诊断和定位。从患者的腹水、胸腔积液、痰液中检获棘球蚴碎片或原头蚴等即可确诊，但严禁穿刺，否则可引起过敏性休克和继发棘球蚴病。免疫学试验也是重要的辅助诊断方法，常用的有卡松尼(Casoni)皮内试验和血清学抗体检测。

（五）防治原则

考点： 包虫病防治的具体方法

人的感染可因与犬类密切接触引起，此外，通过食入被虫卵污染的水、蔬菜或其他食物也可受染。家犬和野生动物的感染常因食入病畜内脏引起，如将病畜随地乱抛可致使野犬、狼、豺等受到感染，从而又加重羊、牛感染，使流行愈趋严重。

针对其流行环节，要做到：①加强养犬的卫生健康教育。②加强肉类检疫，严格处理病畜内脏和尸体，根除以病畜内脏喂犬和乱抛的陋习。③定期给予吡喹酮为家犬、牧犬驱虫，以减少传染源。

棘球蚴病的治疗，首选外科手术，术中应注意务必将虫囊取尽并避免囊液外溢造成过敏性休克或继发性腹腔种植感染。对早期的小棘球蚴，可使用药物治疗，目前以阿苯达唑疗效最佳，亦可使用吡喹酮、甲苯达唑等。

案例10-3

脑囊虫病与癫病

患者，男，30岁。因突然意识丧失，扑倒在地，四肢抽搐，口吐白沫而入院。诊断为癫病。多年来患者在黑龙江省各地打工，有喝生水、吃凉拌及未煮熟的"米猪肉"史。无癫病家族史。

为查明癫病病因，检查：单克隆抗体检测血清囊虫循环抗原阳性。头颅CT扫描显示脑实质多个散在圆形或卵圆形囊状低密度区。

诊断：脑囊虫病

案例10-3分析

黑龙江省是猪带绦虫病和囊尾蚴病的流行区。患者可能食入猪带绦虫卵污染的生水、凉拌菜而感染。虫卵在小肠内消化液作用下孵出六钩蚴，借助小钩及分泌物作用钻入肠壁，随血液循环到达各组织器官，进入脑组织引起脑囊虫病，此病的临床表现以癫病发作最常见。

小结

猪带绦虫、牛带绦虫的成虫寄生在人的小肠内，随粪便排出妊娠节片和虫卵分别被猪、牛吞食后，卵壳在其十二指肠内消化、六钩蚴脱出，钻过肠壁进入肠系膜小静脉及淋巴循环输往全身，以横纹肌为主要寄生部位，发育成囊蚴，简称囊虫。人吃了未煮熟含囊虫的猪肉或牛肉后，头节从囊内翻出，吸附于肠壁，发育为成虫。牛带绦虫的中间宿主只有牛，而猪带绦虫的中间宿主是猪和人。猪带绦虫引起猪带绦虫病、猪囊尾蚴病，牛带绦虫只引起牛带绦虫病。

细粒棘球绦虫的成虫寄生在犬科动物的小肠内，虫卵经粪便排出。当人和羊、牛等误食虫卵后，六钩蚴进入血流并停留在肝、肺等各组织中，引起棘球蚴病。人和羊同为细粒棘球绦虫的中间宿主。

饲养猪、牛、犬时应科学管理和喂养，避免动物感染。注意个人饮食卫生，不食生的未加工熟的猪、牛肉。

根据粪检、病史、影像和免疫学检测可作出诊断。可以通过药物驱虫或手术摘除幼虫。

自测题

一、填空题

1. 人患猪带绦虫病是由于食入了含有_____的生的或未煮熟的_____猪肉引起。

2. 猪带绦虫的感染阶段是_____和_____，所以人是其_____宿主和_____宿主；人会患_____病和_____病。

3. 牛带绦虫的感染阶段是_____，成虫寄生于_____的_____内。

二、单选题

1. 人患囊尾蚴病的原因是误食（　　）
   A. 牛带绦虫的孕节片　　B. 猪带绦虫虫卵
   C. 猪带绦虫囊尾蚴　　D. 牛带绦虫虫卵
   E. 牛带绦虫囊尾蚴

2. 带绦虫病经驱虫治疗后，确定疗效的方法是（　　）
   A. 肉眼可见粪便中有大量节片
   B. 肉眼可见粪便中有链体
   C. 肛门拭子法查卵为阴性
   D. 粪便淘洗找到头节
   E. 症状消失

3. 下列哪项不能鉴别带绦虫的虫种？（　　）
   A. 虫卵　　　　　　B. 成节
   C. 孕节　　　　　　D. 头节
   E. 囊尾蚴

4. 猪带绦虫对人体的主要危害是（　　）

A. 虫卵　　　　　　B. 吸取大量营养
C. 毒性作用　　　　D. 成虫
E. 囊尾蚴寄生于组织

5. 人感染细粒棘球绦虫是因为食入（　　）
   A. 未熟的含囊尾蚴的牛肉
   B. 未烤熟的含棘球蚴的羊肉
   C. 未熟的狗肉
   D. 患细粒棘球绦虫病的狗粪污染的食物
   E. 患棘球蚴病的羊粪污染的食物

6. 针对细粒棘球绦虫的防治原则主要有（　　）
   A. 定期给狗喂服驱虫药物
   B. 抚摸、搂抱宠物狗后要及时洗手
   C. 加强羊肉的检疫，病畜内脏和肉类必须销毁
   D. 不得用来历不明的肉喂狗
   E. 以上都是

7. 诊断棘球蚴病患者下列哪一项是错误的？（　　）
   A. 询问病史　　　　B. X 线检查
   C. 免疫学检查　　　D. 诊断性穿刺
   E. CT 及 MRI 扫描

三、简答题

猪带绦虫和牛带绦虫生活史有何不同？哪一种绦虫对人的危害大？为什么？

（潘晓军）

第11章

医 学 原 虫

对人类健康危害较大的原虫性疾病有黑热病、疟疾、阿米巴病等。2005 年卫生部公布的调查结果显示:在新疆、甘肃、四川、山西、贵州、内蒙古等 6 个省区仍有黑热病流行,共调查 16 295 人,发现黑热病患者 96 例,患病率为 0.59%。弓形虫病调查了 47 444 人,阳性率为 7.88%,发病率呈上升态势,与宠物饲养增多呈正相关。防治形势仍然严峻。

疟疾在我国主要流行于云南、海南、贵州等南部地区和安徽、河南、江苏、湖北等中部地区。2006~2009 年国内疟疾发病率统计显示,疟疾流行区范围逐渐缩小,流行程度降低,在流行区已连续 3 年降至 1 例/万人以下。但要实现全国消除疟疾的目标,仍是一项艰巨任务。

原虫为单细胞真核动物。虫体微小,构造简单,须借助光学显微镜才能看见。具有运动、摄食、呼吸、生殖及对外界刺激产生反应等生理功能。寄生于人体的原虫有 40 余种,称医学原虫。其中有十余种能引起人体发病,危害健康。

原虫根据运动细胞器(伪足、鞭毛、纤毛)的有无和类型,可将原虫分为叶足虫(如溶组织内阿米巴)、鞭毛虫(如阴道毛滴虫)、纤毛虫(如结肠小袋纤毛虫)和孢子虫(如疟原虫、刚地弓形虫)四大类。

第1节 溶组织内阿米巴

溶组织内阿米巴又称痢疾阿米巴。主要寄生于人体结肠内,在一定条件下能引起阿米巴痢疾,还可以侵犯肝、肺、脑等部位,引起肠外阿米巴病。

(一)形态

考点: 滋养体和包囊形态特点

1. **滋养体** 分大滋养体和小滋养体。细胞质分为内质和外质,内质颗粒状,外质透明。大滋养体较大,形态多变,运动活泼,内外质分界清楚,内有吞入的红细胞,活动时伸出伪足,呈阿米巴运动,静止时多呈圆形,主要寄生于组织中,具致病力。小滋养体较小,圆形,内有吞入的细菌,主要寄生于肠腔内(图 11-1)。

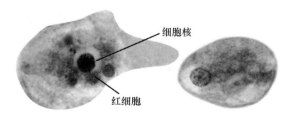

细胞核

红细胞

大滋养体(吞噬红细胞)　　小滋养体(不吞噬红细胞)

图 11-1 溶组织内阿米巴大滋养体(左)小滋养体(右)

2. **包囊** 圆球形,分成熟包囊和未成熟包囊。未成熟包囊有核 1~2 个,胞质内含糖原泡和呈棒状的拟染色体。成熟包囊含 4 个核,糖原泡和拟染色体消失(图 11-2),四核包囊为感染阶段。

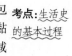

（二）生活史

1. **基本形式** 包囊→小滋养体→包囊。人食入四核包囊污染的食物或饮水而感染。包囊在小肠下段或结肠经肠内酶的作用,虫体脱囊而出,成为四个小滋养体。小滋养体以肠黏液、细菌及淀粉粒等为营养,并不断二分裂繁殖。当逐渐下移至结肠下段时,因营养及水分减少,形成包囊随宿主粪便排到体外。包囊抵抗力强,没有临床症状的带虫者每天可排出包囊100 万～3.5 亿个,是主要的传染源。

考点: 生活史的基本过程

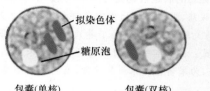

拟染色体

糖原泡

包囊(单核)　　　包囊(双核)　　　包囊(四核成熟包囊)

图 11-2　溶组织内阿米巴单核包囊(左)双核包囊(中)四核包囊(右)

2. **病理形式** 小滋养体→大滋养体。当宿主肠功能紊乱或肠壁受损、抵抗力下降时,肠腔内的小滋养体借助伪足运动及分泌溶组织酶和毒素的作用侵入肠壁,吞噬红细胞,成为大滋养体,并不断二分裂大量繁殖,致使肠壁出现坏死、溃疡。大滋养体随坏死组织落入肠腔,随脓血便排出体外。大滋养体可在结肠内变为小滋养体,随粪便排出。肠壁内大滋养体还可以侵入损伤的血管,随血流至肝、肺、脑等,引起肠外阿米巴病。(图 11-3)肠外大滋养体不形成包囊。随粪便排出的滋养体因抵抗力弱很快死亡,不起传播作用。

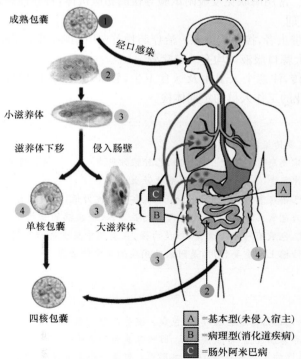

成熟包囊　①

经口感染

②

小滋养体　③

滋养体下移　侵入肠壁

④　③

单核包囊　大滋养体

C

B

A

③

②　④

四核包囊

A	=基本型(未侵入宿主)
B	=病理型(消化道疾病)
C	=肠外阿米巴病

图 11-3　溶组织内阿米巴生活史示意图

（三）致病作用

人体感染溶组织内阿米巴后 90% 成为带虫者。只有当宿主抵抗力低下时,溶组织内阿米巴通过伪足运动和溶组织作用侵入黏膜及黏膜下层,分裂繁殖并向周围侵犯,使肠壁组织坏死,形成口小底大的烧瓶状溃疡,病变多在回盲部。典型的急性患者出现腹痛、腹泻,排出褐色、果酱样带有腥臭味的脓血黏液粪便,称阿米巴痢疾。大滋养体随血流到达肝、肺、脑等组织则可引起阿米巴脓肿,以肝脓肿最多见。

案例11-1

他患的病是胃肠炎吗?

患者,男,36岁,南方某市菜农。因腹痛、腹泻伴排出咖啡色样稀烂粪便2天而就诊。此前4天曾有腹泻病史,但症状轻,卫生所按胃肠炎给多潘立酮(吗丁啉)、吡哌酸等药服用,未见明显好转。体检发现右下腹明显压痛,但无固定位置。在查体中,患者因排便难忍要求上厕所,医生应允嘱其家属取其排出的粪便送检。粪便量不多,为果酱色的脓血黏液便,有特殊的腥臭味;涂片染色镜检可见多个吞噬有红细胞的虫体。

问题:1. 根据病例资料,最可能的诊断是什么?有何依据?

2. 对该病如何进行防治?

(四)实验室检查

1. 病原检查 取脓血黏液便或穿刺的脓液标本用直接涂片查大滋养体;取成形的粪便用碘液染色查包囊。标本不要混有尿液,要及时送检、快速检查;冷天注意保温,容器要洁净。由于检出率低,要求查3次以上。

2. 免疫学检查 常用酶联免疫吸附试验等检测相应抗体,特异性高,辅助诊断价值大。

(五)防治原则

1. 治疗患者和带虫者,控制传染源。治疗药物首选甲硝唑,可配用喹碘方、依米丁。中药白头翁、鸦胆子仁、大蒜口服液等均有一定疗效。

2. 加强卫生宣传,注意个人卫生及饮食卫生,管理好粪便,保护好水源,消灭苍蝇及蟑螂。加强对饮食行业的工作人员的定期体检。

护考链接

阿米巴痢疾的主要传染源是

A. 急性阿米巴痢疾患者　　　B. 阿米巴肝脓肿患者　　　C. 阿米巴肺脓肿患者

D. 阿米巴脑脓肿患者　　　E. 无症状带虫者

分析:急性阿米巴痢疾患者粪便中排出的大滋养体抵抗力低,很快死亡。大滋养体不是感染阶段,也不能直接转化为包囊。各器官脓肿内只有大滋养体,在疾病的传播上无作用。而无症状带虫者每天排出大量包囊,包囊有一层厚囊壁,抵抗力强,在粪便中至少存活2周。无症状带虫者活动又不受限制,在疾病的传播上有重要作用,是阿米巴痢疾的主要传染源。

小结

溶组织内阿米巴的形态包括滋养体、包囊。滋养体分大滋养体和小滋养体,大滋养体为组织型(致病型);小滋养为肠腔型(非致病型)。四核包囊为感染阶段,经口感染。

溶组织内阿米巴的生活史分为:①基本形式。包囊→小滋养体→包囊,在肠腔内完成。②病理形式。小滋养体→大滋养体,在组织内完成,即当宿主肠功能紊乱或肠壁受损、抵抗力下降时侵入肠壁,并散播到肝、肺、脑等,引起肠外阿米巴病。

一、填空题

1. 溶组织内阿米巴原虫能引起_____和_____病。

2. 溶组织内阿米巴感染阶段是_____致病阶段为_____。

二、单选题

1. 溶组织内阿米巴的感染方式（　　）
   A. 经皮肤　　　　B. 经口
   C. 经胎盘　　　　D. 经呼吸道
   E. 经性接触

2. 引起溶组织内阿米巴病的虫体是（　　）
   A. 包囊　　　　　B. 滋养体
   C. 四核包囊　　　D. 大滋养体
   E. 小滋养

3. 肠外组织型的溶组织内阿米巴最常见于（　　）
   A. 肝脏　　B. 脑　　C. 肺脏
   D. 心脏　　E. 脾脏

三、简答题

简述溶组织内阿米巴原虫的致病作用。

（吴育珊）

第 2 节　疟　原　虫

　　疟原虫寄生在人体血液的红细胞内和肝细胞内,经蚊虫吸血传播,引起疟疾。寄生于人类的疟原虫有间日疟原虫、恶性疟原虫、三日疟原虫和卵形疟原虫 4 种,分别引起间日疟、恶性疟、三日疟和卵形疟。在我国主要是间日疟原虫和恶性疟原虫。

（一）形态

　　疟原虫在人体红细胞内各期有不同的形态,分别为早期滋养体(环状体)、晚期滋养体(大滋养体)、裂殖体及配子体(图 11-4)。现将间日疟原虫红细胞内各期形态经姬氏染液染色后的特征描述如下。

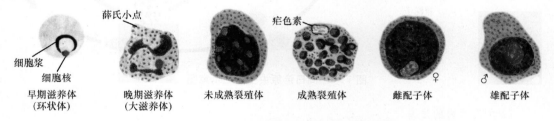

图 11-4　红细胞内期间日疟原虫各期形态图

　　1. 早期滋养体　疟原虫侵入红细胞发育的最早时期,有一个深红的核,位于虫体的一侧,胞质淡蓝色,呈环状,形状像带红宝石的蓝色指环,故又名环状体。约占红细胞直径的 1/3。

　　2. 晚期滋养体　由环状体发育而来,一个核并变大,胞质增多,有伪足伸出,形状不规则,常含空泡,故又称阿米巴样滋养体或大滋养体。其胞质内开始出现棕黄色疟色素颗粒,被寄生的红细胞胀大,色变淡,胞质中开始出现鲜红色的小点,称薛氏小点。

　　3. 裂殖体　晚期滋养体继续发育,虫体变圆,核开始分裂成 2～10 个,但胞质尚未分裂,称为早期裂殖体或未成熟裂殖体。胞核继续分裂至 12～24 个,胞质也随之分裂并包绕每个细胞核,形成裂殖子,含裂殖子的虫体称为成熟裂殖体。疟色素集中成堆,被寄生的红细胞胀大,颜色变淡。

　　4. 配子体　红细胞内的疟原虫经几次裂体增殖后,部分裂殖子进入红细胞后不再进行裂体增殖而发育为雌、雄配子体。虫体增大,但核和胞质不分裂,胞质无空泡,内含均匀分布的疟色素。雌配子体较大,圆形或卵圆形,胞质深蓝,核梢小而较致密,呈红色,偏一侧;雄配子体较小,圆形,胞质浅蓝而略带红色,核大较疏松,淡红色,多位于虫体中央。

(二)生活史

四种疟原虫的生活史基本相同,即在人体肝细胞及红细胞内完成无性生殖和有性生殖的开始阶段,人是中间宿主。在按蚊体内完成配子生殖与孢子增殖,按蚊是终宿主。现以间日疟为例加以说明(图 11-5)。

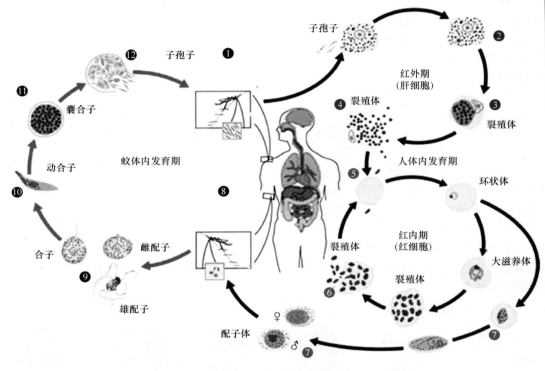

图 11-5　间日疟原虫生活史示意图

1. 在人体内的发育

(1)肝细胞内的发育(红外期):当含有感染性子孢子的雌性按蚊叮人吸血时,子孢子随蚊的唾液进入皮下血管,约 30 分钟后侵入肝细胞进行裂体增殖,形成红外期裂殖体,成熟的裂殖体内含有大量的裂殖子。随着肝细胞破裂,裂殖子释放,部分裂殖子进入血液侵入红细胞进行红内期发育,其余则被吞噬细胞吞噬。近年来认为,间日疟原虫的子孢子具有速发型子孢子与迟发型子孢子两种遗传类型。在肝细胞内,速发型子孢子先完成红外期裂体增殖;迟发型子孢子则经过一段时间的休眠期后,才完成红外期的裂体增殖。处于休眠期的疟原虫称之为休眠子,肝细胞内的休眠子与日后疟疾的复发有关。恶性疟原虫无迟发型子孢子,故无疟疾复发。

(2)红细胞内发育(红内期):红外期裂殖子进入血液后侵入红细胞,先形成环状体,逐渐发育为大滋养体、裂殖体。裂殖体成熟后红细胞变性破裂,释放出裂殖子又侵入正常红细胞,重复进行周期性裂体增殖。间日疟原虫完成一代红内期裂体增殖需 48 小时,恶性疟原虫 36～48 小时。红

考点:疟疾发作与疟原虫生活史的关系

内期疟原虫经过几次裂体增殖后,部分裂殖子进入红细胞后直接发育为雌性或雄性配子体。

2. 在按蚊体内的发育　按蚊叮吸患者或带虫者血液时,将各期疟原虫吸入蚊胃,仅雌、雄配子体可继续发育,成为雌配子、雄配子。然后,雄配子、雌配子受精成为合子,继之合子变长能动,称为动合子。动合子穿过蚊胃壁上皮细胞间隙,在按蚊胃弹性纤维膜下形成圆球形囊合子(卵囊)。囊内的核及胞质反复分裂进行孢子增殖,产生成千上万个子孢子,子孢子是疟原虫的感染阶段。子孢子破囊而出,随血、淋巴进入蚊唾液腺,当蚊再度叮人吸血时感染人体。

（三）致病性

周期性的红细胞内期裂体增殖是疟原虫致病的基础。疟原虫侵入人体到出现疟疾症状的时间,称潜伏期。疟原虫在潜伏期内增殖到一定数量,疟疾才会发作。

1. 疟疾发作　红内期疟原虫裂体增殖,结果引起机体寒战、高热和出汗退热的典型症状,称疟疾发作。疟疾发作与红内期裂体增殖周期一致,呈周期性。典型的间日疟隔日发作一次;恶性疟隔36～48小时发作一次。若寄生的疟原虫增殖不同步,发作间隔则无规律。随着机体对疟原虫产生的免疫力逐渐增强,大量原虫被消灭,发作自行停止。

2. 疟疾的再燃和复发　疟疾初发停止后,患者体内残存少量逃避了机体免疫力的红内期疟原虫,在一定条件下重新大量繁殖后又引起疟疾发作,称为疟疾的再燃。疟疾初发患者红细胞内疟原虫已被消灭,未经蚊媒传播感染,经数周至年余又出现疟疾发作,称复发。恶性疟疾因无迟发型子孢子,只有再燃而无复发;间日疟既有再燃又有复发。

3. 贫血与脾大　疟疾发作数次后,可出现贫血,尤以恶性疟为甚。发作次数愈多,贫血愈严重。脾大主要是由于脾充血和单核-巨噬细胞的增生所致。

4. 凶险型疟疾　由血中疟原虫数量剧增而引起持续高热、抽搐、昏迷等凶险症状的疟疾称凶险型疟疾。症状来势凶猛,若不能及时诊治,病死率很高。凶险型疟疾绝大多数由恶性疟原虫所致,间日疟原虫也可引起。目前认为,凶险型疟疾脑部病变最为突出,是因脑部微血管被疟原虫所寄生的红细胞阻塞造成局部缺氧和营养耗竭所致。

> **案例11-2**
>
> **在国外感染回国内发病——一例境外输入性疟疾病例**
>
> 　　患者,男,31岁,在北京生活,身体健康,既往无寒战、高热病史。两个月前从巴基斯坦援外工作半年返回北京。近1周来,因突发寒战、发热40.3℃1次,间歇性畏寒、发热伴头晕、胸闷3次而就诊。入院体温40.1℃,脉搏130次/分,血压126/78mmHg。外周血液涂片镜检发现有些红细胞胀大明显,有些红细胞内有1～2个环状的虫体,有的红细胞内有圆形或卵形的虫体。临床观察发现,患者满身大汗,测体温已下降到38.7℃,自觉症状减轻,并述说在巴基斯坦野外作业每天都被蚊子叮咬的经历。
>
> **问题:**患者可能是患了什么病?有何依据?患者入院后未经治疗,为什么满身大汗后体温下降、自觉症状减轻?

（四）实验室检查

1. 病原检查　在外周血查见疟原虫为确诊的依据。从患者的耳垂或手指采血涂成薄血膜和厚血膜,经染色后根据疟原虫红内期各期形态特征观察、确诊。

2. 免疫学诊断　多用于疟疾流行病学调查、检测及输血对象的筛选。常用的方法有间接荧光素标记抗体试验、间接血凝试验、酶联免疫吸附试验、聚合酶链反应、核酸探针等。

（五）防治原则

1. 灭蚊防蚊是关键　对易感人群根据流行环节,因地制宜地采取综合预防措施。同时

考点:疟疾防治的具体方法

大力开展蚊媒防治、预防服药和疫苗预防工作。

2. 药物治疗　治疗现症患者和休止期抗复发治疗常用的药物有伯氨喹、氯喹、乙胺嘧啶、奎宁等。

小结

　　疟原虫完成生活史需要人—按蚊转换宿主，人为中间宿主，蚊为终宿主。蚊也是传播媒介，子孢子为感染阶段，经雌性按蚊叮咬人吸血而感染，引起疟疾。典型发作症状是寒战→发热→出汗、退热。根据红内期疟原虫的繁殖情况及有无迟发型子孢子可出现疟疾的再燃和复发。临床上还可有贫血、肝脾大等表现。

自测题

一、名词解释

1. 疟疾再燃　2. 疟疾复发　3. 凶险型疟疾

二、填空题

1. 寄生在人体的疟原虫有＿＿＿＿、＿＿＿＿、＿＿＿＿、＿＿＿＿。

2. 我国常见的引起疟疾复发的疟原虫是＿＿＿＿＿＿＿＿。

3. 间日疟原虫的典型发作过程是＿＿＿＿、＿＿＿＿、＿＿＿＿。

三、单选题

1. 疟原虫感染人体的发育阶段是（　　）
　　A. 小滋养体　　B. 大滋养体　　C. 裂殖体
　　D. 配子体　　E. 子孢子

2. 恶性疟原虫在红内期裂体增殖的时间为（　　）
　　A. 24 小时　　　　B. 24～30 小时
　　C. 36～48 小时　　D. 60～70 小时
　　E. 72 小时

3. 间日疟原虫进入人体后首先入侵、定居发育的人体细胞是（　　）
　　A. 红细胞　　B. 肝细胞　　C. 脑细胞
　　D. 单核细胞　　E. 白细胞

四、简答题

　　疟疾的周期发作、复发、再燃与疟原虫在人体内的发育有何关系？

（吴育珊）

第3节　阴道毛滴虫与刚地弓形虫

一、阴道毛滴虫

案例11-3

滴虫性阴道炎会影响怀孕吗？

　　患者，女，28 岁，已婚。患者主诉：近几天白带明显增多，黄绿色，有泡沫，有臭味，伴尿频、尿痛。外阴瘙痒，心烦意乱，严重影响工作和生活，于是由先生一起陪伴来医院就诊。取白带常规检查发现阴道毛滴虫，白细胞＋＋，典型的滴虫性阴道炎。医生认为，像这种情况如果不及时治疗将来还会影响到夫妻的生育，因为生殖道内的阴道毛滴虫可吞噬精子，其分泌物影响精子活力，阴道感染后引起酸碱度的改变抑制精子的活动，而导致不孕症。建议他们夫妻同查、同治。患者接受了这一建议，积极配合治疗，4 天后就有明显好转，8 天后恢复正常，半年后患者怀孕。

　　问题：1. 医生为什么建议夫妻同查、同治？
　　　　　2. 简述滴虫性阴道炎的预防措施。

阴道毛滴虫是 1836 年 Donne 首先在女性阴道脓性分泌物和男性泌尿生殖道分泌物中发现的,主要寄居于女性阴道和泌尿道,引起滴虫性阴道炎或泌尿道炎症,也可感染男性的尿道和前列腺,引起相应部位的炎症。由阴道毛滴虫感染引起的疾病是一种以性传播为主的疾病,呈全球性分布,人群感染较普遍。

（一）形态

本虫生活史仅有滋养体期而无包囊期。活体的滋养体无色透明似水滴状,有折光性,运动活泼。固定后呈梨形或椭圆形,大小为 $(10\sim30)\mu m\times(5\sim15)\mu m$。虫体前端 1/3 处可见一个椭圆形泡状核,核的上缘有 5 颗排列成杯状的基体,由此发出 4 根前鞭毛和 1 根后鞭毛,后鞭毛向后伸展并与位于虫体外侧前 1/2 处的波动膜外缘相连。一根轴柱由前向后纵贯虫体中央于后端伸出体外,活动时,虫体借鞭毛和波动膜做螺旋或向前运动(图 11-6,图 11-7)。

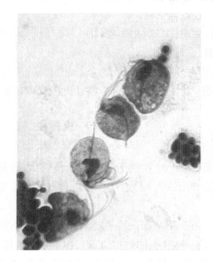

图 11-6　阴道毛滴虫镜下形态图

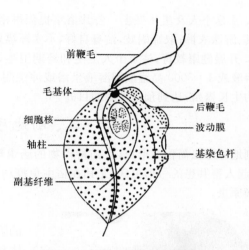

图 11-7　阴道毛滴虫结构模式图

图 11-7 标注：前鞭毛、毛基体、细胞核、轴柱、副基纤维、后鞭毛、波动膜、基染色杆

（二）生活史

阴道毛滴虫生活史简单,仅有滋养体期,以二分裂法繁殖,主要寄生在女性阴道,以阴道后穹隆多见,也见于女性尿道、男性的尿道、前列腺等处,偶尔也可侵入睾丸、附睾或包皮组织。滋养体为本虫的感染阶段,在外界有一定的抵抗力,所以除了直接性接触传播外还可通过间接接触传播。

（三）致病性

阴道毛滴虫的致病力与虫株毒力以及宿主的生理状态有关。正常情况下,健康女性阴道内存在乳酸杆菌,能酵解阴道上皮细胞内糖原,产生乳酸,使阴道内维持酸性环境(pH 3.8~4.4),可抑制虫体或其他细菌生长繁殖,称为阴道的自净作用。但如果泌尿生殖系统功能失调,如妊娠、产后、月经前后使阴道内 pH 接近中性,有利于阴道毛滴虫和细菌生长。而阴道毛滴虫寄生阴道时,消耗糖原,妨碍乳酸杆菌的酵解作用,影响了乳酸的浓度,从而使阴道的 pH 转变为中性或碱性,阴道毛滴虫得以大量繁殖,更促进继发性细菌感染,加重炎症反应。

滴虫病的传染源是患者及带虫者,通过直接性接触或通过公共浴池、公用浴具、坐便器、租借的游泳衣裤等间接接触而感染。多数女性感染者症状不明显或无临床表现。常见症状为外阴瘙痒或烧灼感,阴道分泌物增多并呈灰黄色或乳白色泡沫状,伴臭味,累及尿道时,可出现尿频、尿

考点:阴道毛滴虫的致病特点

急、尿痛等症状。男性感染者一般无症状而呈带虫状态，也可引起慢性前列腺炎，常导致配偶的连续重复感染。

（四）实验室检查

1. 病原学检查　取阴道后穹隆的分泌物、尿液沉淀物或前列腺液，用0.9%氯化钠溶液直接涂片或染色镜检，查到滋养体即可确诊。必要时也可用培养法进行培养鉴定，提高检出率。

2. 免疫学诊断　可使用酶联免疫吸附试验、乳胶凝集试验等方法进行检查诊断。

（五）防治原则

1. 普查普治　及时治疗无症状带虫者和患者，减少和控制传染源，夫妻双方应同时治疗方能根治。常用治疗药物首选甲硝唑（灭滴灵），也可用乙酰胂胺（滴维净）、蛇床子药膏等。

2. 注意个人及集体卫生　公共浴室提倡淋浴，使用蹲式厕所，慎用公共马桶；不使用公共浴具、游泳衣裤；取缔娼妓，洁身自好，不卖淫嫖娼。

3. 开展健康教育，注意个人卫生和经期卫生，增强阴道的防御能力。用1%乳酸、0.5%乙酸溶液或1：5000高锰酸钾溶液坐浴或冲洗阴道，以恢复阴道的正常生理防御功能，抑制滴虫的生长繁殖，达到预防发病的目的。

二、刚地弓形虫

刚地弓形虫简称弓形虫，是猫科动物的肠道球虫，呈世界性分布，人和许多动物都能感染，引起人畜共患的弓形虫病，尤其在宿主免疫功能低下时，可致严重后果，是一种重要的机会致病原虫。

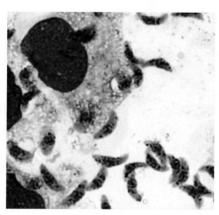

图11-8　刚地弓形虫滋养体(速殖子)形态图

弓形虫发育的全过程，可有5种不同形态的阶段，即滋养体(图11-8)、包囊、裂殖体、配子体和卵囊。其中对人体致病和传播有重要意义的为滋养体、包囊和卵囊。

滋养体：呈香蕉形或半月形，一端较尖，一端钝圆；一边扁平，另一边较膨隆；长4～7μm，最宽处2～4μm(图11-8)。在感染的急性期，滋养体在细胞内增殖后，多个滋养体可被宿主细胞的细胞膜包绕，形成假包囊。其内的滋养体又称速殖子。

包囊：呈圆形或椭圆形，直径5～100μm，具有一层富有弹性的坚韧囊壁，内含数个至数百个虫体。

卵囊：亦称囊合子，刚从猫粪排出的卵囊为圆形或椭圆形，有两层光滑透明的囊壁，内充满均匀小颗粒。成熟卵囊含2个孢子囊，每个分别由4个子孢子组成，相互交错在一起，呈新月形。

弓形虫生活史包括有性生殖和无性生殖阶段，全过程需两种宿主，猫是弓形虫的终宿主（兼中间宿主），中间宿主极其广泛，包括各种哺乳动物和人等。卵囊、包囊和假包囊是感染阶段。

弓形虫病的传播方式为经口感染或经垂直感染(图11-9)。人食入随猫粪排出的卵囊污染的食物、水,也通过吃生的或未熟的含有包囊或假包囊的肉类而感染弓形虫。其感染率与养猫成正比,大多数为隐性感染,但胎儿、婴幼儿、肿瘤和艾滋病患者感染常引起严重的弓形虫病。弓形虫病有获得性和先天性两种类型,其中,经胎盘感染胎儿引起的先天性弓形虫病危害性大,可导致流产、早产、死产、畸形儿,严重影响出生人口素质。获得性弓形虫病临床表现最常见的是淋巴结炎,伴发热和虚弱乏力,隐性感染者在抵抗力低下时可出现眼、脑、多脏器明显临床病变,如艾滋病患者常并发弓形虫病脑炎而死亡。

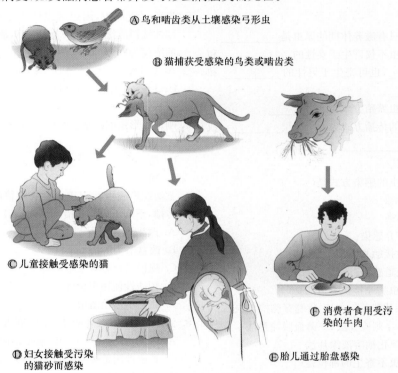

Ⓐ 鸟和啮齿类从土壤感染弓形虫

Ⓑ 猫捕获受感染的鸟类或啮齿类

Ⓒ 儿童接触受感染的猫

Ⓓ 妇女接触受污染的猫砂而感染

Ⓕ 消费者食用受污染的牛肉

Ⓔ 胎儿通过胎盘感染

图11-9 刚地弓形虫生活史及传播途径

加强卫生宣传,不吃未熟的肉类和乳品,不养猫等宠物,孕妇不接触猫,防止猫粪污染食物、水源可预防本病;弓形虫病的治疗至今尚无理想的药物,常用螺旋霉素、磺胺嘧啶等。

考点: 引起人体弓形虫病的途径

案例11-4

几只感染猫,危害两代人

孕妇,27岁,家住农村。养有几只猫,孕期与猫为伴。第一胎妊娠,孕期常有"伤风感冒",未经药物治疗。妊娠8个月时进行产前检查,B超提示:"胎儿脑积水可能"。实验室检查:孕妇血清弓形虫抗体阳性。分娩后检查胎儿诊断为先天性脑积水,胎盘组织切片镜检查到弓形虫滋养体。

案例11-4分析

孕妇血清弓形虫抗体阳性表明受到了弓形虫感染。孕期常有"伤风感冒"实际上是孕妇获得性弓形虫病的临床表现,如发热,淋巴结肿大等。感染的来源是食入猫粪排出的卵囊污染水、食物经口感染。患病后弓形虫又经胎盘垂直感染胎儿,导致胎儿患先天性弓形虫病引起发育畸形,出现脑积水。先天性弓形虫病多发生于初孕妇女的胎儿。

小结

　　阴道毛滴虫生活史简单,只有滋养体时期,以二分裂方式繁殖,通过直接或间接接触传播,引起滴虫性阴道炎、尿道炎或男性前列腺炎等。刚地弓形虫引起弓形虫病,其传播方式为经口感染或垂直感染。其中先天性弓形虫病危害大,影响优生。

自 测 题

一、填空题

1. 生活史中只有滋养体期的原虫是_____。

2. 阴道毛滴虫不仅寄生于女性的_____和_____,也可寄生于男性的_____和_____。

3. 阴道毛滴虫繁殖方式为_____。

4. 弓形虫病的传播方式为_____或_____。

二、单选题

1. 阴道毛滴虫的感染方式是(　　)
   A. 经口感染
   B. 血液感染
   C. 昆虫媒介感染
   D. 直接性接触和间接接触感染
   E. 经呼吸道感染

2. 阴道毛滴虫病原学检查方法是(　　)
   A. 碘液涂片法　　　B. 骨髓穿刺检查法
   C. 淋巴结穿刺检查法 D. 薄血膜涂片法
   E. 0.9%氯化钠溶液涂片法

3. 阴道毛滴虫不寄生的部位是(　　)
   A. 女性的阴道　　　B. 女性的尿道
   C. 男性的尿道　　　D. 前列腺
   E. 消化道

4. 滴虫性阴道炎的主要症状是(　　)
   A. 发热　　　　　　B. 血尿
   C. 月经不调　　　　D. 外阴瘙痒,白带增多
   E. 外阴水肿

5. 患者,女,34岁,因患滴虫性阴道炎,准备用自助冲洗器灌洗阴道,护士应告知她乙酸冲洗液的浓度为(　　)
   A. 0.2%　　　　　　B. 0.5%
   C. 1%　　　　　　　D. 1.5%
   E. 2%

6. 刚地弓形虫的终宿主是(　　)
   A. 人　　　　　　　B. 牛
   C. 鸟　　　　　　　D. 鼠
   E. 猫

7. 某纺织厂滴虫性阴道炎发病率很高,为预防其传播,下列不必要的措施是(　　)
   A. 改坐厕为蹲厕
   B. 改盆浴为淋浴
   C. 积极治疗患者及带虫者
   D. 预防性使用甲硝唑
   E. 相互不借用浴巾

8. 治疗中可用1%乳酸冲洗阴道的是(　　)
   A. 外阴炎　　　　　B. 滴虫性阴道炎
   C. 真菌性阴道炎　　D. 前庭大腺炎
   E. 淋菌性阴道炎

三、简答题

为什么刚地弓形虫给优生带来很大危害?如何预防弓形虫病?

(吴顺爱)

第 12 章

医学节肢动物 △

人们熟悉的苍蝇、蚊子、跳蚤等是一些医学节肢动物。医学节肢动物可以作为病原生物的传播媒介引起传染病,称为虫媒传染病。重要的虫媒传染病有鼠疫、疟疾、流行性斑疹伤寒、流行性乙型脑炎、登革热等危害性较强的传染病,曾经夺去了无数人的生命。因此,学习医学节肢动物的发生、发展规律及特征,有助于对其进行有效的防制,不仅能预防虫媒传染病的发生,也能防止医学节肢动物带来的其他危害。

第 1 节 概 述

凡通过骚扰、刺螫、吸血、寄生及传播病原体等方式危害人类健康的节肢动物均称为医学节肢动物。

一、医学节肢动物的形态特征及分类

1. 主要特征 虫体分节、身体左右对称,体表由坚韧的外骨骼组成,并有成对的分节附肢,因此称为节肢动物。在发育过程中大都有蜕皮和变态现象等。

2. 分类 分有昆虫纲、蛛形纲、甲壳纲、唇足纲及倍足纲等 5 个纲。其中昆虫纲、蛛形纲与人类疾病关系最为密切。

昆虫纲中的动物在医学节肢动物中占绝大多数,因此,医学节肢动物通常又称医学昆虫。

二、医学节肢动物的生态与变态

1. 生态 指节肢动物的生活过程与周围环境各种因素的相互关系。如温度、湿度、地理、季节等,这些因素对医学节肢动物的孳生、活动、食性、栖息等起着重要作用。了解生态是为了找出对医学节肢动物生存的有利和不利因素,针对薄弱环节,制订切实可行的防制措施。

2. 变态 节肢动物从幼虫发育到成虫所经历的形态、生理和生活习性等一系列的改变称为变态。根据生活史阶段是否有成蛹期又分为全变态和半变态。经过卵、幼虫、蛹、成虫四个发育时期,各个时期的形态和生活习性完全不同的称为全变态(完全变态),如蚊、蝇、蚤的发育。经过卵、若虫、成虫 3 个发育时期的称为半变态(不完全变态),如虱、蟑螂的发育。

三、医学节肢动物对人体的危害方式

1. 直接危害 指节肢动物本身直接对人体造成的危害,表现有:①寄生。有的节肢动物可侵入人体寄生。如疥螨可寄生皮内引起疥疮;有的蝇幼虫可寄生在人体皮肤、眼及腔道等处,引起蝇蛆病。②骚扰、吸血。很多吸血节肢动物不仅叮人吸血,还骚扰人,使人不安,影响工作和休息。如蚊、蚤等。③引起超敏反应。很多节肢动物的分泌物、排泄物和蜕下的皮壳等均具有

免疫原性,可引起宿主的超敏反应。例如,尘螨能引起哮喘;蚊、臭虫、蚤等叮咬后,也往往出现局部超敏反应。④刺螫、毒害。有的节肢动物具有毒腺,在刺螫人体时,可将毒汁注入宿主体内,引起局部红、肿和疼痛,甚至可引起全身中毒症状。常见的有蜈蚣、蝎子和毒蜘蛛等;桑毛虫、松毛虫的毒毛及毒液还可导致皮炎。有时,松毛虫甚至可引起疖肿、关节痛等症状。

2. 间接危害　是指节肢动物携带病原体传播各种传染病,甚至造成疾病的流行。这种节肢动物称为病媒节肢动物或传播媒介,由其传播的疾病称虫媒病。传播疾病的方式有两种:①机械性传播。病原体在节肢动物体内或体表经过单纯的机械性携带而传给人,病原体在节肢动物体内、体表不发生形态、数量的变化。如蝇、蟑螂传播痢疾志贺菌。②生物性传播。病原体必须在节肢动物体内或体表经过发育和(或)繁殖后才能传播给人。病原体在节肢动物体内或体表发生了形态、数量的变化。如蚊传播疟原虫、丝虫、乙型脑炎病毒。

四、医学节肢动物的防制原则

医学节肢动物总的防制原则是综合防制,结合生产生活,因时因地制宜,坚持反复斗争,做到灭早、灭小、灭了。具体措施或方法如下。

1. 环境治理　如疏通沟渠,清除垃圾,搞好环境卫生,控制或消灭医学节肢动物的孳生地。
2. 物理方法　利用机械、热、光、声、电等捕杀、驱走节肢动物。
3. 化学方法　采用化学杀虫剂或驱避剂,通过触杀、熏杀等作用,迅速杀灭或驱赶害虫,如拟除虫菊酯杀虫剂等。
4. 生物方法　利用节肢动物的天敌来防制,如稻田养鱼捕食蚊幼虫。

第2节　常见医学节肢动物

一、蚊

蚊是最重要的一类病媒节肢动物,危害人类健康的蚊类主要有三属:按蚊、库蚊和伊蚊。

1. 形态与生活史　成蚊体色灰褐、棕褐或黑色,体分头、胸、腹3部分,头部有1支针状喙,为典型的刺吸式口器,是传播病原体的重要构造;有触角1对,触须1对;胸部有翅1对、足3对(图12-1)。蚊的发育为完全变态,生活史分为卵、幼虫、蛹及成虫4个时期。卵、幼虫(孑孓)、蛹均生活在水中,成虫生活在陆地(图12-2)。雌蚊产卵地就是蚊的孳生地,温度适宜时,完成一代生活史需1～2周。

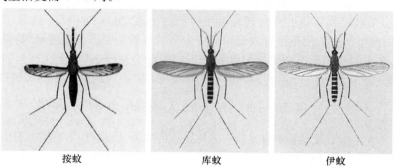

按蚊　　　库蚊　　　伊蚊

图 12-1　按蚊、库蚊与伊蚊成虫形态图

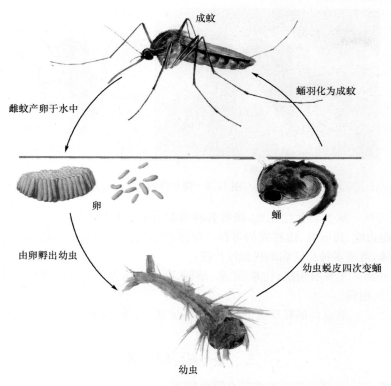

成蚊

蛹羽化为成蚊

雌蚊产卵于水中

卵

蛹

由卵孵出幼虫

幼虫蜕皮四次变蛹

幼虫

图 12-2　蚊生活史示意图

2. 生态习性　按蚊、库蚊多栖息于人房、畜舍,昼伏夜出;伊蚊栖息于野外,白天活动。雌蚊吸食人或动物血液,吸血后卵巢才能发育。在温度(23~25℃)、湿度(>50%)适宜时,吸血活动频繁,17℃以下停止吸血。蚊的出现有地区差异,在长江中下游,一般 3 月出现,5 月密度上升,7~8 月为高峰,然后逐渐下降。蚊虫季节消长是蚊媒疾病季节性流行的根本原因。

3. 传播疾病　蚊除叮刺吸血和骚扰外,更重要的是传播多种疾病,主要传播丝虫病、疟疾、流行性乙型脑炎和登革热。

4. 防制原则　应重点搞好环境治理,减少或消灭孳生场所,使蚊虫不能繁衍。用物理、化学及生物手段灭蚊并加强个人防护。

二、蝇

蝇的种类繁多,许多蝇种经常出入人、畜居处附近,而且食性广,能传播多种传染病,其幼虫寄生于人体还能引起蝇蛆病。

1. 形态与生活史　蝇的躯体长满鬃毛,分头、胸、腹 3 部分。头部有触角 1 对、触须 1 对。多数蝇的口器为舐吸式口器,上有 1 对肥大的唇瓣。胸部有足 3 对。在足跗节末端有爪及爪垫,爪垫上密布细毛,并能分泌黏液,可携带多种病原体。这些结构特点与蝇传播疾病密切相关。

蝇为全变态发育,生活史有卵、幼虫、蛹、成虫 4 个时期。蝇类多数产卵于人畜粪便、垃圾等脏物中,卵孵化为幼虫(蛆),幼虫离开孳生地到周围土壤中化蛹,蛹羽化为成蝇(图 12-3)。在适宜的温度下完成一代生活史需 8~10 天。

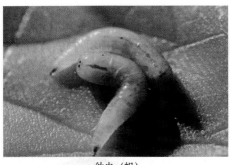 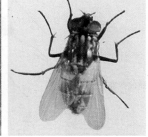

幼虫（蛆） 成虫

图 12-3 蝇形态图

2.生态习性 蝇为杂食性昆虫,舐吸各种香甜食品、腐烂食物及人、动物排泄物。舐吸食物时有边爬边吃、边呕吐、边排粪的习性。躯体的鬃毛、爪垫上细毛和黏液,使成蝇黏附携带多种病原体,造成多种传染病的机械性传播。

3.传播疾病 主要有痢疾、伤寒、霍乱、结核、阿米巴病等。蝇的幼虫可寄生在人体的各组织中,引起蝇蛆病。

4.防制原则 重点是搞好环境卫生、清除孳生地,防蝇、灭蝇。搞好食品卫生、个人卫生和环境卫生。

三、蚤、虱、蜱、螨

蚤、虱、蜱、螨与传播疾病的有关特点简介如下。

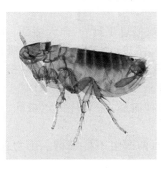

图 12-4 蚤成虫形态图

1.蚤 发育为完全变态(图 12-4)。虫体两侧扁平,腿长而发达,善于跳跃,不易捕捉。有刺吸式口器,雌、雄蚤均吸血,并且有边吸血边排粪的习性。耐饥力强,当宿主发热或死亡时,即离开另觅新宿主。人被叮咬或蚤粪污染伤口时蚤携带的病原体经伤口进入人体引起感染。其传播的疾病有鼠疫、地方性斑疹伤寒等。

2.虱 是一种永久性体表寄生虫(图 12-5)。发育为半变态,有刺吸式口器。虫体末端爪与其胫节末端内侧指状突起相对,形成抓握器,紧紧抓住毛发、衣衫纤维不致脱落。若虫与成虫均吸血,并有边吸血边排粪的习性。当虱被压碎时携带的病原体逸出或随粪便排出,经伤口进入体内引起感染。其传播的疾病有流行性回归热、流行性斑疹伤寒等。

3.蜱 分为硬蜱与软蜱(图 12-6 和图 12-7)。硬蜱背部有盾板,软蜱背部无盾板。发育分为卵、幼虫、若虫、成虫 4 期。雌雄成虫、幼虫、若虫均可刺吸人和动物血液。对宿主选择广泛,耐饥力强。携带的病原体在蜱叮咬吸血时经伤口进入引起感染。主要传播森林脑炎、克里米亚-刚果出血热(新疆出血热)等。

4.疥螨 发育分卵、幼虫、前若虫、后若虫和成虫 5 期(图 12-8 和图 12-9),是表皮内永久性寄生螨类,寄生于人体皮肤薄嫩处。具有螯肢,如钳状,尖端有小齿,还有前跗爪。凭借这两种结构,疥螨在皮下开掘隧道,刺激和损伤皮肤引起一种伴剧烈瘙痒的顽固性皮肤病,即疥疮。通过直接密切接触在人群中传播。

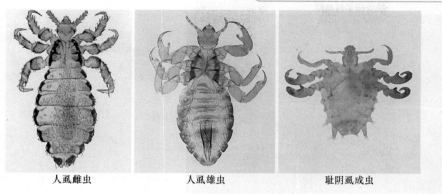

人虱雌虫　　　　　人虱雄虫　　　　　耻阴虱成虫

图 12-5　常见虱成虫形态图

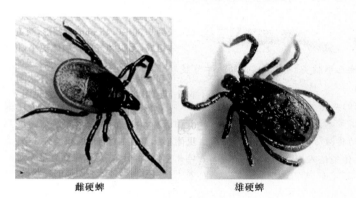

雌硬蜱　　　　　　　雄硬蜱

图 12-6　硬蜱成虫形态图

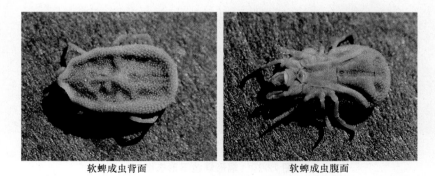

软蜱成虫背面　　　　　　软蜱成虫腹面

图 12-7　软蜱成虫形态图

5. 蠕形螨　又称毛囊虫,是一种永久性皮肤寄生螨,分为毛囊蠕形螨和皮脂蠕形螨两种(图 12-10)。虫体细小,发育分卵、幼虫、前若虫、后若虫和成虫 5 期。成虫寄生于毛囊和皮脂腺内繁殖,是酒渣鼻、毛囊炎、痤疮、脂溢性皮炎和眼睑缘炎等的病因或病因之一。蠕形螨感染较普遍,国内人群感染率一般在 20% 以上,最高达 97.86%。感染以颜面部最多见。感染以毛囊蠕形螨多见,皮脂蠕形螨次之,部分患者存在双重感染。人体蠕形螨可通过直接或间接接触而传播。因此,要养成良好的卫生习惯,减少与传染源的接触机会,切断传播途径,以防自身感染。

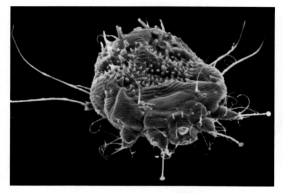

图 12-8　疥螨成虫形态图

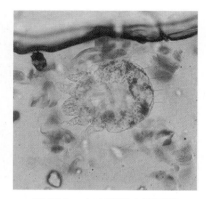

图 12-9　人疥螨活虫镜下图

护考链接

传播流行性乙型脑炎（简称乙脑）的医学节肢动物是

A. 蠕形螨　　B. 蚤　　C. 蚊　　D. 虱　　E. 蜱

分析：乙脑的病原体是流行性乙型脑炎病毒（简称乙脑病毒）。乙脑病毒的主要传播媒介是三节喙库蚊。蚊可携带病毒越冬并经卵传代，是病毒的长期储存宿主。家畜、家禽，特别是幼猪是乙脑重要的传染源。幼猪被带病毒的蚊虫叮咬后，出现短期的病毒血症。蚊虫叮咬有病毒血症的幼猪再去叮咬人，将病毒传染给人引起感染。

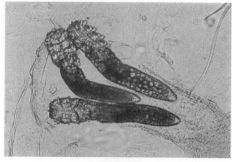

毛囊蠕形螨

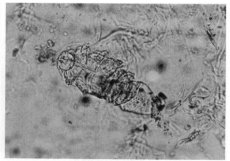

皮脂腺蠕形螨

图 12-10　蠕形螨镜下形态图

小结

凡通过骚扰、刺螫、吸血、寄生及传播病原体等方式危害人类健康的节肢动物称为医学节肢动物。种类繁多，分属 5 个纲，其中昆虫纲和蛛形纲尤其重要。医学节肢动物主要以直接和（或）间接两种方式危害人类健康。间接危害是指节肢动物携带病原体传播各种传染病，甚至造成疾病的流行。常见的医学节肢动物有蚊、蝇、蚤、虱、蜱、螨等。对常见医学节肢动物的防制，要因地制宜，采取综合性的防制措施。

自测题

一、名词解释

1. 全变态　2. 生物性传播　3. 机械性传播

二、填空题

1. 经过_____、_____、_____3 个发育时期的称为半变态。

2. 蚊传播的疾病有_____、_____、_____、_____等。

3. 节肢动物的生活过程与周围环境各种因素的相互关系称_____。

4. 蜱分为_____和_____两类。

三、单选题

1. 由蜱传播的疾病是(　　)
   A. 登革热　　　　　B. 流行性斑疹伤寒
   C. 森林脑炎　　　　D. 疥疮
   E. 伤寒

2. 蠕形螨寄生的部位是(　　)
   A. 皮下组织中
   B. 皮下隧道中
   C. 毛囊深部或皮脂腺内
   D. 有时可出现在外周血中
   E. 以上情况均可出现

3. 蠕形螨感染的部位最多见的是(　　)
   A. 腹部　　　　　B. 颜面部
   C. 胸部　　　　　D. 颈部
   E. 四肢

4. 疥螨对人的危害主要是(　　)
   A. 作为病原体引起皮炎
   B. 吸入后可引起变态反应
   C. 误食后引起消化道疾病
   D. 可作为传播疾病的媒介
   E. 以上情况均可以发生

5. 与医学关系密切的节肢动物属于(　　)
   A. 昆虫纲与甲壳纲　B. 甲壳纲与蛛形纲
   C. 蛛形纲与昆虫纲　D. 唇足纲与昆虫纲
   E. 唇足纲与倍足纲

6. 蝇传播肠道传染病属(　　)
   A. 机械性传播　　B. 发育式
   C. 繁殖式　　　　D. 发育繁殖式
   E. 经卵传递

7. 防制医学节肢动物应采取(　　)
   A. 环境防制　　　　B. 物理和化学防制
   C. 生物和遗传防制　D. 法规防制
   E. 综合防制

8. 虱传播的疾病是(　　)
   A. 流行性感冒　　　B. 流行性乙型脑炎
   C. 流行性出血热　　D. 流行性脑脊髓膜炎
   E. 流行性斑疹伤寒

9. 医学节肢动物对人的危害包括(　　)
   A. 吸血骚扰和毒害作用
   B. 毒害作用和致敏作用
   C. 致敏作用和寄生
   D. 寄生和传播疾病
   E. 直接危害和间接危害

10. 医学昆虫全变态特点是(　　)
    A. 生活史分卵、若虫、成虫
    B. 生活史分卵、幼虫、蛹、成虫
    C. 生活史分为卵、幼虫、若虫、成虫
    D. 幼虫与成虫形态相似
    E. 若虫与成虫相似

11. 属半变态的医学昆虫是(　　)
    A. 蚊　　　　　B. 蝇
    C. 虱　　　　　D. 蚤
    E. 白蛉

12. 蝇的生态习性中，与传播疾病有关的是(　　)
    A. 季节分布较广
    B. 有趋光性、白天活动
    C. 食性杂，边吃、边排粪便、边呕吐
    D. 大多数以蛹越冬
    E. 有些蝇种可直接产幼虫

四、简答题

1. 医学节肢动物传播疾病的方式有哪些?

2. 简述医学节肢动物对人的危害。

3. 简述蚊的生活史。

4. 蝇传播疾病的主要方式是什么?可传播哪些疾病?

(吴顺爱)

病原生物与免疫学基础实验指导

实验目的及实验室规则

一、实验目的

1. 实验的目的是验证理论和加深对基本理论知识的理解，并掌握基本操作技能和无菌技术，建立无菌观念。因此，在实验前必须复习相关理论知识和预习实验内容；对每次实验的目的要求、方法步骤等应做到心中有数。

2. 在实验中通过正确地操作，观察和分析实验及其结果，培养学生实事求是的科学态度，严肃认真的工作作风，分析和解决问题的能力。

二、实验室规则

病原生物与免疫学基础实验对象大多数是病原生物，因此，应严格遵守实验室规则，按无菌操作的要求进行实验，以防止实验中自身感染和环境污染。

1. 进入实验室应穿工作服，离开前脱下并反折放好。工作服要经常清洗，保持洁净。

2. 凡实验不需要的物品如书包等，不得带入实验室。带进实验室的必要的教材和文具，要远离操作部位。禁止在室内饮食、吸烟或用嘴湿润标签、铅笔等。

3. 实验时不得高声谈笑和随便来回走动，以保证实验室的安静和实验的正常进行。

4. 要爱护室内仪器设备，按使用规则操作，并应节约使用实验材料。酒精灯使用完毕，要及时盖灭火焰。所有物品用完放回原处。凡属操作不当损坏者，须报告老师，进行登记。

5. 凡具有传染性的培养物、带菌材料、动物、器具等，均须按要求消毒处理，不得随便乱放或用水冲洗。实验室内任何物品不得携出室外。

6. 实验中发生差错或意外事故时，如划破皮肤、细菌污染实验台、地面、手或衣物时，应立即报告指导教师，及时处理，切勿隐瞒，以免发生传染。

7. 实验结束，应清洗仪器，擦净桌面，放好物品。并轮流值日，负责实验室的卫生清洁和水电、门窗的安全。

8. 实验完毕，须用消毒液泡手，再以清水冲洗，然后离开实验室。

9. 应实事求是写好每次实验报告。实验报告要简洁、准确、清楚。

实验一　细菌的形态检查与结构观察

一、实验目的

1. 学会显微镜油浸镜的使用和保护方法。

2. 能够辨认细菌的基本形态和特殊结构。

3. 初步学会细菌涂片和革兰染色方法，并会分析和判断结果。

二、实验内容和方法

（一）显微镜油镜的使用和保护方法（操作）

1. 油镜原理　细菌须用显微镜油镜放大 1000 倍才能看到。因玻璃和香柏油折光率相近似（约为 1.52），所以在玻片上加一滴香柏油，把玻片与油镜头连接，避免由集光器照射上来的光线的折射，进入透镜的光量增多，视野亮度就增强，提高分辨率，因而获得清晰的物像（实验图-1）。

2. 油镜使用方法

（1）放置显微镜：双手托持显微镜，轻放自己面前的实验台上，镜座距实验台边缘约5cm。不要倾斜镜台，以免镜油流出。

（2）对光：用低倍接物镜对光（因高倍镜和油镜的镜口小，故不能用之对光）。由于使用油镜要求射入的光线最强，故必须做到以下 3 点：①聚光器上升到与载物台持平。②以灯光为光源时，将凹面反光镜对准光源。以自然光线为光源时，将平面反光镜对准光源。③光圈完全打开。

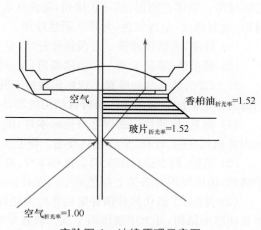

实验图-1　油镜原理示意图

（3）转换油镜头：在标本玻片上滴一滴香柏油，再将标本片置于载物台上，用弹簧夹或移动器固定。转动旋转盘，调换油浸镜头。油镜头有 3 种标志：①油镜头上标有 100×。②油镜头前端有白色圆圈。③油镜头上刻有"油"或"Oil"字样。

（4）调节焦距：眼睛从镜筒侧面注视油镜头，再小心转动粗调节器，把镜头缓慢下降，或缓慢上升载物台，使镜头浸入油中至几乎与标本玻片接触为止，切勿相撞。然后一边从接目镜观察，一边慢慢转动粗调节器，使油镜头远离标本玻片。当见到视野出现模糊物像时，立即停止，再用细调节器调到物像清晰为止。若油镜头已离开油面而仍未见到物像，必须重复操作。

（5）观察标本：应练习两眼同时睁开观察，左眼看接目镜内视野物像，右眼配合绘图或记录。

（6）擦镜：镜检完毕，转动粗调节器使油浸镜头远离载物台，用 3 张擦镜纸擦镜。先用一张擦去镜头上的镜油，再用一张蘸少许二甲苯擦去残留的油迹，最后一张擦去残留的二甲苯。

（7）显微镜还原：取下标本片，下降聚光器，关闭光圈，竖起反光镜，转动旋转盘，将接物镜摆成"八"字形。下降镜筒，罩上镜罩，双手托持显微镜，放入显微镜箱中。

3. 显微镜的保护

（1）显微镜是贵重精密仪器，使用时要精心爱护，不得随意拆卸和碰撞。

（2）取送显微镜时应轻拿轻放，一手握镜臂，一手托镜座，防止因震动使镜头受损。

（3）显微镜的调节器只能做有限的旋转，当旋转感到有阻力时应立即向反方向旋转退回，以免碰撞损坏镜头。细调节器用于焦距的细微调节，使用时转动不宜超过 360°，需要较大幅度调节时，应使用粗调节器。

（4）显微镜应放置于干燥无尘和避光的地方。

（二）细菌的基本形态和特殊结构观察（示教）

1. 细菌的基本形态观察 使用显微镜油镜,观察各种球菌、杆菌和螺形菌的革兰染色标本片,以认识细菌的基本形态。观察时应注意细菌的形状、大小、排列和染色性,同时绘图或记录。

（1）球菌:①葡萄球菌。菌体正圆形,呈葡萄串状排列,染成紫蓝色,为革兰阳性球菌。②链球菌。菌体正圆形,呈链状排列,染成紫蓝色,为革兰阳性球菌。③脑膜炎奈瑟菌。菌体肾形,成双排列,染成红色,为革兰阴性球菌。

（2）杆菌:大肠埃希菌——菌体短杆状,呈分散排列,染成红色,为革兰阴性杆菌。

（3）螺形菌:霍乱弧菌——菌体弧形,呈分散排列,染成红色,为革兰阴性弧菌。

2. 细菌的特殊结构观察 观察示教镜下肺炎链球菌的荚膜、破伤风梭菌的芽胞、伤寒沙门菌的鞭毛。注意细菌菌体与特殊结构的形状、染色性、大小、位置等形态特点,并绘图。

（1）鞭毛:伤寒沙门菌鞭毛染色标本片:菌体较粗大呈杆状,染成红色,分散排列,周围可见到波浪状弯曲、较长、呈红色的鞭毛。鞭毛类型为周鞭毛。

（2）荚膜:肺炎链球菌荚膜染色标本片:视野背景为蓝色,菌体纵向成双排列呈双瓜子状或链状,菌体周围有未染上颜色的空白发亮区域,即为荚膜。

（3）芽胞:①破伤风梭菌芽胞的革兰染色标本片:菌体为长杆状,革兰阳性菌。顶端有不着色的圆形结构,并大于菌体即芽胞。带有芽胞的菌体似"鼓槌状"。视野内其他散乱分布的无色球体,为菌体脱落的成熟芽胞。②炭疽芽胞杆菌革兰染色标本片:菌体粗大杆状,呈链状排列,似竹节状,染成紫蓝色,为革兰阳性杆菌。菌体中间有卵圆形的小于菌体的芽胞。

（三）细菌涂片标本制作和革兰染色法（操作）

1. 革兰染色法的原理 由于细胞壁结构的差异等原因,革兰阳性菌牢固结合初染的紫蓝色,不易被乙醇脱色,故不能染上复染的红色,仍保持初染的紫蓝色;革兰阴性菌结合初染的紫蓝色不牢固,易被乙醇脱色,故染上复染的红色。

2. 材料

（1）菌种:大肠埃希菌、葡萄球菌培养物。

（2）其他:革兰染色液、载玻片、0.9%氯化钠溶液、酒精灯、接种环等。

3. 方法

（1）细菌涂片制作:基本步骤为涂片→干燥→固定。①涂片。取 0.9%氯化钠溶液 1 滴置于洁净载玻片上,将接种环在酒精灯火焰中烧灼灭菌后冷却,用接种环从培养基上取菌少许,在盐水中磨匀,涂布成直径 1～1.5cm 大小的圆形薄膜。②干燥。把涂片的菌膜面向上置于酒精灯火焰上方不烤手的高处(距火焰约 15cm)微微烘干,或于室温中自然干燥。③固定。将已干燥的涂片菌膜面向上,用玻片夹固定涂片一端,以钟摆速度迅速通过火焰温度最高处 3 次。涂片以热而不烫为宜,注意切勿将菌体烤焦。固定的作用是杀死细菌并使细菌牢固地附着在玻片上,以免在染色中被水冲洗掉及造成污染。

（2）染色

1）初染:滴加甲紫液于涂片菌膜上,染色 1 分钟后,用水轻轻冲洗。

2）媒染:滴加卢戈碘液,约 1 分钟后,水洗。

3）脱色:滴加 95%乙醇溶液数滴,轻轻摇动玻片至无紫色脱下为止,30 秒至 1 分钟后水洗。

4）复染:滴加稀释复红染液,染色 30 秒至 1 分钟后,水洗。

（3）镜检：将标本片用吸水纸吸干,加一滴香柏油后用油镜观察。

（4）结果：葡萄球菌染成紫蓝色,为革兰阳性菌,大肠埃希菌染成红色,为革兰阴性菌。

三、实 验 报 告

1. 列出油镜头的 3 个标志。
2. 写出油镜使用时采光的方法要点。
3. 绘出镜下所见的细菌基本形态和特殊结构图。
4. 记录革兰染色的结果。

（许潘健）

实验二　细菌的人工培养

一、实 验 目 的

1. 简述培养基的制备原则。
2. 说出常用培养基的名称和用途。
3. 描述细菌在培养基中的生长现象。
4. 初步学会细菌接种方法。
5. 观察糖发酵试验并会判断结果

二、实验内容和方法

（一）培养基的制备原则和种类介绍(示教)

1. 制备原则　①适当的营养成分。②合适的酸碱度。③配制后经灭菌备用。

2. 制备程序　配料→熔化→测定及矫正 pH→滤过→分装→灭菌→备用。

3. 常用培养基的种类

（1）按物理性状可分：①液体培养基。②固体培养基。③半固体培养基。

（2）按用途不同可分：

1）基础培养基：含有细菌生长的基本营养成分,如肉汤培养基、普通琼脂平板或斜面培养基。

2）营养培养基：在普通培养基中加入血液、血清等营养物质即成营养培养基,适于营养要求较高的细菌生长,如血琼脂培养基、血清肉汤培养基。

3）鉴别培养基：供细菌生化反应试验用,可根据试验结果鉴别细菌,如糖发酵培养基。

4）选择培养基：在培养基中加入抑制非目的菌生长的化学物质或药物,有利于目的菌的分离和检出,如 SS 琼脂平板。

5）厌氧培养基：供培养厌氧菌用,如庖肉培养基。

（二）细菌接种法

1. 平板画线分离培养法（操作）　目的是分离出所需要的细菌,以获得纯种。最常用的是分区画线法。

（1）材料

1）标本：葡萄球菌和大肠埃希菌混合培养物。

2）培养基：普通琼脂平板。

（2）方法

1）右手以持笔式握接种环，在火焰上烧灼灭菌。

2）接种环冷却后，以无菌操作方法沾取葡萄球菌、大肠埃希菌混合培养物1环。

3）左手持平板培养基平皿底部，以拇指和示指开启平皿盖一侧，右手将沾有菌液的接种环在平板表面的边缘部分涂抹。烧灼接种环，冷却，自涂抹部分开始，连续在平板表面左右画线，第1区画线占平板表面的1/5～1/4。

4）再次烧灼接种环，待冷，将培养基转动80°左右进行第2区画线，第2区画线与第1区画线开始相交2～3条，以后可不相交。烧灼接种环后用相同方法进行第3区、第4区、第5区画线（实验图-2）。每区画线呈相对独立的一片，这样操作有利于后面生成单个菌落。

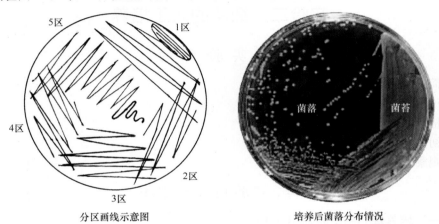

分区画线示意图　　　　　　　培养后菌落分布情况

实验图-2　细菌平板分区画线接种法

5）接种完毕后，接种环经火焰灭菌，平板底部做好标记（姓名、日期、标本名称等），平皿倒置于培养箱，37℃培养18～24小时，观察结果。

（3）注意事项：①画线接种时，力量要适中。②接种环与培养基表面的角度约45°为宜，切勿画破表面。③画线要密而不重复，充分利用平板表面。④严格无菌操作。

2．斜面培养基接种法（示教）　主要用于纯培养和保存菌种，某些特殊斜面培养基可用于观察生化反应。

（1）材料

1）标本：大肠埃希菌或葡萄球菌斜面培养物。

2）培养基：普通琼脂斜面培养基。

（2）方法

1）左手拇指、示指、中指、无名指分别握持菌种试管与待接种的斜面培养基试管，拇指压住试管底部上方，菌种管位于左侧，培养基管位于右侧，斜面均向上（实验图-3）。

2）右手拇指和示指分别松动两管棉塞，右手持接种环火焰灭菌。

3）以右手小指与手掌，小指与无名指分别拔取两管棉塞（先外后内），将两管口迅速通过火焰灭菌。

4）将灭菌接种环插入菌种管内，从斜面上取菌苔少许，退出后，迅速伸入待接种的培养

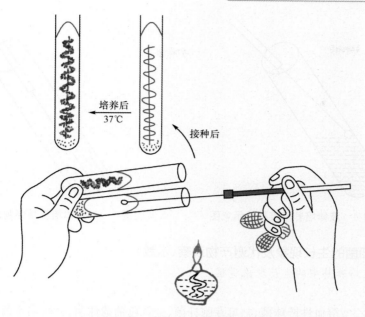

实验图-3　斜面双管移种法示意图

管,在斜面上先由底部向上画一条直线,再从斜面底部向上画蛇行线。

5)取出接种环,在火焰上灭菌管口,塞上棉塞(先塞菌种试管,后塞接种管),然后灭菌接种环;做好标记。置37℃培养18～24小时,观察结果。

3. 液体培养基接种法(示教)　主要用于增菌培养及检测细菌的生化反应。

(1)材料

1)标本:大肠埃希菌或金黄色葡萄球菌斜面培养物。

2)培养基:肉汤培养基。

(2)方法

1)同斜面培养基接种法1)、2)、3)。

2)接种环灭菌冷却后,从菌种管挑取少量菌苔移到肉汤管,在接近液面上方的管壁上轻轻研磨,并沾取少许肉汤调和,使细菌混合于肉汤中(实验图-4)。

3)将接种环和试管口在酒精灯火焰上烧灼灭菌。做好标记,置37℃培养18～24小时,观察结果。

4. 半固体培养基接种法(示教)　主要用于观察细菌的动力,在肠道杆菌鉴别中尤其重要。

(1)材料

1)标本:变形杆菌、葡萄球菌斜面培养物。

2)培养基:半固体琼脂培养基。

(2)方法

1)同斜面培养基接种法1)、2)、3),接种环改用接种针。

2)右手持接种针,灭菌冷却后,以接种针挑取少许菌苔,垂直刺入半固体培养基的中心,深入培养基高度约3/4处,然后循原路退出(实验图-5)。做好标记,置37℃培养18～24小时,观察结果。

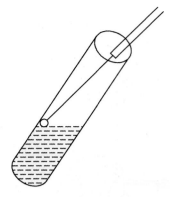
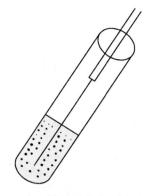

实验图-4 液体培养基接种法示意图 　　实验图-5 半固体培养基穿刺接种法示意图

（三）细菌的生长现象及代谢产物观察（示教）

1. 细菌在培养基中的生长现象观察

（1）材料

1）菌种：乙型溶血性链球菌、枯草芽胞杆菌、金黄色葡萄球菌、大肠埃希菌、痢疾志贺菌。

2）培养基：普通琼脂平板、血琼脂平板、液体培养基、半固体培养基。

（2）方法

1）将金黄色葡萄球菌、枯草芽胞杆菌、乙型溶血性链球菌分别接种于液体培养基。

2）将金黄色葡萄球菌、乙型溶血性链球菌分别接种于普通琼脂平板和血琼脂平板。

3）将大肠埃希菌、痢疾志贺菌分别接种于半固体培养基。

4）将以上接种的培养基置37℃培养18～24小时，观察结果。

（3）结果

1）液体培养基：呈均匀浑浊生长（金黄色葡萄球菌），形成菌膜（枯草芽胞杆菌）和沉淀生长（乙型溶血性链球菌）。

2）固体培养基：菌落和菌苔。注意菌落的大小、形态、透明度、颜色、表面和边缘是否整齐及周围有无溶血环。

3）半固体培养基：无动力的细菌（痢疾志贺菌）只沿穿刺线生长，长成一条规则的灰白色线状物，穿刺线周围培养基透明，动力阴性，证明此菌无鞭毛。有动力的细菌（大肠埃希菌）沿穿刺线向周围扩散生长，穿刺线模糊，周围培养基变浑浊，动力阳性，证明此菌有鞭毛。

2. 细菌代谢产物观察　糖发酵试验：将大肠埃希菌和伤寒沙门菌分别接种于葡萄糖、乳糖发酵培养基中，置37℃培养18～24小时，观察结果。大肠埃希菌分解葡萄糖、乳糖，产酸产气；伤寒沙门菌只分解葡萄糖产酸不产气，不分解乳糖（实验表-1）。

实验表-1　大肠埃希菌与伤寒沙门菌的糖发酵试验结果

	葡萄糖	乳糖		葡萄糖	乳糖
大肠埃希菌	⊕	⊕	伤寒沙门菌	+	—

⊕：产酸产气，表现为培养基变成黄色，倒置的小导管中有气泡。+：只产酸不产气，培养基变成黄色，小导管中无气泡。—：不产酸不产气，培养基不变色，小导管中无气泡。

三、实 验 报 告

1. 记录并分析平板分区划线接种法的培养结果。
2. 描述细菌在固体、液体和半固体培养基上的生长现象。
3. 记录糖发酵试验的实验结果。

（许潘健）

实验三　细菌的分布检查与消毒灭菌

一、实 验 目 的

1. 学会不同部位细菌的检查方法，认识细菌的分布情况。
2. 学会常用消毒、灭菌、除菌方法。
3. 认识常用的消毒灭菌器。
4. 初步学会做药物敏感实验。

二、实验内容和方法

（一）细菌分布的检查（操作）

1. 空气中细菌的检查　取普通琼脂平板 2 个，一个放实验室内打开平皿盖，在空气中暴露 10 分钟后盖上平皿盖，另一个平板放在消毒过的无菌室或超净工作台上，暴露 10 分钟后盖上平皿盖，然后分别做好标记，置 37℃培养 18～24 小时，观察并记录实验结果。

2. 水中细菌的检查　用无菌瓶采集河水或池塘水 100ml，用无菌吸管吸出 0.1ml，滴在普通琼脂培养基上，用 L 棒均匀涂布，盖上平皿盖，做好标记，置 37℃培养 18～24 小时，观察并记录实验结果。

3. 物体表面细菌的检查　取 4 个普通琼脂平板，分别标记"门把手"、"手机键盘"、"硬币"、"食堂饭卡"。取 4 支无菌棉签蘸取无菌 0.9％氯化钠溶液，在上述标记种类的物体表面涂擦后，在相应标记的琼脂平板上做分区划线接种。置 37℃培养 18～24 小时，观察并记录实验结果。

4. 咽喉部细菌的检查　以下两种方法任选一种。

（1）咽拭子法：每两位同学为一组，取血琼脂平板 1 个，在平板底部正中画一直线分为两部分，分别做好标记。由两位同学相互用无菌棉拭子采集咽部标本，分别将标本涂于血平板表面的相应位置，然后再无菌操作用接种环划线，置 37℃培养 18～24 小时，观察并记录实验结果。

（2）咳碟法：取血琼脂平板 1 个，打开盖子，置于距口 10cm 左右处，用力咳几次，盖好盖子，在平板底部做好标记，置 37℃培养 18～24 小时，观察并记录实验结果。

（二）消毒与灭菌试验（操作）

1. 皮肤消毒试验　每两名学生为一组，取 1 个普通琼脂平板。先在平板底部用记号笔划分为 5 格，标明序号，两人用未消毒手指分别在 1、2 格内涂布，然后用聚维酮碘消毒手指，再分别涂抹 3、4 格，余下第 5 格作为空白对照，盖上平皿盖，置 37℃培养 18～24 小时，观察并记录实验结果。

2. 热力灭菌试验　取无菌肉汤管 6 支,分别做好标记后无菌操作,2 支接种大肠埃希菌;2 支接种枯草芽胞杆菌;2 支不接种细菌,作为阴性对照。取接种大肠埃希菌、枯草芽胞杆菌、阴性对照培养基各 1 支,放入水浴锅中煮沸 5～10 分钟后取出,将所有培养基置 37℃ 培养 18～24 小时,观察并记录实验结果。

3. 紫外线杀菌试验　取普通琼脂平板 1 个,无菌操作密集划线接种大肠埃希菌。用无菌小镊子把灭菌的长方形黑色纸片贴于平板表面中央部分。打开平皿盖,置于紫外线灯 20～30cm 处照射 30 分钟,将黑纸片弃入消毒缸中,盖好平皿盖。置 37℃ 培养 18～24 小时,观察并记录实验结果。

（三）常用消毒灭菌及除菌方法介绍(示教)

1. 高压蒸汽灭菌法　是应用最广的灭菌法,凡能耐湿、耐高温和高压的普通培养基,0.9% 氯化钠溶液,敷料,手术器械,药品及注射用液体、玻璃器皿等,均可用此法灭菌。

（1）将枯草芽胞杆菌和金黄色葡萄球菌分别接种于普通液体培养基中。

（2）先向高压蒸汽灭菌器的外筒内加水,把需灭菌的物品放入内筒内,不能太挤,盖好盖并将螺旋拧紧使之密封,打开排气阀开始加热,水沸腾后,排气阀开始排出气体,待筒内冷空气完全排出后,持续排出水蒸气时,关上排气阀。此时筒内压力逐渐上升,至压力表显示压力达到 103.4kPa 时,温度为 121.3℃,调节热源,维持 15～20 分钟可达灭菌目的。灭菌完毕,关掉热源,待压力下降到零时,徐徐开放排气阀排出余气后,方可开盖取物。

（3）将经过高压蒸汽灭菌器灭菌的培养基取出,置 37℃ 培养 18～24 小时,观察并记录分析实验结果。

2. 干热灭菌法　主要用于玻璃器皿、试管、吸管、三角烧瓶、粉剂等的灭菌。用时将需要灭菌的物品经清洗、晾干和包装之后整齐摆放在干烤箱内,不宜过挤。关闭两层箱门,通电,待温度升到 160～170℃,维持 2 小时即可达灭菌目的。温度不可过高,以免棉塞或包装纸烤焦甚至燃烧。灭菌完毕,关闭电源,待温度自然下降到 50℃ 以下再开门取物,以防玻璃器皿骤冷发生破裂。

3. 滤过除菌法　用物理阻留的方法机械地将液体中的细菌除去,以达到无菌的目的。常用于不耐热的液体培养基、血清和生物药品的除菌,也用于细菌外毒素及病毒的除菌分离。常用的滤菌器有薄膜滤菌器、玻璃滤菌器、石棉滤菌器等。

（四）药物敏感实验(纸片法)(操作)

（1）取普通平板 1 个,用记号笔在平板底部标记药敏纸片的位置。

（2）用无菌棉拭子蘸取菌液,在培养基表面均匀涂布 3 次,每次将平板旋转 60°,最后沿平板周边涂抹 2 圈,以保证均匀。

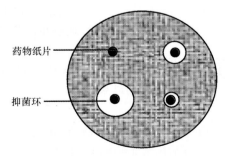

药物纸片

抑菌环

实验图-6　细菌对药物的敏感试验

（3）稍干燥后,无菌操作,用镊子取药敏纸片,按标记位置贴在涂布细菌的培养基表面,用镊尖压一下,使其贴平。一次贴好,纸片一贴上就不可再移动,因纸片中的药液已扩散到培养基中。每取一种药敏纸片前,均须先灭菌镊子并冷却。每张纸片中心间距不少于 24mm,纸片中心距平板边缘距离不少于 15mm。直径为 90mm 的平板最多贴 6 片(实验图-6)。

（4）贴上纸片后,须在 15 分钟内置 37℃ 培养 18～24 小时，观察结果。

（5）结果报告：测量抑菌圈的直径，一般以敏感、中介、耐药 3 个等级报告结果。

敏感（S）：指细菌被常用剂量的抗菌药物所抑制。

中介（I）：指细菌被高于常用剂量的抗菌药物所抑制，但治疗指数低（即治疗量与中毒量接近）；或者是敏感与耐药之间的缓冲带，为实验误差造成。

耐药（R）：指细菌不被常用剂量的抗菌药物所抑制，治疗效果差。

不同细菌对相同或不同药物的敏感度可有不同的判断标准（实验表-2）。

实验表-2　常用药敏实验纸片判断标准

细菌	抗菌药物	抑菌环直径（mm）		
		R	I	S
葡萄球菌属	青霉素	≤28	—	≥29
	红霉素	≤13	14～22	≥23
	氨苄西林	≤28	—	≥29
	头孢唑啉	≤14	15～17	≥18
	庆大霉素	≤12	13～14	≥15
	四环素	≤14	15～18	≥19
	环丙沙星	≤15	16～20	≥21
	磺胺药	≤12	13～16	≥17
肠杆菌科	氨苄西林	≤13	14～16	≥17
	头孢唑林	≤14	15～17	≥18
	庆大霉素	≤12	13～14	≥15
	四环素	≤14	15～18	≥19
	环丙沙星	≤15	16～20	≥21
	磺胺药	≤12	13～16	≥17

三、实验报告

1. 记录空气、水、物品表面及咽喉部位细菌检查的结果。
2. 记录皮肤消毒试验的结果。
3. 记录热力灭菌试验和紫外线杀菌试验的结果。
4. 记录药物敏感试验的结果，并解释其意义。

（岳进巧）

实验四　免疫学基础实验

一、实验目的

1. 观察 E 花环、淋巴细胞转化、中性粒细胞吞噬淋球菌标本片。

2. 观察动物过敏性休克现象,并能解释其原因。

3. 学会玻片凝集试验的操作,观察其他几种抗原抗体反应的现象,学会分析结果。

4. 初步学会识别常用免疫防治的生物制品。

二、实验内容和方法

(一)抗原抗体反应

1. 玻片凝集反应(操作)

(1)材料:伤寒沙门菌诊断血清、被检细菌培养物、0.9%氯化钠溶液、接种环、酒精灯等。

(2)操作方法

1)取洁净的载玻片一张,用蜡笔在中间分成左右两格,在左侧加伤寒沙门菌诊断血清1滴,右侧加0.9%氯化钠溶液1滴作为对照。

2)用灭菌接种环挑取被检细菌培养物少许,先放在0.9%氯化钠溶液内混匀,再蘸取均匀的细菌悬液放入诊断血清中混匀。

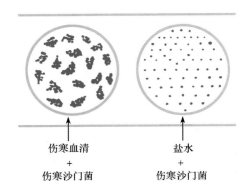

伤寒血清 ＋ 伤寒沙门菌   盐水 ＋ 伤寒沙门菌

实验图-7　玻片凝集试验示意图

3)轻轻摇动玻片2～3分钟后观察后果。

(3)结果观察:若0.9%氯化钠溶液中的细菌不凝,而诊断血清内的细菌迅速凝集,为阳性;若0.9%氯化钠溶液和诊断血清中的细菌均不凝,为阴性;若0.9%氯化钠溶液和诊断血清中的细菌都发生了凝集,则为假阳性,说明被检细菌有自凝现象(实验图-7)。

观察记录完毕,将玻片放入消毒缸,防止污染。

2. 试管凝集试验(操作或示教)

(1)材料:待检血清、伤寒沙门菌诊断菌液(10亿个细菌/ml)、0.9%氯化钠溶液、刻度吸管、试管等。

(2)操作方法

1)取洁净小试管7支,排列于试管架上,并依次做好编号。

2)第一只试管加0.9%氯化钠溶液0.9ml,其余6只试管各加0.9%氯化钠溶液0.5ml。取0.1ml待测血清加入第一只试管中,反复上下吸吹3次混匀,吸出0.5ml,加入第二管,同法混匀后,取出0.5ml,加入第三管,以此类推,再从第6管吸出0.5ml弃去。第7管不加血清,作为对照。此时各管血清的稀释倍数依次为1∶10、1∶20、1∶40、1∶80、1∶160、1∶320。

3)每管加伤寒沙门菌诊断菌液0.5ml,此时血清又被稀释一倍(实验图-8)。

4)震荡试管架,使试管内液体混匀。

5)置37℃水浴2～4小时或37℃温箱18～24小时,观察并记录结果。

(3)结果观察、解释及效价判定:从恒温箱中轻轻取出试管架,不要摇动。观察试管内的上清液和下层凝集物,按液体的清浊、凝块的大小记录。观察时应先观察第7支管(对照),此管应不凝集,再从第1管依次与对照管对照观察并记录各管结果。

＋＋＋＋:细菌全部凝集,凝块沉于管底,上层液体澄清透明。

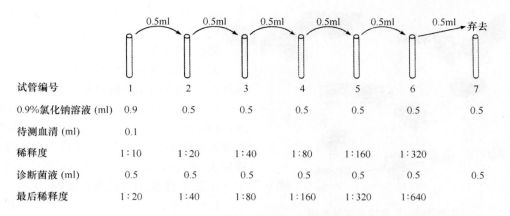

试管编号	1	2	3	4	5	6	7
0.9%氯化钠溶液 (ml)	0.9	0.5	0.5	0.5	0.5	0.5	0.5
待测血清 (ml)	0.1						
稀释度	1:10	1:20	1:40	1:80	1:160	1:320	
诊断菌液 (ml)	0.5	0.5	0.5	0.5	0.5	0.5	0.5
最后稀释度	1:20	1:40	1:80	1:160	1:320	1:640	

实验图-8 试管凝集试验操作程序示意图

＋＋＋:大部分细菌(约75%)凝集,上层液体轻度浑浊。

＋＋:部分细菌(约50%)凝集,上层液体半透明。

＋:小部分细菌(约25%)凝集,液体较浑浊。

－:细菌不凝集,液体浑浊,与对照管相同。

效价判定:出现明显凝集(＋＋)的最高血清稀释度为待检血清的凝集效价。

3. 单向琼脂免疫扩散试验——IgG 的检测(示教) 本试验为定量试验,主要用于检测血清中各类免疫球蛋白及补体各成分的含量。IgG 单扩板琼脂内含有抗 IgG 的抗体,在 IgG 单扩板上抗原孔中加入待测血清(抗原,含 IgG)并在琼脂内扩散,二者结合,抗原孔四周出现白色沉淀环。测量沉淀环直径,根据标准曲线换算出待测血清中 IgG 的含量。

(1)材料:IgG 单扩板(有商品供应)、待测血清、微量加样器、湿盒等。

(2)操作方法

1)按说明书要求稀释待测血清(1:3)。

2)用微量加样器在单扩板的抗原孔中加入已稀释的待测血清 $10\mu l$,每份待测血清样品加两孔,加满但不要溢出。

3)将单扩板放入湿盒中,置 37℃温箱扩散 24 小时。

4)测量两孔的沉淀环直径(mm),取平均值。

5)查标准曲线表,求出 IgG 的含量。

4. 金标记斑点免疫层析试验——妊娠试验(操作) 斑点免疫层析试验,又称"一步金法",是以硝酸纤维膜为载体,利用微孔膜的毛细管作用,使板条测试端的尿液慢慢向另一端渗移,在移运过程中发生抗原—抗体反应。所用试剂全部为干试剂,多种试剂结合在一个约 6mm×70mm 的板条上,试剂条两端附有吸水材料。多应用于早孕的测定。

(1)材料:待检尿液、测试条。

(2)操作方法:取测试条,将测试端插入尿液至标记处 3～5 秒,取出平放,置室温下 3 分钟观察结果。

(3)结果判定

阳性:测试条的对照线、检测线均出现红色反应。

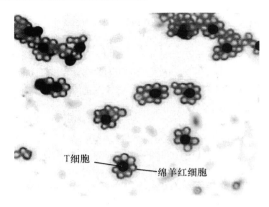

实验图-9　E 玫瑰花环试验图

弱阳性:测试条的检测线颜色浅于对照线。

阴性:测试条仅对照线有红色反应。

无效:测试条检测线、对照线均无红色反应线出现,说明试验失败或测试条失效。

(4)注意事项:强阳性尿液中含 HCG 较多,对照线可能不出现或极浅淡,仅在反应区出现淡紫色区带。测试条一端插入尿液过深或过浅、插入时间过长或过短也可影响结果。

(二)免疫细胞标本片观察(示教)

1. E 花环试验标本片　油镜下观察 E 花环标本片,淋巴细胞较大,呈蓝色。绵羊红细胞较小,呈红色。凡表面黏附≥3 个绵羊红细胞的淋巴细胞为花环形成细胞(即 T 淋巴细胞)(实验图-9)。

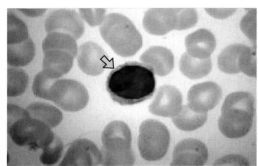

(a)未转化的淋巴细胞

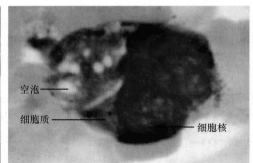

(b)转化后的淋巴细胞——淋巴母细胞

实验图-10　淋巴细胞转化试验图

2. 淋巴细胞转化试验标本片

(1)未转化的淋巴细胞特点:细胞体积小,核大,深紫色。核染色体致密。细胞质少,染成蓝色[实验图-10(a)]。

(2)已转化的淋巴细胞:包括淋巴母细胞和过渡型细胞。①淋巴母细胞特点。体积明显增大,是成熟淋巴细胞的 3~4 倍,染色质疏松成网状,核膜清晰,核内可见明显核仁 1~4 个。胞浆丰富,嗜碱性,有伪足样突起[实验图-10(b)]。②过渡型细胞特点。细胞体积略大,核质较疏松,胞浆较多,嗜碱性,核内可见核仁。

3. 中性粒细胞吞噬淋病奈瑟菌标本片　油镜下观察标本片上中性粒细胞内有吞噬的革兰阴性双球菌(实验图-11)。

(三)豚鼠过敏反应(示教)

1. 致敏注射　取体重 250g 左右的健

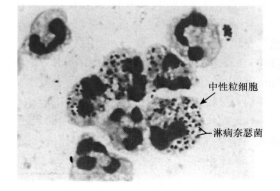

实验图-11　中性粒细胞吞噬淋病奈瑟菌光镜照片图

康豚鼠2只,分别标记为甲和乙。两只豚鼠均在皮下注射1∶10稀释的马血清0.1ml,使之致敏。

2. 发敏注射　2周后,甲豚鼠心内注射马血清原液0.5～1.5ml,乙豚鼠心内注射鸡蛋清0.5～1.5ml。密切观察两只豚鼠变化。

3. 观察结果　甲豚鼠在发敏注射后数分钟,表现为不安、竖毛、抓鼻,继而发生呼吸困难、抽搐、痉挛性跳跃、大小便失禁等症状,严重者会导致死亡。解剖可见肺气肿,胀满整个胸腔,这是支气管平滑肌痉挛的结果。乙豚鼠应不出现任何异常现象。

（四）常用生物制品介绍（示教）

1. 人工自动免疫常用生物制品

（1）疫苗:卡介苗、乙型肝炎疫苗、脊髓灰质炎疫苗、麻疹疫苗、百白破三联疫苗、脑膜炎奈瑟菌多糖菌苗、乙型脑炎疫苗、狂犬病疫苗、腮腺炎疫苗、水痘疫苗、甲型肝炎疫苗、百日咳菌苗、流感疫苗等。

（2）类毒素:白喉类毒素、破伤风类毒素。

2. 人工被动免疫常用生物制品　破伤风抗毒素、白喉抗毒素、抗狂犬病病毒免疫血清、多价肉毒抗毒素血清、丙种球蛋白、胎盘球蛋白等。

3. 免疫治疗常用生物制品　干扰素、IL-2、转移因子、胸腺素等。

4. 免疫诊断常用生物制品　伤寒O菌液,甲型副伤寒H菌液、乙型副伤寒H菌液、丙型副伤寒H菌液,伤寒O诊断血清、伤寒H诊断血清,志贺菌诊断血清等。

三、实 验 报 告

1. 绘出镜下所见E瑰玫花环、转化的T淋巴细胞、中性粒细胞吞噬现象图。
2. 分析豚鼠过敏反应的现象及原理。
3. 记录玻片凝集试验、单向琼脂免疫扩散试验、金标记斑点免疫层析试验结果,写出其意义。
3. 记录并分析试管凝集反应的现象和效价。

（韩日新）

实验五　常见病原菌实验

一、实 验 目 的

1. 识别各种常见病原菌的形态、结构、排列和染色性。
2. 辨认常见病原菌培养物的特点。认识厌氧培养常用方法。
3. 初步学会血浆凝固酶试验操作,简述其临床意义。
4. 观察抗"O"试验、肥达试验和抗酸染色试验,学会判断结果,分别说出其临床意义。

二、实验内容和方法

（一）常见病原菌形态结构和培养物观察

1. 常见病原菌形态结构观察（示教）

（1）材料:常见病原菌染色标本片。葡萄球菌、链球菌、肺炎链球菌、脑膜炎奈瑟菌、淋病奈瑟菌、大肠埃希菌、伤寒沙门菌、霍乱弧菌的革兰染色标本片。结核分枝杆菌抗酸染色标本片、白喉棒状杆菌异染颗粒标本片。

（2）方法

1）形态观察：用油镜观察各种病原菌，注意比较形态、大小、排列、染色性。

2）特殊结构观察

荚膜：肺炎链球菌的荚膜标本片。

鞭毛：伤寒沙门菌鞭毛标本片。

芽胞：炭疽芽胞杆菌、破伤风梭菌的芽胞标本片。

2. 化脓性球菌和肠道杆菌培养物观察（示教）

（1）材料：化脓性球菌的血平板培养物。肠道杆菌在肠道选择培养基 SS 或麦康凯平板上的培养物。铜绿假单胞菌在普通平板上的培养物。

（2）方法：观察葡萄球菌菌落形态、色素、溶血环；链球菌和肺炎链球菌的菌落形态和溶血环。观察并比较大肠埃希菌、伤寒沙门菌、志贺菌的菌落大小和颜色。观察铜绿假单胞菌菌落形态、色素。

（二）血浆凝固酶试验——玻片法（操作）

1. 原理　大多数致病性葡萄球菌能产生血浆凝固酶，而非致病性葡萄球菌不能产生此酶。该酶能使含抗凝剂的兔血浆或人血浆中的纤维蛋白原变成纤维蛋白，从而使血浆出现凝固现象。

2. 材料　金黄色葡萄球菌及表皮葡萄球菌 18～24 小时培养物、兔血浆、0.9% 氯化钠溶液、载玻片等。

3. 方法

（1）取 0.9% 氯化钠溶液，分别在载玻片两侧各加一滴。

（2）用接种环烧灼灭菌后取金黄色葡萄球菌培养物少许于玻片左侧盐水中研磨均匀，同法取表皮葡萄球菌于玻片右侧 0.9% 氯化钠溶液中磨匀作对照，观察有无自凝现象。

（3）如无自凝，则在玻片左右两侧菌液中各加兔血浆一滴，摇匀。2 分钟内如出现颗粒状凝集，即为阳性。

4. 结果　金黄色葡萄球菌血浆凝固酶试验阳性，表皮葡萄球菌血浆凝固酶试验阴性。

5. 临床意义　血浆凝固酶试验是鉴别葡萄球菌有无致病性的重要指标。

（三）抗链球菌溶血素 O 试验（抗"O"试验）

——胶乳法（操作或示教）

1. 原理

（1）本试验是间接凝集试验。溶血素 O 抗原是可溶性抗原，与相应抗体结合后，形成肉眼不可见的复合物，当其吸附在与免疫无关的胶乳颗粒上（溶血素 O 抗原致敏胶乳），成为颗粒性抗原，再与相应的抗"O"抗体结合，则出现肉眼可见的凝集现象。

（2）正常情况下，人体血清中含有一定量的抗"O"抗体，能与一定量的溶血素 O 抗原结合。当链球菌感染时，血清中抗"O"抗体含量明显增高，除能与一定量的溶血素 O 抗原结合外（肉眼不可见），还有剩余抗"O"抗体与胶乳上的溶血素 O 抗原结合，而使胶乳出现凝集（肉眼可见）。

2. 材料　待检血清、溶血素 O 溶液、ASO 胶乳试剂（溶血素 O 抗原致敏胶乳）、阳性对照血清、阴性对照血清、反应板或载玻片。

3. 方法　见实验图-12。

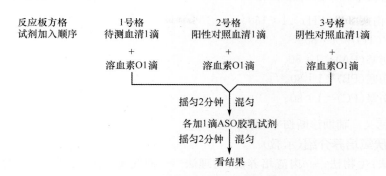

实验图-12　抗链球菌溶血素 O 试验法

4. 结果　先观察对照格：阳性血清出现凝集现象，阴性血清不出现凝集现象。再观察待测血清格：若凝集为阳性，不凝集为阴性。

5. 意义　凝集效价 > 1：400，可作为急性肾小球肾炎、风湿热等与链球菌感染有关疾病的辅助诊断。

（四）肥达试验（示教）

1. 原理　用已知伤寒沙门菌 O、H 抗原，甲、乙、丙型副伤寒沙门菌 H 抗原与患者血清做定量凝集试验，以辅助诊断伤寒、副伤寒。

2. 材料　伤寒沙门菌 O、H 抗原，甲、乙、丙型副伤寒沙门菌 H 抗原，1：20 稀释患者血清 5ml，0.9％氯化钠溶液，有孔塑板，1ml 吸管等。

3. 方法　见实验四中"试管凝集试验"部分。已知抗原 5 种，分别为伤寒沙门菌 H、O 菌液，甲、乙、丙型副伤寒沙门菌 H 菌液，代号分别为 TH、TO、PA、PB、PC。

待测稀释血清 → 各排分别进 → 各排分别加入 TH、 → 37℃ → 观察结果
加入各排第 1 孔　　行对倍稀释　　TO、PA、PB、PC　　24 小时

4. 结果观察

（1）抗原对照孔：液体浑浊，无凝集现象。

（2）凝集程度记录：

＋＋＋＋：上层液体澄清透明，全部细菌均凝集沉于管底。

＋＋＋：上层液体轻度浑浊，绝大多数细菌凝集沉于管底。

＋＋：上层液体半透明，约半数细菌凝集沉于管底。

＋：上层液体较浑浊，少数细菌凝集沉于管底。

－：同抗原对照孔，为阴性反应。

（3）效价（滴度）的确定：以出现明显凝集（＋＋）的血清最高稀释度为该血清的凝集效价。

（4）报告方式

1）报告 O、H 血清效价。

2）血清最低稀释倍数仍无凝集现象的报告阴性。

3）如第 6 管的血清最高稀释倍数时仍在＋＋以上者，应报告高于 1：1280。

4）正常值：在正常人血清中，可含一定量的伤寒、副伤寒抗体，即正常效价。如待测血清

中所测得效价高于正常值,有临床意义。

正常值:伤寒"H"(TH)<1:160。

伤寒"O"(TO)<1:80。

甲型副伤寒(PA)<1:80。

乙型副伤寒(PB)<1:80。

丙型副伤寒(PC)<1:80。

5. 临床意义　辅助诊断伤寒、副伤寒。

(五)厌氧培养介绍(示教)

培养方法:生物法——肉渣培养法;物理法——抽气换气法;化学法——焦性没食子酸法、硫乙醇酸钠法、厌氧罐法、厌氧袋法等。

(六)结核患者痰标本涂片及抗酸染色(操作或示教)

1. 材料　用高压蒸汽灭菌过的结核患者痰液标本、抗酸染液(苯酚复红、3%盐酸乙醇溶液、碱性亚甲蓝染液)。

2. 方法

(1)涂片:无菌操作用接种环挑取痰标本约0.1ml均匀涂抹于载玻片中央,制成2.0cm×2.5cm厚涂片,在空气中自然干燥,经火焰固定。

(2)抗酸染色:①初染。滴加苯酚复红液将涂膜覆盖,在酒精灯火焰上加热到有蒸汽出现后放置10分钟,水洗。②脱色。用3%盐酸乙醇溶液脱色,直至红色染料基本脱净为止,水洗。③复染。滴加碱性亚甲蓝染液复染1分钟,水洗,滤纸吸干后镜检。

(3)油镜观察结果:结核分枝杆菌呈红色,为抗酸菌。染成蓝色的细菌为非抗酸菌。

三、实 验 报 告

1. 绘出各种病原菌镜下形态和部分病原菌的特殊结构。

2. 记录血浆凝固酶试验、抗"O"试验、肥达试验和抗酸染色试验的结果,并分别说出其临床意义。

（王红梅）

实验六　病毒及其他微生物实验

一、实 验 目 的

1. 辨认病毒包涵体、螺旋体、真菌的形态及真菌菌落特点。

2. 观察乙型肝炎病毒表面抗原ELISA检测步骤、记录结果并分析其意义。

3. 初步学会浅部真菌的检查法。

二、实验内容和方法

(一)其他微生物及病毒包涵体的形态观察(示教)

1. 形态学观察(实验表-3)

实验表-3　其他微生物及病毒包涵体的形态特征

标本名称	染色方法	形态特征
钩端螺旋体	Fontana 镀银	菌体棕褐色,螺旋细密规则,形态呈"C"、"S"、"8"形等
梅毒螺旋体	Fontana 镀银	菌体棕褐色,螺旋细密整齐,菌体硬直,两端尖
恙虫病立克次体	Giemsa 染色	宿主细胞内外呈暗红色,形似小杆菌
支原体	Giemsa 染色	紫蓝色,有球形、杆形、分支丝状等
沙眼衣原体包涵体	Giemsa 染色	浅蓝色细胞质中有呈深蓝色的包涵体(由子代原体形成),有散在型、帽型、桑葚型
白假丝酵母菌	革兰染色	革兰阳性,圆形或卵圆形,单细胞,大小不等,染色不均,假菌丝、芽生孢子、厚膜孢子
新生隐球菌	墨汁负染色	菌体圆形,大小不一,芽生孢子、菌体外有宽厚透明荚膜
皮肤丝状菌	不染色	分支菌丝或孢子
狂犬病病毒包涵体	HE 染色	神经细胞内嗜酸性包涵体,呈红色,圆形或椭圆,数量1个或多个

2. 方法

(1) 显微镜观察:用高倍镜、油镜检查以上各种标本片,注意观察菌体的形态、染色性、排列特点、在细胞中的位置。

(2) 皮肤丝状菌的检查:用小镊子将病变头发、皮屑、指(趾)甲屑少许放在载玻片中央。加 1～2 滴 10％KOH 溶液,覆加一盖玻片,在火焰上缓慢加热,以加速角质软化及溶解,使标本透明,然后轻轻加压使成薄片,驱走气泡并吸去周围溢液。先用低倍镜观察有无真菌菌丝或孢子,再用高倍镜观察菌丝、孢子的特征。

(二)真菌培养物观察

1. 材料　沙保弱培养基上的新生隐球菌、白假丝酵母菌、丝状菌培养物。

2. 方法　观察几种菌落的特征。

(1) 酵母型菌落:与细菌菌落相似,圆形,表面光滑,湿润,柔软而致密,乳白或奶白色。

(2) 类酵母型菌落:菌落表面同酵母型菌落,在菌落根部有假菌丝伸向培养基内生长呈乳白色。

(3) 丝状菌落:由许多疏松的菌丝体构成,菌落呈棉絮状、绒毛状或粉末状,菌落中央有皱褶,外围有放射状沟,多为茶褐色。

(三)酶联免疫吸附试验(ELISA)——检测 HBsAg(示教)

1. 材料　HBsAg 酶标试剂盒、待检血清、加样器、吸头等。

2. 原理　ELISA 是一种用酶标记抗原或抗体,以提高抗原抗体反应灵敏度的免疫学检测方法。HBsAg 常用 ELISA 双抗体夹心法检测。

采用单克隆抗-HBs 包被反应板,加入待检血清标本,当标本中存在 HBsAg 时,则与反应板中抗-HBs 结合,形成抗-HBs-HBsAg。然后加入酶(辣根过氧化物酶)标抗体,形成抗-HBs-HBsAg-酶标抗体复合物(双抗体夹心法),再加入底物 TMP(四甲基联苯胺),酶催化底物呈显色反应,反之则无显色反应。

3. 方法

(1) 于已包被抗-HBs 的微量反应板试验孔中加待检血清 50μL,每块板设阳性、阴性对照各 1 孔,每孔分别加入阳性、阴性对照血清各 50μL,设空白对照 1 孔。

（2）除空白对照孔外，其余每孔各加酶标抗-HBs 50μL（1滴）。

（3）充分混匀，封板，置37℃温箱孵育30分钟。

（4）采用手工洗板：先甩去微孔中液体，在吸水纸上拍干。然后每孔均加满洗涤液，静置15秒后同样甩去、拍干，反复洗涤5次。

（5）每孔各加显色剂A液和B液（底物）各50μl，充分混匀，封板。置37℃温箱孵育15分钟。

（6）每孔各加终止液50μl，终止反应。

4. 结果判断　目测：阳性对照孔呈棕黄色，阴性对照孔无色。待检血清孔呈棕黄色为试验阳性结果，无色为试验阴性结果。

5. 意义　ELISA夹心法若出现有色反应，则说明待检血清中有HBsAg。颜色越深则标本所含HBsAg越多。HBsAg（＋）则临床上可能是HBV现症感染或携带者。

三、实 验 报 告

1. 绘出狂犬病病毒内基小体、钩端螺旋体、梅毒螺旋体、白假丝酵母菌、新生隐球菌形态图。

2. 记录ELISA实验结果并说出临床意义。

（秦静英）

实验七　医学蠕虫实验

一、实 验 目 的

1. 辨认并画出各种蠕虫虫卵的镜下形态。
2. 识别常见蠕虫成虫、幼虫的形态特征。
3. 初步识别吸虫中间宿主的形态特征。
4. 初步学会粪便直接涂片法、饱和氯化钠溶液浮聚法、透明胶纸法检查蠕虫卵。

二、实 验 内 容 和 方 法

（一）蠕虫虫卵形态观察（示教）

镜下观察蠕虫虫卵玻片标本：线虫纲包括蛔虫卵、钩虫卵、蛲虫卵；吸虫纲包括肝吸虫卵、肺吸虫卵、日本血吸虫卵；绦虫纲的绦虫卵。观察虫卵的外形、颜色、大小、卵壳及卵内构造（实验表-4）。

实验表-4　蠕虫卵鉴别要点

虫卵	大小（μm）	形状	颜色	卵壳	结构特点
受精蛔虫卵	（45～75）×（35～50）	宽椭圆	棕黄色	厚	壳外有凹凸不平蛋白质膜，内含一个卵细胞
未受精蛔虫卵	（88～94）×（39～44）	长椭圆	棕黄色	薄	壳外蛋白质膜较薄，卵内充满折光性的卵黄颗粒

虫卵	大小(μm)	形状	颜色	卵壳	结构特点
钩虫卵	(56～76)×(36～40)	椭圆	无色	薄	卵内有卵细胞2～4个,与壳之间有明显空隙
蛲虫卵	(50～60)×(20～30)	柿核形	无色	厚	一侧较平,一侧稍隆起,卵内含一幼虫
肝吸虫卵	(27～34)×(11～20)	芝麻粒状	黄褐	较厚	有明显卵盖和肩峰,末端有小疣,卵内含一毛蚴
肺吸虫卵	(80～118)×(48～60)	椭圆	金黄	厚薄不匀	卵盖明显异常倾斜,内含多个卵黄细胞和一个卵细胞
日本血吸虫卵	(70～106)×(50～80)	椭圆	淡黄	薄	无卵盖,有侧棘,内含一毛蚴,毛蚴与卵壳间有油滴状分泌物
带绦虫卵	直径31～43	圆球	黄褐	常脱落	胚膜厚,有放射状条纹,内含一个六钩蚴

（二）蠕虫成虫观察（示教）

1. 肉眼观察蛔虫、钩虫、蛲虫成虫标本,注意其形态、颜色、大小及雌雄虫的区别。镜下观察两种钩虫头部玻片标本,注意其钩齿或板齿的数目、形状。

2. 肉眼观察肝吸虫、肺吸虫、日本血吸虫成虫标本。注意各种吸虫的形态、颜色、大小、吸盘及日本血吸虫的雌雄合抱状态。

3. 肉眼观察猪肉绦虫成虫标本,注意其形态、颜色、大小、节片数目及头节、颈部和链体（幼节、成节、孕节）的特征。肉眼或用放大镜观察猪带绦虫孕节,注意其形态及子宫侧支数;低倍镜下观察猪肉绦虫的头节标本,注意其形状、吸盘、顶突和小钩。

（三）蠕虫幼虫观察（示教）

1. 猪囊尾蚴　眼观察囊尾蚴的形状、大小、颜色、囊壁的薄厚、头节凹入囊内呈白色小点的特点。肉眼观察被囊尾蚴寄生的猪肉病理标本（米猪肉）,注意囊尾蚴呈黄豆状,其外被宿主组织反应形成的囊壁组织所包围以及囊内白色小结节状头节的特点。

2. 日本血吸虫尾蚴　低倍镜下观察尾蚴染色玻片标本。注意尾蚴分为体部、尾部,体部为长椭圆形,尾部分叉及尾叉的长度小于尾干长度的1/2的特点。

（四）吸虫中间宿主观察（示教）

肉眼观察肝吸虫的第一中间宿主豆螺、沼螺,第二中间宿主淡水鱼、虾的形态特征;肺吸虫的第一中间宿主川卷螺、第二中间宿主溪蟹及蝲蛄的形态特征;日本血吸虫的中间宿主钉螺的形态特征。

（五）常用的蠕虫卵检查方法

1. 粪便直接涂片法（操作）　本法适用于检查肠蠕虫卵,常连续涂片3次镜检可提高检出率。具体方法如下:

（1）在清洁载玻片中央滴加0.9%氯化钠溶液1～2滴。

（2）用竹签挑取绿豆大小的新鲜粪便于0.9%氯化钠溶液中涂匀,制成2cm×3cm均匀粪膜,厚薄以透过粪膜涂片刚可辨认纸上字迹为宜。

（3）先用低倍镜检查,必要时换高倍镜观察,但需加上盖玻片,以免污染镜头。应注意虫卵与粪便中异物的鉴别。

2. 饱和盐水浮聚法(操作或示教) 利用饱和氯化钠溶液的比重(1.17～1.18)大于某些虫卵比重的特点,使粪便中虫卵浮聚于饱和盐水液面,可达到集卵的目的,以提高检出率。本法适用于线虫卵检查,尤以检查钩虫卵效果最佳。具体方法如下:

(1) 用竹签挑取黄豆大的新鲜粪便放入浮聚瓶或青霉素小瓶内。

(2) 加入少量饱和盐水搅匀,再慢慢加入饱和盐水至近瓶口处,用竹签挑出粗大粪渣弃去。

(3) 改用滴管继续加饱和氯化钠溶液至瓶口,以略高出瓶口又不溢出为宜,盖上载玻片。操作时瓶口与载玻片之间不能存留气泡与粪渣。

(4) 静置 15 分钟后,将载玻片平稳、迅速地上提并翻转,直接镜检或覆盖玻片镜检。

3. 透明胶纸法(示教) 本法为检查蛲虫卵最常用的方法。

(1) 把透明胶纸剪成长 6cm、宽 2cm 的长条,粘贴于干净载玻片上,右端粘贴标签,供编号。

(2) 检查时将胶纸一端掀起 3/4,用胶面粘贴于受检者肛门周围皮肤,可用手指或棉签按压无胶面,使胶面与皮肤充分接触。

(3) 将胶纸贴回载玻片上镜检,必要时可在胶纸与载玻片之间滴加二甲苯 1 滴,使胶纸平展,便于观察。

三、实 验 报 告

1. 绘出受精蛔虫卵、未受精蛔虫卵、钩虫卵、蛲虫卵、肝吸虫卵、肺吸虫卵、日本血吸虫卵、猪带绦虫卵的镜下形态,标出每种虫卵结构层次名称。

2. 记录粪便直接涂片法、饱和氯化钠溶液浮聚法和透明胶纸法检查虫卵的实验结果。

(昝洁冰 张宝恩)

实验八 医学原虫和医学节肢动物实验

一、实 验 目 的

1. 辨认常见医学原虫的滋养体和包囊。

2. 比较间日疟原虫在红细胞内期各期的形态特征。

3. 观察常见医学节肢动物。

二、实验内容和方法

(一) 医学原虫的形态观察(示教)

1. 油镜观察溶组织内阿米巴原虫标本

(1) 大滋养体(铁苏木精染色):大滋养体及其吞噬的红细胞均呈蓝黑色,类圆形,滋养体内、外质分界明显,伪足呈舌形。1 个核,核内缘可见排列整齐、细小的染色质粒。

(2) 包囊(碘液染色):呈圆球形,淡黄色,细胞核 1～4 个,4 核包囊为成熟包囊,未成熟包囊内有两端钝圆,呈棒状的拟染色体,在成熟的 4 核包囊中常消失。

2. 油镜观察阴道毛滴虫标本 滋养体(铁苏木精或姬氏染色)虫体呈梨形,前端有 4 根前鞭毛,1 根后鞭毛向后伸展与波动膜外缘相连。波动膜位于虫体前半部一侧。细胞核呈椭圆形,紫红色,位于虫体前1/3处。虫体中央有1根轴柱不易染出,自前向后贯穿虫体并伸出体外。

3. 油镜观察刚地弓形虫的滋养体标本　滋养体(姬姆萨染色)呈香蕉形或半月形,一端较尖,一端钝圆,细胞质淡蓝色,细胞核红色,位于虫体中央,核仁较大。

4. 油镜观察疟原虫薄血片标本　观察间日疟原虫(瑞氏或姬氏染色)红细胞内期各期(滋养体、裂殖体、配子体)疟原虫的细胞核、细胞质、疟色素的颜色和形态特征,被寄生的红细胞大小、颜色及薛氏小点等。

(二)医学节肢动物标本观察(示教)

1. 用放大镜观察按蚊、库蚊、伊蚊成虫的针插标本。注意各属蚊成虫的形态、体色、口器、触角、触须、翅、足及腹部特征。

2. 用体视显微镜或低倍镜观察三属蚊的幼虫玻片标本和成蚊的口器玻片标本,注意观察刺吸式口器结构。

3. 用放大镜观察家蝇、绿蝇等针插标本和蝇卵、幼虫、蛹的瓶装标本。注意外形大小、体色、胸背部条纹等。

4. 用体视显微镜或低倍镜观察蝇头、唇瓣、翅、足垫及黏毛。

5. 用体视显微镜或放大镜观察蚤、虱、蜱成虫玻片标本。

6. 用低倍镜观察疥螨、蠕形螨成虫玻片标本。

三、实 验 报 告

1. 绘出痢疾阿米巴大滋养体及包囊、阴道毛滴虫滋养体、刚地弓形虫滋养体镜下形态图。

2. 绘出间日疟原虫早期滋养体、晚期滋养体、裂殖体及配子体的镜下形态图。

(吴顺爱)

主要参考文献

陈晓宁,孟明.2010.病原生物学与免疫学基础.北京:人民军医出版社

陈兴保.2010.病原生物学与免疫学.第6版.北京:人民卫生出版社

龚非力.2009.医学免疫学.第3版.北京:科学出版社

郭晓奎.2007.病原生物学.北京:科学出版社

黄敏,张佩.2010.医学微生物学.第2版.北京:科学出版社

贾文祥.2005.医学微生物学.北京:人民卫生出版社

金伯泉.2008.医学免疫学.第5版.北京:人民卫生出版社

李凡,刘晶星.2010.医学微生物学.第7版.北京:人民卫生出版社

李晓红.2010.病原生物与免疫学基础.西安:第四军医大学出版社

梁瑜,杨秋林.2010.病原生物学实验.北京:科学出版社

路转娥,刘建红.2010.病原生物与免疫学基础.北京:科学出版社

吕瑞芳.2010.病原生物与免疫学基础.北京:高等教育出版社

吕世静.2006.免疫学检验.第2版.北京:人民卫生出版社

全国护士执业资格考试用书编写专家委员会.2011.全国护士执业资格考试指导同步练习题集.北京:人民卫生出版社

沈关心.2007.医学免疫学.第2版.北京:人民卫生出版社

王兴华,张庆明.2011.2011国家护士执业资格考试考点精解.北京:科学出版社

王兴华,张庆明.2011.2011国家护士执业资格考试试题精编.北京:科学出版社

吴学敏,张佩.2011.医学免疫学与病原生物学实验.北京:科学出版社

肖运本.1997.免疫学基础与病原生物学.第3版.北京:人民卫生出版社

徐国成,韩秋生,王继春.2005.人体寄生虫学彩色图谱.沈阳:辽宁科学技术出版社

许正敏,杨朝晖.2010.病原生物与免疫学.北京:人民卫生出版社

杨岸,潘运珍.2011.病原生物与免疫学基础.北京:科学出版社

姚秀缤.2003.病原生物与免疫学基础.北京:人民卫生出版社

张宝恩,苏盛通.2008.病原生物与免疫学基础.第2版.北京:科学出版社

张宝恩.2003.病原生物与免疫学基础.北京:科学出版社

张宝恩.2003.免疫学基础.北京:科学出版社

张佩,李咏梅.2007.医学微生物学.北京:科学出版社

周本江,郑葵阳.2007.医学寄生虫学.北京:科学出版社

祖淑梅,潘丽红.2010.医学免疫学与病原生物学.北京:科学出版社